改訂3版

抗精神病薬の選び方と用い方

渡辺昌祐
川崎医療福祉大学
臨床心理学科教授

江原 嵩
医療法人樹光会大村病院
病 院 長

株式会社 新興医学出版社

DRUG TREATMENT IN PSYCHOTIC DISORDERS

Third Edition

SHOSUKE WATANABE, M. D.
Professor of Clinical Psychology,
Kawasaki University Medical Welfare

TAKASHI EBARA, M. D.
Director of Ohmura Hospital

© Third edition, 2000 published by
SHINKOH IGAKU SHUPPAN CO. LTD, TOKYO.
Printed & bound in Japan

改訂第3版にあたって

　本書初版を新興医学出版社，服部治夫氏の御好意により出版したのは昭和59年（1984年）であった．当時は，radioreceptor assay法による抗精神病薬の中枢薬理作用研究に端緒を発したドパミン仮説が精神分裂病の生化学的病態を解明するかの趨勢であったが，岡山大学の大月三郎教授は1977年に精神医学専門誌に精神分裂病の生化学的病態を
　第1群：不安，集燥，妄想気分，運動興奮…………ノルアドレナリン性
　第2群：幻覚，妄想，思路障害，常同症状…………ドパミン性
　第3群：自閉，接触障害，感情・意欲鈍麻…………？（セロトニン性）
と既に記載しておられた．この論文はわずか2ページの感想文に近い総説であったが，その後20年間の神経精神薬理学の発展は大月教授の展望を現実のものとしてしまった．すなわち，精神分裂病の陰性症状と呼ばれる難治性の精神症状に奏効するセロトニン-ドパミン拮抗薬 serotonin-dopamine antagonist と総称される抗精神病薬が開発されたが，その中枢薬理作用の特徴はセロトニン系神経伝達への拮抗作用であった．

　本書初版では，当時の精神分裂病の生化学的病態を支持するドパミン仮説を基調として，抗精神病薬の中枢薬理作用より精神分裂病の治療を中心とした抗精神病薬の臨床的応用を紹介した．続いて平成5年（1993年）に発刊した本書改訂版では，非定型抗精神病薬と呼ばれるドパミン系神経伝達遮断作用以外の薬理作用をもつ抗精神病薬と持効性抗精神病薬の臨床的応用を追加記載した．しかしセロトニン系神経伝達に拮抗作用をもつ抗精神病薬は当時には一般化されておらず，加えて精神医学において極めて有意義な精神分裂病者の解放的治療も端緒についたばかりであった．

　このような歴史的状況に鑑み，①精神分裂病の陰性症状への対策，②難治性精神分裂病の治療，③再発予防のための維持療法，④精神分裂病者の解放的治療の促進などのために不可欠なセロトニン系神経伝達に拮抗性をもつ抗精神病薬（非定型抗精神病薬，セロトニン-ドパミン拮抗薬）と持効性抗精神病薬の

臨床的応用を確立するために再改訂版の発刊に至った次第である。

　精神科治療の科学的医療への発展および精神障害者の人権を重視した解放化と外来治療の促進のために，本書が多くの精神医療関係者に役立てれば幸いである。なお，初版および改訂版で紹介した基礎的薬理作用は，臨床的に極めて重要な項目と中枢薬理作用などに限定して記載した。また，副作用は「臨床医のための精神神経医学，薬剤起因性精神障害・神経障害（新興医学出版社，1996年）」などが出版されているために，本書では簡略に記載するにとどめた。

　終わりにあたり，本書の刊行に終始御協力を賜わった新興医学出版社，服部治夫氏に再度感謝の意を表わす次第である。

　平成12年5月

渡辺昌祐

江原　嵩

改訂にあたって

　新興医学出版社の御好意により1984年に本書第一版を発刊以来すでに9年が経過しましたが，この間に多くの方々にご愛読いただき，また御指導御鞭撻のお言葉をいただきまして感謝の意にたえません。本書は，従来の同種の著書が臨床精神症状に対応させた経験的な抗精神病薬の選び方として記載されていたのと趣を異にして，当時の最新知識であった「抗精神病薬と精神分裂病のドパミン仮説」を基調とした抗精神病薬学の解説書のこともあってか予想を上回る発行部数になりました。神経精神薬理学を学んだ臨床精神科医である著者達は，神経精神薬理学の基礎研究と臨床に即した精神科薬物治療学を簡単明瞭に結合させた治療学，すなわち抗精神病薬の薬理作用と実践的な治療効果の橋渡しをすべく臨床経験を積んでまいりました。その結果が本書となった次第ですが，この9年間の抗精神病薬の薬理作用の研究はめざましく，当時は抗精神病薬のドパミン作動性神経伝達遮断作用が精神分裂病治療に直結する作用機序と考えられていましたが，最近ではドパミン以外の神経アミン・ペプチド・アミノ酸などにも発展しております。一方，新しい抗精神病薬も開発されました。しかし，精神分裂病治療における抗精神病薬の薬理作用は今なおドパミン作動性神経遮断作用が基本となっていると考えますので，本改訂版も抗精神病薬とドパミン系機能の関係を継承した次第です。また，抗精神病薬の持効剤の開発にともなって抗精神病薬血中濃度測定が臨床治療学に導入されるようになりました。くわえて，カルバマゼピンなど感情調節作用を持つ抗痙攣薬も精神分裂病治療に必須の薬剤となっております。

　このたび，新興医学出版社，服部冶夫氏より本書改訂版発刊のお言葉をいただき，再度「抗精神病薬の選び方と用い方」について考えてみたくここに改訂版発刊となった次第です。第一版と同様に諸学兄の御批判をいただくと共に抗精神病薬治療に少しでも役立てば幸いです。

　　平成5年3月　　　　　　　　　　　　　　　　　　　渡辺昌祐

　　　　　　　　　　　　　　　　　　　　　　　　　　江原　嵩

序　文

　本書は，精神障害ことに精神分裂病の治療にこれから携わる若い精神科医，またはそれを志す医学生，精神科看護婦，パラメディカルの方々のために，精神薬理学に基礎をおいた薬物療法の入門書である。
　「精神病の治療の歴史においては，過去三つの革命的出来事があった」と Fieve, R. R. は述べている。第一は，1791 年 Salpetriere Hospital の神経精神科医であった Pinel, P. により実践された精神病患者の足枷や鞭からの解放である。精神病患者が人道的な扱いをうける先駆けを築いたことは精神病治療の歴史上意義深い。第二革命は，1900 年頃よりはじまる Freud, S. の精神分析学理論の確立と治療への導入である。しかし，今日では治療上の価値はほとんど消え失せているものの，彼の学説は多数の精神科医に今日なお影響を残していることは否めない。第三革命は，1950 年頃よりはじまった精神科薬物療法の幕開けである。具体的には，1952 年に開発された chlorpromazine によって精神分裂病の治療に薬理学的アプローチが可能になったことである。爾来，30 年以上が経過し，その間，多数の抗精神病薬による治療の指導書が出版され続けている。
　精神分裂病の症状は多彩であり，抗精神病薬の選び方も，症状に応じた薬剤の用い方が指導されて来たが，抗生物質の抗菌スペクトラムの特徴にもとづく使用法ほどには明確ではなく，どうしても経験的手法にたよらざるを得なかった。
　一方，脳の薬理研究からは，1960 年中頃より抗精神病薬が脳の dopamine に拮抗作用を持つことが明らかにされ，脳内 dopamine の神経伝達様式の知識が蓄積されてきた。1970 年代になって，精神分裂病の成因として dopamine 過剰仮説が登場した。ことに，「精神分裂病の急性期症状は脳内 dopamine の過剰活動にもとづく」という説は，種々の根拠から仮説を越えたものとして受け入れられようとしている。すなわち，1) 抗精神病薬のほとんどすべてが脳内 dopamine 神経伝達の遮断作用を持つこと，2) 脳内 dopamine 作用を強め

るamphetamineをヒトに投与すると精神分裂病と酷似の病像を呈する。また精神分裂病症状を悪化させること，3) 脳内dopamine生成に関与するチロジン水酸化酵素やDOPA脱炭酸酵素の阻害剤は精神分裂病における抗精神病薬の投与量を減らすことが出来ること，4) 精神分裂病と関係づけられて考えられている脳部位，すなわち前頭葉や大脳辺縁系にはdopamine神経終末が分布していること，などである。

　本書では，今日までに研究されてきた抗精神病薬の生理学的並びに薬理学的作用の基礎に立ち，dopamine仮説に基づいた精神分裂病に対する抗精神病薬療法（抗精神病薬の選び方と用い方）の説明を試みた次第である。

　終わりにあたり，本書の刊行に終始御協力を賜わった新興医学出版社，服部冶夫氏に深く感謝の意を表わす次第である。

昭和59年10月

渡辺昌祐
江原　嵩

目　次

総　論

1. 抗精神病薬の歴史 ……………………………………………………………2
2. 抗精神病薬の分類 ……………………………………………………………6
3. 抗精神病薬の薬理作用 ………………………………………………………12
   A. 生理学的作用 ……………………………………………………………13
   B. 生化学的作用 ……………………………………………………………20
      1. dopamine 仮説 ………………………………………………………22
         a. dopamine 代謝産物の濃度測定 …………………………………24
         b. dopamine 感受性 adenylate cyclase 活性の阻害能力 ………26
         c. dopamine 受容体への親和性（拮抗作用）………………………26
         d. 前 synapse の dopamine 放出に対する抑制能力 ………………30
      2. Serotonin 仮説 ………………………………………………………32
      3. 非定型抗精神病薬 ……………………………………………………33
   C. 神経内分泌への作用 ……………………………………………………42
      1. プロラクチン分泌作用 ………………………………………………42
      2. 副腎皮質ホルモンへの作用（デキサメサゾン抑制試験）…………44
   D. 自律神経系への作用 ……………………………………………………48
4. 抗精神病薬の体内動態 ………………………………………………………52
5. 抗精神病薬の血中濃度と臨床的意義 ………………………………………58
6. 抗精神病薬の耐性 ……………………………………………………………69
   A. 耐性と精神症状 …………………………………………………………69
   B. 錐体外路症状 ……………………………………………………………70
   C. 血中プロラクチン濃度 …………………………………………………71

D. 抗精神病薬血中濃度の変化 ……………………………………72

7. 精神分裂病の抗精神病薬治療 ……………………………………75
　A. 抗精神病薬の選択 ………………………………………………76
　B. 抗精神病薬の反応性予測 ………………………………………81
　C. 投与量と投与法 …………………………………………………82
　D. 持効性抗精神病薬治療 …………………………………………88
　E. 治療効果と再燃予防効果 ………………………………………89
　F. 抗精神病薬の併用療法 …………………………………………92
　G. 難治性精神分裂病の治療 ………………………………………95
　H. 全身状態の悪い症例, 高齢者,
　　 症候性精神障害への抗精神病薬治療 ……………………………97
　I. 投与禁忌 …………………………………………………………98
　J. 症例と処方の検討 ………………………………………………99
　　【症例1】破瓜型精神分裂病 ……………………………………100
　　【症例2】妄想型精神分裂病 ……………………………………102

8. 抗精神病薬の副作用と中毒 ………………………………………113
　A. 過量投与および急性中毒 ………………………………………113
　B. けいれん発作 ……………………………………………………118
　C. 静止不能, restless legs 症候群 ………………………………120
　D. 悪性症候群 ………………………………………………………123
　E. antipsychotics-induced depression,
　　 postpsychotic depression ……………………………………126
　　【症例3】妄想型精神分裂病 ……………………………………127
　F. 離脱症候群 ………………………………………………………130
　G. 遅発性ジスキネジア, 遅発性ジストニア ……………………131

- H. 多飲症，多尿症，水中毒 ………………………………139
- I. 心電図変化，突然死 …………………………………140
- J. 肝機能障害 ………………………………………………144
- K. 造血機能障害 ……………………………………………146

各 論

1. クロルプロマジン chlorpromazine …………………156
   - A. 適応症と有効性 ………………………………………156
     1. 精神分裂病 ……………………………………………157
     2. うつ病，抑うつ状態 …………………………………157
     3. 躁病，躁状態 …………………………………………159
     4. 症候性精神障害 ………………………………………159
   - B. 投与法と投与量 ………………………………………160
2. レボメプロマジン levomepromazine …………………163
   - A. 適応症と有効性 ………………………………………164
     1. 精神分裂病 ……………………………………………164
     2. うつ病，抑うつ状態 …………………………………164
     3. その他の精神障害 ……………………………………165
   - B. 投与法と投与量 ………………………………………165
3. チオリダジン thioridazine ……………………………168
   - A. 適応症と有効性 ………………………………………169
     1. 精神分裂病 ……………………………………………169
     2. うつ病，抑うつ状態 …………………………………169
     3. 躁病，躁状態，その他 ………………………………170
   - B. 副作用 …………………………………………………170

【症例4】被害関係妄想を伴う周期性うつ病 …………………171
4. フルフェナジン fluphenazine, fluphenazine enanthate,
　　fluphenazine decanoate ……………………………………174
　　【症例5】破瓜妄想型精神分裂病 ……………………………177
5. ハロペリドール haloperidol,
　　haloperidol decanoate ………………………………………182
　　A. 適応症と有効性 ……………………………………………183
　　B. 投与法，投与量，副作用 …………………………………184
　　【症例6】妄想型精神分裂病 …………………………………186
　　【症例7】症候性精神障害躁状態 ……………………………188
　　【症例8】覚醒剤誘発性幻覚妄想状態 ………………………190
　　【症例9】幻覚妄想を伴う周期性うつ病 ……………………191
　　【症例10】妄想型精神分裂病 …………………………………194
6. ブロムペリドール bromperidol ………………………………199
7. チミペロン timiperone …………………………………………203
　　【症例11】破瓜妄想型精神分裂病 ……………………………204
　　【症例12】双極性感情障害躁状態 ……………………………206
8. クロカプラミン clocapramine …………………………………210
　　【症例13】分裂感情障害 ………………………………………213
9. モサプラミン mosapramine ……………………………………216
　　【症例14】精神分裂病 …………………………………………218
10. ゾテピン zotepine ………………………………………………221
　　【症例15】分裂感情障害 ………………………………………222
　　【症例16】双極性気分障害躁状態 ……………………………225

11. スルピリド sulpiride ………………………………………228
　【症例17】妄想型精神分裂病 ……………………………230
　【症例18】初老期妄想状態 ………………………………232
12. スルトプリド sultopride …………………………………236
13. ネモナプリド nemonapride ………………………………238
14. オキシペルチン oxypertine ………………………………241
15. リスペリドン risperidone …………………………………244
　【症例19】破瓜型精神分裂病 ……………………………247
16. クロザピン clozapine ……………………………………252

まとめ ……………………………………………………………257

索引 ………………………………………………………………259
附表　本邦で市販されている抗精神病薬の一覧 …………………263

総論

　抗精神病薬 antipsychotic drugs, neuroleptics とは，精神分裂病や躁病などの精神障害の治療を目的として用いられる薬剤の総称であり，期待される治療効果は鎮静催眠作用・抗幻覚妄想作用（抗精神病作用）・抗自閉症作用（精神賦活作用）である．しかるに，中枢神経系に作用し精神機能に影響を与える薬剤は向精神薬 psychotropic drugs と大分類されているが，抗精神病薬はその中の一つである（**表1**）．

表 1. 向精神薬の分類

1. 抗精神病薬	1)	phenothiazine 誘導体
	2)	thioxanthene 誘導体
	3)	butyrophenone 誘導体
	4)	iminodibenzyl 誘導体
	5)	benzamide 誘導体
	6)	benzisoxazole 誘導体
	7)	dibenzodiazepine 誘導体
	8)	その他
2. 抗うつ薬	1)	iminodibenzyl 系化合物
	2)	dibenzocycloheptadiene 誘導体
	3)	friazolopyridine 系化合物
	4)	その他
3. 抗躁薬		lithium carbonate, carbamazepine など
4. 抗不安薬	1)	benzodiazepine 誘導体
	2)	thienodiazepine 誘導体
	3)	その他
5. 中枢刺激剤		methamphetamine, pipradorol, methylphenidate など
6. 抗けいれん薬		
7. 抗パーキンソン薬		
8. 脳循環代謝改善薬		
9. その他		alcohol, LSD, mescaline など

総論

1. 抗精神病薬の歴史

　抗精神病薬のなかで最も古く開発され今日なお繁用されているchlorpromazineは，1950年フランスのPhone-Poulence研究所でphenothiazine系抗精神病薬の一つとして合成された。臨床応用の初期には全身麻酔の前処置薬（鎮静作用もしくは人工冬眠類似の目的に使用）として用いられていたが，1952年から1953年にかけてフランスで各種の精神障害に対する鎮静的有効性が確認された。当時の精神科薬物療法の主役であったバルビツール酸誘導体とは異なり，抗精神病作用（抗幻覚妄想作用）と鎮静作用をもつchlorpromazineは直ちに全ヨーロッパに広まり，1954年にはアメリカでも臨床応用されるようになった。日本においては，1952年（昭和28年）に葉田が松沢病院での有効症例の印象を記載しているが[4]，臨床的普及は1955年（昭和30年）の佐野の報告に始まる[13]。そして，1957年（昭和32年）日本精神神経学会総会において「chlorpromazineによる精神疾患の薬物療法」が取り上げられ[13]，今日の精神科薬物療法の第一歩を踏み出した。

　一方，1956年にベルギーのJanssen研究所でphenothiazine系抗精神病薬と化学構造を全く異にする数種類のbutyrophenone系抗精神病薬が開発されたが，鎮静催眠作用が少なくパラノイア性妄想状態に特異的に奏効するhaloperidolにはchlorpromazineとは異なった臨床効果が確認された。日本においては，1963年（昭和38年）に催眠作用の少ない抗幻覚妄想薬として注目され[6]，1967年（昭和42年）に「Butyrophenone系薬剤の歴史と展望」[5]の論文が発表されるに及び，精神科薬物療法の質的充実がなされた。

　ちなみに，chlorpromazineおよびhaloperidolが導入される以前の精神科治療は，電気ショック療法とインスリンショック療法などの身体療法およびバルビツール酸誘導体などによる催眠的鎮静治療であった（**表2**）。なお，1949年にlithium製剤による躁病や興奮性精神障害の治療が提唱されたが，臨床的応用が普及するまでに10年以上を要した[14]。

表2. 精神科治療の歴史

報告された年	薬剤	その他
1846年	臭素	
1869	chloral	持続睡眠療法
1912	barbital	抗けいれん薬，睡眠薬
1917		マラリア発熱療法
1922	sulfonal	下田式持続睡眠療法
1933		インスリンショック療法
1935		前頭葉白質切裁術
1937		カルジアゾールショック療法
1939		電気ショック療法
1930〜40		精神療法の確立
1949	lithium	
1952	chlorpromazine	現代精神科薬物療法の始まり
1955	meprobamate	抗不安薬の開発
1957	MAO阻害剤	
	imipramine	三環系抗うつ薬治療の始まり
1959	haloperidol	butyrophenone系抗精神病薬の導入
	fluphenazine enanthate	持効性抗精神病薬の導入
1960	diazepam	現代抗不安薬療法の始まり
1965〜90		生物学的精神医学の発展
1967	clocapramine	非定型抗精神病薬の始まり
1968	sulpiride	dopamine D_2 選択的抗精神病薬の導入
1972	clozapine	非定型抗精神病薬の開発
1975	mianserin	四環系抗うつ薬の開発
1977	carpipramine	本邦での非定型抗精神病薬の開発
1982	zotepine	抗躁作用をもつ非定型抗精神病薬
1993	risperidone	serotonin-dopamine antagonist

　その後，精神科薬物療法の先駆となったchlorpromazineおよびhaloperidolの開発に引き続き，両薬剤の化学構造を基本骨格としたphenothiazine系およびbutyrophenone系の多くの誘導体が開発され，さらに注射薬・水薬・持効性注射薬などの剤型も豊富となり，精神分裂病の軽症化と早期退院を可能

としたのは約20年前のことである。しかし，精神分裂病の約30％の症例は治療抵抗性経過と難治性の陰性症状を示すために，phenothiazine 系および butyrophenone 系抗精神病薬とは化学構造と中枢薬理作用をまったく異にする clozapine[2]・clocapramine[8]・risperidone[1] などの新しい抗精神病薬が精神科薬物療法に導入されるようになった。「定型（古典的）抗精神病薬」と呼ばれる dopamine 受容体拮抗作用により抗精神病作用を発揮する phenothiazine 系および butyrophenone 系抗精神病薬に対し，「非定型抗精神病薬」と呼ばれる clozapine・clocapramine・risperidone などは dopamine 受容体拮抗作用がきわめて弱いか殆どなく，serotonin 受容体拮抗作用などにより抗精神病作用を惹起すると同時に副作用としての錐体外路症状を起こし難い特徴がある[9,10,11,12,15]（表5）。ちなみに clozapine は1988年からカナダやアメリカなど全世界的に積極的に臨床使用されているが本邦では認可されておらず，risperidone は1996年より本邦でも臨床使用されている[9,10,11]。このような抗幻覚妄想作用と精神賦活作用を併せもつ非定型抗精神病薬の導入により，鎮静的かつ閉鎖的な治療方針をとってきた精神科医療は解放的な形態へ変革することが予想される。

　Chlorpromazine および haloperidol の開発以来発展を遂げてきた精神科薬物療法とそれ以前の薬物療法およびショック療法の最も異なるところは，抗精神病薬療法は意識消失や意識水準の低下を惹起することなく分裂病性思考障害や情動障害を改善させることである。さらに，動物研究などによる抗精神病薬の中枢神経系への薬理作用が解明されることにより，精神分裂病の病態や発病原因が生化学的に解明される可能性を秘めていることである。今後も抗精神病薬の標的症状や適応疾患が検討され，副作用の少ない抗精神病薬が開発されていくと同時に，精神分裂病の生化学的原因に迫る研究が進行していくことを著者らは期待している[3,7,9]。

文　献

1) Ayd FJ : Risperidone : Lesson learned 1984-1995. Int. Drug Ther. Newsletter, 30 ; 5-12, 1995.

2) Baldessarini RL, Frankenberg FR : Clozapine : A novel antipsychotic agent. New Engl J Med, 324 ; 746-754, 1991.
3) Bloom FE : Future directions and goals in basic psychopharmacology and neurology. in "Psychopharmacology. The third generation of progress" ed by Metlzer HY, P. 1685-1689, Reven Press, New York, 1987.
4) 葉田　裕：薬物療法とその歴史．現代精神医学大系，5B．精神科治療学II．P. 117-134, 中山書店，東京，1977.
5) 原　俊夫：Butyrophenone系抗精神病薬の歴史と展望．精神医学，9 ; 549-563, 1967.
6) 堀　要，小林　晋，米倉育男：R1625 (Serenace, Halopeidol) の試用経験．精神医学，5 ; 725-730, 1963.
7) 木下　潤：精神薬理学の進歩（上巻）．吉富製薬，1990.
8) 栗原雅直，伊藤　斉，加藤伸勝ら：精神分裂病に対するclocapramine (Clofecton) の臨床評価—haloperidolとperphenazineを標準薬とした二重盲検比較試験—．臨床精神医学，12 ; 519-538, 1983.
9) 黒木俊秀，田代信維：セロトニン・ドパミン・アンタゴニスト．抗精神病薬の臨床的課題．精神医学　40 ; 692-702, 1998
10) 村崎光邦：向精神薬開発の最近の動向(2)—抗精神病薬．神経精神薬理　15 ; 191-210, 1995
11) 村崎光邦：SDA系抗精神病薬への期待．精神経誌　101 ; 169-177, 1999
12) 大月三郎，原田俊樹：精神分裂病の精神薬理学的研究—最近の動向—．神経精神薬理，15 ; 553-578, 1993.
13) 佐野　勇：精神疾患の薬物療法—自律神経遮断薬を中心として．精神経誌，60 ; 1-36, 1958.
14) 渡辺昌祐：リチウム，基礎と臨床．医歯薬出版，東京，1983.
15) 八木剛平，神庭重信，稲田俊也：定型および非定型抗精神病薬．分裂病治療の新しい動向．精神医学，35 ; 690-701, 1993.

総論

2. 抗精神病薬の分類

　抗精神病薬は，開発の歴史的順序・精神症状に対する治療的特性・副作用・中枢神経系への生化学的作用・薬理学的特性・化学構造などにより分類されている。精神障害の生化学的病態と抗精神病薬の中枢薬理作用の研究の進歩に伴って，抗精神病薬の化学構造や中枢薬理作用の特性による分類が一般的に用いられている[4,5,6]。

　精神分裂病の発病原因が解明されていない現状では抗精神病薬療法は対症療法を凌駕できず，精神分裂病の精神症状に対する治療的特性による抗精神病薬の臨床的分類は，科学的根拠の不明確な臨床経験に基づいた分類にとどまるものが多い。すなわち，古くは Pöldinger が，①長期投与の目的に用いる抗精神病薬，②興奮の鎮静を目的として一時的に用いる抗精神病薬の二方向に大別し，その順位分類表を作成しているように[8]，妄想・幻覚・作為体験などの分裂病性思考障害や興奮・衝動行為・攻撃性・焦燥・不安・不眠などの情動障害も含めた陽性症状に対する抗精神病作用および鎮静作用の強い抗精神病薬と，精神分裂病の再燃予防を目的とした維持療法および自閉症・意欲減退・接触性障害などの陰性症状の改善を目的として長期にわたり連用する抗精神病薬への分類が臨床的に有用であり，今日においても臨床的分類の根底をなしている（表3）。

　化学構造による分類は，科学的ではあるが臨床効果が表現されないために臨床的有用性は乏しい（表4）。図1に抗精神病薬の基本的化学構造を示したが，phenothiazine 核は dopamine と類似しており，butyrophenone 核は GABA と類似している。そして，各薬剤の側鎖の R_1 および R_2 の位置に結合する置換基により抗精神病作用が著しく異なってくる。

　臨床薬理学的分類は，抗精神病薬の中枢神経系への生化学的薬理作用と精神分裂病の病態や臨床症状を橋渡しする分類として臨床的に有用である。とりわけ，標的症状・受容体への薬理作用・生化学的特徴・副作用の特徴などによる

表 3. 抗精神病薬の使用目的による分類

長期投与用薬剤　抗自閉症作用
- risperidone
- mosapramine
- perphenazine
- trifluoperazine
- fluphenazine

鎮静催眠用作用　抗幻覚妄想作用
- sulpiride
- thioridazine
- chlorpromazine
- levomepromazine
- haloperidol
- timiperone
- sultopride
- zotepine
- clozapine

「定型（古典的）抗精神病薬 typical neuroleptics」と「非定型抗精神病薬 atypical neuroleptics」の分類は臨床的有用性が高い（**表 5**）[3,6,10,11]。両者の概念は明確に画一化されていないが，非定型抗精神病薬の薬理学的および臨床的特徴は，

① dopamine 受容体拮抗作用は黒質線条体系よりも中脳辺縁系で強い。あるいは中脳辺縁系での dopamine 受容体拮抗作用のみを持つ，

②抗 dopamine 作用に加えて，あるいは抗 dopamine 作用よりも強い抗 serotonin 作用を持つ（serotonin-dopamine-antagonist；SDA），

③抗 dopamine 作用に加えて，強い抗 norepinephrine 作用を持つ，

④ dopamine D_2 受容体よりも前頭葉 dopamine D_4 受容体への拮抗作用が強い，

⑤複数の受容体への拮抗作用を持つ（multi-acting receptor target agent），

⑥抗幻覚妄想作用よりも情動安定作用や精神賦活作用が強い，

⑦錐体外路系副作用や遅発性 dyskinesia の発症頻度がきわめて低い，

表 4. 抗精神病薬の化学構造による分類

I reserpine および近縁薬剤
  1 rauwolfia alkaloid
    reserpine
  2 indol 誘導体
    oxypertine
II phenothiazine 誘導体
  1 dialkylaminooropyl 誘導体(aminoalkyl 系)
    chlorpromazine
    levomepromazine
  2 piperidinoalkyl 誘導体(pyperidylalkyl 系)
    thioridazine
    propericiazine
  3 piperazinopropyl 誘導体(piperozinylalkyl 系)
    prochlorperazine
    trifluoperazine
    perphenazine
    fluphenazine
III thioxanthene 誘導体
    thiothixene
IV butyrophenone 誘導体
    haloperidol
    pipamperone
    bromperidol
    timiperone
V dibenzothiazepine 誘導体
    clotiapine
    zotepine
VI diphenylbutylpiperidine 誘導体
    pimozide
VII iminodibenzyl 誘導体
    carpipramine
    clocapramine
    mosapramine
VIII benzamide 誘導体
    sulpiride
    sultopride
    nemonapride
IX benzisoxazole 誘導体
    risperidone
X dibenzodiazepine 誘導体
    clozapine

2. 抗精神病薬の分類　**9**

Reserpine

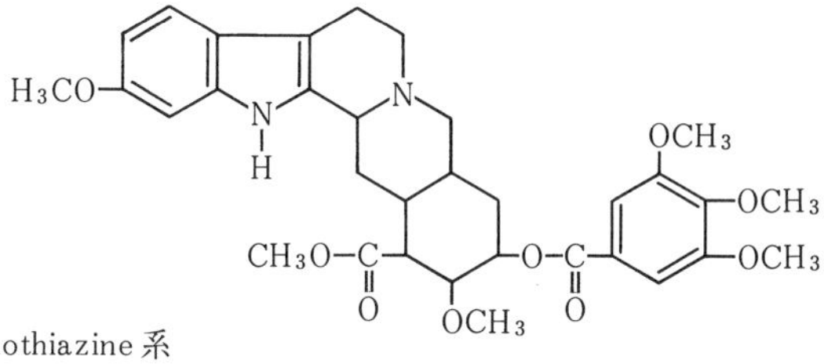

Phenothiazine 系

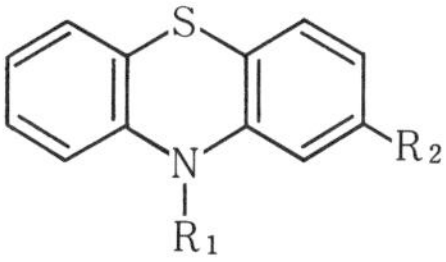

Thioxanthene 系

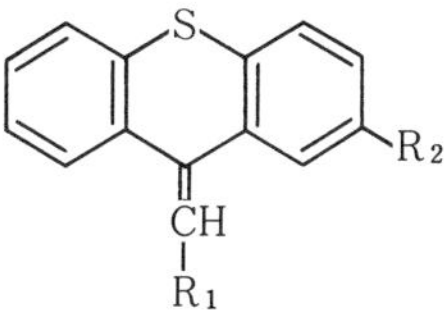

Butyrophenone 系

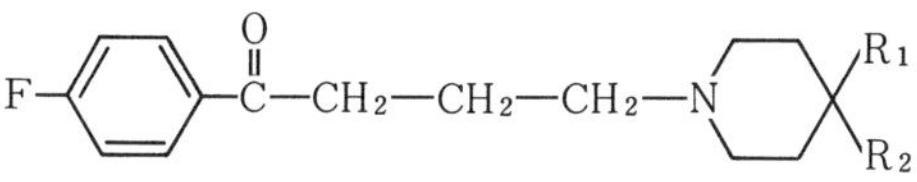

risperidone

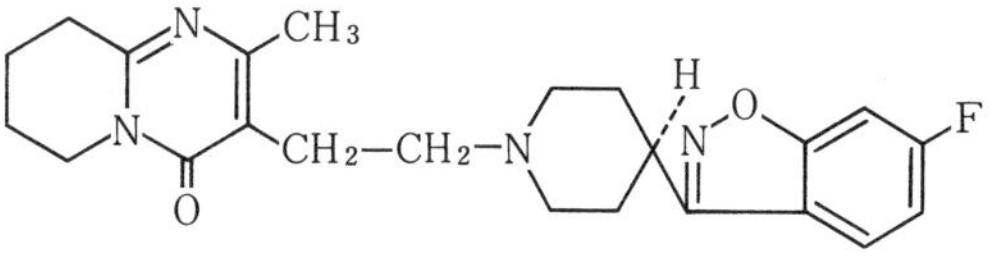

clozapine

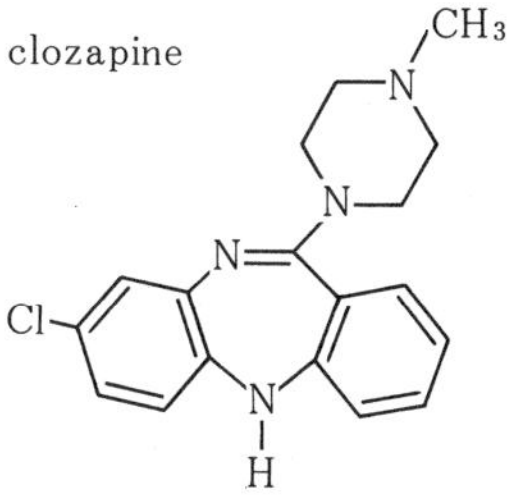

図1. 抗精神病薬の基本構造

表 5. 定型抗精神病薬と非定型抗精神病薬

定型抗精神病薬	非定型抗精神病薬
phenothiazine 系	phenothiazine 系
chlorpromazine	thioridazine
levomepromazine	iminodibenzyl 系
fluphenazine	carpipramine
perphenazine	clocapramine
	mosapramine
butyrophenone 系	benzamide 系
haloperidol	sulpiride
timiperone	sultopride
bromperidol	nemonapride
pipamperone	その他
spiperone	zotepine
moperone	risperidone
	pimozide
	thiothixene
	clozapine

⑧血清プロラクチン濃度を上昇させない，
⑨定型精神分裂病よりも非定型精神分裂病に奏効する，
⑩その時代の精神科薬物療法の中心的薬剤に該当しない抗精神病薬，

であり[3,5,6,9,10,11]，概略的には「dopamine D_2 受容体およびその他の受容体に作用し，抗精神病作用を発揮する」[5,6]，あるいは「抗精神病作用を持つ薬剤のうち錐体外路系副作用がないか，あるいは弱いもの」とまとめることができる[7]。それゆえ古典的抗精神病薬である thioridazine などは，その中枢薬理作用より非定型抗精神病薬に分類される（**表 5**）。非定型抗精神病薬の呼称は，1970 年代初頭に臨床応用された clozapine が dopamine D_2 受容体拮抗作用が弱く錐体外路系副作用がきわめて少ないにも拘わらず難治性精神分裂病に有効であった特徴より用いられるようになった。すなわち，当時の精神科薬物療法の主役であった chlorpromazine や haloperidol などは「定型抗精神病薬」「古典的抗精神病薬」と呼称されるように，「非定型」の概念には「その時代を代表しない」との社会的要素も含まれている。なお，「非定型抗精神病薬」の概

念は，"dopamine psychosis" と "non-dopamine psychosis" の概念[1,2]にも共通する考え方である（総論—3. 抗精神病薬の薬理作用　B. 生化学的作用の 3.「非定型抗精神病薬」参照）。

文　献

1) Garver DL, Zemlan F, Hirschowitz J, et al : Dopamine and non-dopamine psychoses. Psychopharmacol, 84 ; 138-140, 1984.
2) 原田俊樹，大月三郎，佐藤光源ら：Zotepine が有効であった難治性精神病状態 —non-dopamine　psychosis との関連から—．新薬と臨床, 34 ; 1352-1359, 1985.
3) 稲田俊也，中村 中，丹生谷正史ら：Atypical neuroleptics. 神経精神薬理, 13 ; 75-77, 1991.
4) 風祭 元：向精神薬の手引．アサヒメディカル，東京，1990.
5) 黒木俊秀，田代信維：セロトニン・ドパミン・アンタゴニスト．抗精神病薬の臨床的課題．精神医学，40 ; 692-702, 1998.
6) 村崎光邦：SDA 系抗精神病薬への期待．精神経誌，101 ; 169-177, 1999.
7) 大月三郎：非定型抗精神病薬．Clin. Neurosci., 12 ; 916-918, 1994.
8) Pöldinger W : Compendium of psychopharmacotherapy. F. Hoffmann-LaRoche & Co.LTD., Basel, 1967.
9) Tamminga AA, Gerlach J : New neuroleptics and experimental antipsychotics in schizophrenia. in "Psychopharmacology. The third generation of progress" P.1129-1140, ed by Meltzer HY, Raven Press, New York, 1987.
10) 八木剛平，稲田俊也：新しい分裂病治療薬の模索—いわゆる atypical neuroleptics を中心に—．神経精神薬理，11 ; 657-666, 1989.
11) 八木剛平，神庭重信，稲田俊也：定型および非定型抗精神病薬．分裂病治療の新しい動向．精神医学，35 ; 690-701, 1993.

総論
3. 抗精神病薬の薬理作用

抗精神病薬の開発にあたっては,
①動物における生理機能への影響,
②動物における薬剤投与後の行動変化,
③動物における基準作動薬による行動変化に対する薬剤の拮抗作用,
④動物脳受容体への薬剤の親和性（結合能；Bmax, 受容体阻害能；pKi 値）の radioreceptor assay 法による測定（*in vitro* 法）,
⑤動物脳受容体における薬剤の占拠率の auto-radiography 法による測定（*in vivo* 法）,
⑥ヒトにおける薬剤の受容体占拠率の PET および SPECT による測定,
⑦ヒトでの臨床試験,

などの生理学的研究・生化学的研究・毒性研究・臨床的研究などにより抗精神病作用の有無と安全性が検討される。

A. 生理学的作用

　抗精神病薬の中枢神経系への生理学的作用の研究は，抗精神病薬の治療効果と副作用の発現機序の解明のみならず，精神疾患の発症機序や病態の究明にも重要である。

　動物研究においては，
① *in vitro* および *in vivo* での dopamine・norepinephrine・serotonin 系などの神経伝達機構への拮抗作用，
②条件回避運動への抑制作用，
③外界からの刺激に対する反応行動への抑制作用，
④生理的な行動や興奮に対する抑制鎮静作用，
⑤薬剤誘発性異常行動および興奮への拮抗作用，
　などが精神機能，特に精神分裂病に対する治療効果を示唆する作用であるが，この他にも，
⑦体温調節におよぼす作用，
⑧制吐作用，
⑨抗けいれん作用，または，けいれん誘発作用，脳波変化，
⑩血中プロラクチン濃度の上昇作用，
　なども抗精神病作用の存在を推測させる薬理作用と考えられている。

　抗精神病薬の体温調節におよぼす作用については，chlorpromazine は視床下部自律神経中枢の体温調節中枢を抑制するために，抗精神病薬服用者の安静時体温 35〜36℃ は健常者よりも低い。一方，抗精神病薬の副作用である悪性症候群では，前核視床下部の放熱経路を遮断し 40℃ 以上の異常高体温が発症することもある[4,25]。体温調節は多くの feed back 機構を介しているが，抗精神病薬は norepinephrine 系および serotonin 系神経伝達機構を介して一般的には体温調節中枢に抑制的に作用する。

　制吐作用については，抗精神病薬は第 IV 脳室底にある嘔吐中枢を抑制するとともに chemoreceptor trigger zone の刺激伝達を低下させ，嘔吐反射を抑

制する。それゆえ，抗精神病薬治療中には麻痺性イレウス・虫垂炎・胃炎・胃潰瘍などの消化器疾患に必発症状である嘔吐が発症せず，診断に苦慮する場合も多い。

無処置動物の生理的行動に対する抑制的（鎮静）作用はすべての抗精神病薬に認められ，phenothiazine 系抗精神病薬では phenothiazine 側鎖 R_1 の位置に導入される置換基が $Cl<OCH_3<CF_3$ の順位で強くなる（図1）。

幻覚誘発薬への拮抗作用については methamphetamine を用いた研究が多い。すなわち，methamphetamine による動物の行動変化を精神分裂病の実験モデルに想定し，methamphetamine の中枢 monoamine 増強作用に対する抗精神病薬の拮抗作用が精神分裂病の生化学的病態の解明に応用されている（総論 3. 抗精神病薬の薬理作用，B.「生化学的作用」参照）。

抗精神病薬の中枢神経系への生理学的作用を解明する目的で，脳波検査・睡眠リズム・行動学的日周期リズム（サーカディアンリズム）などの大脳生理学的研究が動物およびヒトで行われている。抗精神病薬とラット日周期リズムの関係は，抗精神病薬が血中コルチコステロン corticosterone 日周期リズム（脚注＊）に与える影響と，逆に明暗サイクルにおける抗精神病薬の作用持続時間の差異変化が調べられている。すなわち，chlorpromazine は日周期リズムに強く影響を与え haloperidol の作用は弱い[12]。また，脳内 cyclic AMP 濃度は haloperidol の抗 dopamine 作用により明時間帯に上昇するが[13]，抗精神病薬の本来の使用目的である精神症状の改善や行動学的変化との関連が認められないため，抗精神病薬による cyclic AMP 濃度の変化は精神症状と関係ない作用部位での薬理作用に起因していると解釈するのが妥当であろう。

抗精神病薬のヒト中枢神経系への生理学的作用は臨床脳波研究にみられる（表 6, 7, 図 2）[5,24]。抗精神病薬治療中に見られる脳波変化は「突発性脳波変化」と「持続性脳波変化」に大別でき，その発生頻度は Kugler による 593 例よりの結果に見られ[8,16]，持続性脳波変化は抗精神病薬・抗うつ薬・lithium carbonate・抗けいれん薬などにより高頻度に発生する（表 6）。このような突

脚注＊　血中および尿中のステロイドホルモンは，ラットでは corticosterone が多く，ヒトでは cortisol が多い。

表6. 向精神薬による異常脳波所見の発生頻度

	持続性脳波変化	突発性脳波変化
levomepromazine	31%	1%
butyrophenone 系	44	8
imipramine	9	—
amitriptyline	31	2
lithium carbonate	50	5
diazepam	4	—

(Kugler[8,16] を一部変更して引用)

表7. 脳波変化による向精神薬の分類

クラス	脳波パターン	周波数 (Hz)					変化性	振幅		パターン		例
		Δ (0-3.5)	θ (3.5-7.5)	α (7.5-12)	β_1 (13-22)	β_2 (22-33)		振幅	変化性	ΔB	Sp	
1a	徐波化	+	++	±	0	—		+	0	+	+	chlorpromazine
1b	α 波増加を伴う徐波化	+	++	++	0	±	—	+	+	0	0	butaperazine
1c	発作活動の増加を伴う徐波化	+	+	—	0	0	±	+	—	+	+	reserpine
2a	高振幅速波	0	+	0	++	+		+	—	0	—	amobarbital
2b	低振幅速波	0	—	—	+	++	+	—	+	—	+	amphetamine LSD
3	速波および徐波活動 (最大振幅)	+	++	—	+	++	+	—	+	—	±	imipramine
4	α 波増加	0	+	++	0	0	—	+	—	±	0	morphine alcohol

ΔB: 群発活動の変化, 0: 無効, Sp: 棘波, —: 減少, +: 増加・発生, —: 減少, ±: 無発生, ++: 著明な増加

(Fink, 保崎訳[3,17] を一部変更して引用)

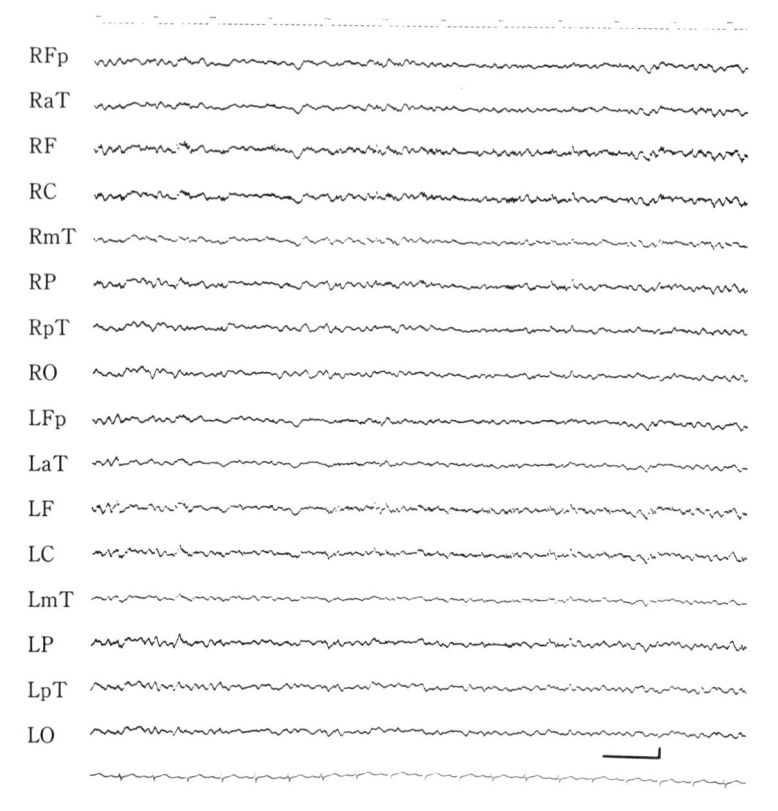

```
RFp  ～～～～～～～～～～～～～
RaT  ～～～～～～～～～～～～～
RF   ～～～～～～～～～～～～～
RC   ～～～～～～～～～～～～～
RmT  ～～～～～～～～～～～～～
RP   ～～～～～～～～～～～～～
RpT  ～～～～～～～～～～～～～
RO   ～～～～～～～～～～～～～
LFp  ～～～～～～～～～～～～～
LaT  ～～～～～～～～～～～～～
LF   ～～～～～～～～～～～～～
LC   ～～～～～～～～～～～～～
LmT  ～～～～～～～～～～～～～
LP   ～～～～～～～～～～～～～
LpT  ～～～～～～～～～～～～～
LO   ～～～～～～～～～～～～～
```

図2. 抗精神病薬服用者の脳波

57歳，男性，精神分裂病

約30年間にわたり各種の抗精神病薬による治療を継続しており，人格荒廃が著しい。Chlorpromazine 300 mg, haloperidol 9 mg, biperiden 6 mg 内服中。脳波所見は，基礎律動の全般的徐波化を示す。

発性および持続性脳波変化，特に棘波 spike を含む律動異常波は，中脳辺縁系への抗精神病薬の薬理作用により惹起されたものと考えられている[8,16]。なお，各種向精神薬により惹起される α 波・徐波・速波・突発性異常波の組み合せによる抗精神病薬の分類もなされている（**表7**）[3,17]。逆に，類似の脳波変化をきたす薬剤には，類似の抗精神病作用や抗うつ作用があるものと推測されてい

る。

　頭蓋上に固定した微細電極からの反復電気刺激によりけいれん性を獲得させるネコ脳キンドリング研究では，脳内 monoamine 受容体拮抗作用を持つ haloperidol・spiperone・pimozide にはけいれん誘発作用が見られる[21,23]。さらに *in vitro* 研究でも，haloperidol や fluphenazine は chlorpromazine よりも海馬切片における電気的興奮を高める[14]。これらの結果を臨床的に解釈すると，抗精神病薬は棘波を誘発し，発生した棘波の脳全般への伝達を促進し，けいれん閾値を下げ，けいれん発作を発症しやすくする可能性があると考えられる[16,17]（総論 8. 抗精神病薬の副作用と中毒，B.「けいれん発作」参照）。

　脳波検査の光刺激賦活における低周期光駆動反応は，中枢神経の活動（大脳皮質機能）の低下を示唆すると解釈されている。抗精神病薬血中濃度の上昇に伴う光駆動反応の変化について，chlorpromazine 治療中には低周波数 α 波および θ 波帯域の低周期光刺激で駆動反応を示すが，haloperidol 治療中にはこの変化は認められていない[19]。それゆえ chlorpromazine は haloperidol よりも中枢神経抑制作用や鎮静催眠作用が強いと推測できる。

　コンピューター脳波周波数分析装置による基礎律動の左右差におよぼす抗精神病薬の作用に注目されている。精神分裂病者の安静時脳波では，健常者に見られる左半球優位の傾向が減弱し，基礎律動の左半球/右半球比が 0.5 に近い数値に低くなっているが，抗精神病薬により精神症状が改善されるに従って左半球/右半球比が 0.8〜1.2 に近づき左半球優位に近い比率に回復する[1,11,20]。この結果は，抗精神病薬の治療効果の客観的指標になり得るものと期待される。

　抗精神病薬の鎮静催眠作用については，抗精神病薬の睡眠脳波への影響が調べられている。すなわち，中等量〜大量の chlorpromazine は，浅睡眠の持続時間総和を短縮させ，深睡眠の持続時間総和を増加させ，総睡眠時間を延長させる。また，少量の chlorpromazine は rapid eye movement（REM）睡眠の回数と REM 睡眠の合計時間を減少させる[2,6,10,15]。一方 haloperidol は，浅睡眠の持続時間総和を増加し，深睡眠の持続時間総和を短縮させ，REM 潜時を延長させる[7]。催眠作用のほとんどない sulpiride は，総睡眠時間を延長させ，REM 睡眠の回数と REM 睡眠の合計時間を減少させる[18]。

　睡眠の発生機序については，一般的には acetylcholine 系の機能亢進および

serotonin 系睡眠機構の機能亢進により睡眠が惹起されると考えられており，特に徐波睡眠は縫線核を含む serotonin 系機構の活性により発生し，REM 睡眠は青斑核の noradrenaline 系機構の活性により発生するとされている[9]。このように考えると，抗精神病薬の種類と量により睡眠レベルと睡眠脳波に差異が生じる原因の一つは，抗精神病薬の中枢 monoamine への作用が異なっていることに由来するのであろう[5,22,24]。

文　献

1) Etevenon P : CEAN paramerters in neuropsychopharmacology. in "CEAN computerized EEG analysis" ed Dolce C, Kunkel H, P.236, Gustav Fischer, Stuttgart, 1975.
2) Feinberg I, Wender PH, Koresko RL, et al : Differential effects of chlorpromazine and phenobarbital on EEG sleep patterns. J Psychiat Res, 7 ; 101-109, 1969.
3) Fink M : 臨床精神医学における脳波．Mendels J 編，保崎秀夫訳，生物学的精神医学．P.224, 医学書院，東京，1976.
4) Gurrera RJ : Sympathoadrenal hyperactivity and the ethiology of neuroleptic malignant syndrome. Am J Psychiatry, 156 ; 169-180, 1999.
5) Herrmann WM : Development and critical evaluation of on objective procedure for the electroencephalographic classification of psychotropic drugs. in "Electroencephalography in drug research" ed Herrmann WM, P.249-353, Gustav Fisher, Stuttgart, 1982.
6) 藤谷　豊，豊田純三，佐々木邦幸ら：不眠症の睡眠ポリグラフ—とくにクロルプロマジンとアモバルビタールの影響について—．精神経誌，65 ; 292-306, 1963.
7) Itil TM, Gannon P, Hsu W, et al : Digital computer analyzed sleep and resting EEG during haloperidol treatment. Am J Psychiatry, 127 ; 462-471, 1970.
8) Kugler J, Lorenzi E, Spatz R, et al : Drug-induced paroxysmal EEG-activities. Pharmacopsychiatr. Neuropsychopharmacol, 12 ; 165-172, 1979.
9) 小山純正，香山雪彦，酒井一弥：睡眠の神経生理学的機構．日本臨牀，56 ; 318-326, 1998
10) Lewis SA, Evans JL : Dose effects of chlorpromazine on human sleep. Psycho-

pharmacol, 14 ; 342-348, 1969.
11) 森　温理：精神神経疾患の生物学的問題．精神医学，23；858-873, 1981.
12) 永山治男，高城昭紀，高橋　良：向精神薬の効果・毒性の既日変動とその臨床応用の可能性について．精神経誌，83；853-860, 1981.
13) 仲村永徳，立石紀昭，吉田秀夫ら：抗分裂病薬作用の時間薬理学的研究―c-AMPとの関連―．精神薬療基金研究年報，10；108-111, 1978.
14) Oliver AP, Luchins DJ, Wyatt RJ : Neuroleptic-induced seizures. An in vitro technique for assessing relative risk. Arch Gen Psychiatry, 39 ; 206-209, 1982.
15) 大熊輝雄：睡眠の臨床．医学書院，東京，1977.
16) 斎藤正己：向精神薬と脳波．神経精神薬理，3；323-348, 1981.
17) 斎藤正己：向精神薬による脳波変化―その臨床精神医学への寄与―．精神医学，23；538-549, 1981.
18) 高橋　茂，近藤　緑，細川　清ら：Sulpirideの夜間睡眠に及ぼす影響―第2報．脳波と筋電図，10；23, 1982.
19) 富田邦義，窪倉明雄，井上令一ら：向精神薬の血中濃度・臨床効果および脳波変化の相関性について―特にchlorpromazineとhaloperidolにおける比較検討―．精神薬療基金研究年報，6；110-116, 1974.
20) 豊嶋良一，木村　博，一色俊行ら：分裂病脳波の左右差に対する抗精神病薬の影響について．精神薬療基金研究年報，11；165-170, 1979.
21) Wada JA, 佐藤光源：燃え上がり現象―てんかんと精神病への新しいアプローチ―．創造出版，東京，1981.
22) 山口成良，佐野　譲：睡眠障害―その診断と治療．新興医学出版社，東京，1979.
23) 山下元司，秋山一文，佐藤光源ら：抗精神病薬とキンドリング．脳と神経，34；909-914, 1982.
24) 山寺博史：薬物脳波学入門．医学書院，東京，1988.
25) 山脇成人：悪性症候群―病態，診断，治療―．新興医学出版社，東京，1990.

B. 生化学的作用

　精神機能と運動機能の中枢である脳における神経伝達には dopamine・norepinephrine・serotonin などの神経伝達物質 monoamine が関与していることは古くより知られていた。逆に，精神症状を主症状とする精神障害が神経伝達物質の量的および質的異常によって惹起されるとの推測は可能であろう。そして，抗精神病薬が神経伝達機構に作用して精神症状を改善すると考えるのも当然であろう。それゆえ，抗精神病薬の神経伝達機構への薬理作用についての研究は，精神分裂病の治療のみならず生化学的病態の解明にもつながるものと期待できる。

　精神分裂病の生化学的原因や病態を解明する一手段として，動物研究においては，精神症状誘発性薬剤による脳内神経伝達機構の変化と，薬剤誘発性行動変化や精神症状における神経伝達異常に対する抗精神病薬の影響が調べられている。臨床研究においては，ヒト脳脊髄液内の神経伝達物質などの濃度変化が同様の方法により研究された。その後，ガスおよび液クロマトグラフィーなどによる微量化学物質の測定技術の発展に伴って脳を含む生体からの資料における神経伝達物質の直接的測定が可能となり，各種の神経伝達物質と精神障害および抗精神病薬の薬理作用が研究された。さらに最近では，radioreceptor assay 法や positron emission CT（PET）などの核医学の導入により，神経伝達物質や抗精神病薬と結合する脳内受容体の量的および質的変化が研究され，抗精神病薬の薬理作用と精神障害の生化学的病態の研究を飛躍させた。

　主な精神症状誘発性薬剤による精神症状を表8に一覧としたが，mesucaline・amphetamine・methamphetamine などは catecholamine 系神経伝達を亢進させる薬剤であり，bufotenin と N,N-dimethyltryptamine は indoleamine 系神経伝達を亢進させる薬剤として知られている。精神症状誘発性薬剤により，感情発揚・高揚・恍惚・多幸症・易刺激的・衝動的となる感情変化が惹起されるが，methamphetamine や cocaine の反復投与は被害妄想・関係妄想・幻聴を主体とした幻覚妄想状態を発症し，その幻覚妄想のみを取り

表8. 精神症状誘発性薬剤による精神症状

薬　剤　名	中枢作用	感情面での症状	思考面での症状	行動面での症状
lysergic acid diethylamide (LSD)	serotonin 及び norepinephrine 増強	発揚，多幸症，または抑うつ，恐怖	幻視を中心とした幻覚や錯覚	暴行，運動興奮
amphetamine methamphetamine	dopamine 及び norepinephrine 増強	刺激的，発揚	幻聴を中心とした幻覚，被害・関係・追跡・注察妄想	独語，暴行，運動興奮，長期投与後には無為
mesucaline	norepinephrine 及び dopamine 増強	多幸症	色彩幻視，時間の失見当識	茫乎 無為
atropine cocaine	choline 抑制	多幸症，陶酔	観念奔逸，被害・追跡・関係妄想，幻聴，幻視	暴行，運動興奮

上げると精神分裂病のそれと酷似している。このように精神症状誘発性薬剤の反復投与による精神症状は精神分裂病や躁病と多くの点で共通しているために精神障害の実験モデルに応用され，さらに精神症状誘発性薬剤によって惹起される脳内 monoamine 濃度および受容体の変化の検索は，精神障害の生化学的病態を解明する手段となり得るものと期待された[49]。その結果は精神分裂病における norepinephrine メチル化異常仮説・serotonin 異常仮説・dopamine 過剰仮説，acetylcholine 過剰仮説となって提唱されている[16,22,34,36,37,46]。とりわけ，dopamine 過剰仮説の研究の歴史は古く，精神分裂病治療における臨床経験との一致も見られており，精神分裂病の生化学的病態と抗精神病薬の薬理作用を結論付けたかのごとく考えられた。さらに，dopamine 系神経伝達遮断作用の強い butyrophenone 系抗精神病薬は，parkinsonism や遅発性 dyskinesia などの錐体外路系運動障害の発症，および chorea や hemiballism など錐体路外症状への治療的有効性の機序との関連においても関心が高まっている[52]。しかるに，抗精神病薬には dopamine 系神経伝達遮断作用が弱く norepinephrine 系や serotonin 系神経伝達遮断作用の強い薬剤があり，加えて

dopamine 系神経伝達遮断作用の強い抗精神病薬に反応しない精神分裂病や精神分裂病の部分症状があることも知られるようになり，「定型抗精神病薬」「非定型抗精神病薬」[16,38,53]および"dopamine psychosis" "non-dopamine psychosis"[13,18]の概念が提唱された。

1. dopamine 仮説

　精神症状誘発性薬剤の中でも amphetamine あるいは methamphetamine による行動学的および生化学的変化は，動物研究においても臨床研究においても興味深い。すなわち，methamphetamine（商品名：ヒロポン）常用者では神経症状態・分裂病症状・感情障害症状・これらの混合状態が高頻度に発症する[41,49]。そして，これら精神症状は methamphetamine 連用後の一時的および長期中断後に1回もしくは数回の再投与で容易に発症するために「履歴現象」と呼ばれているが[49]，methamphetamine 履歴現象により見られる精神症状は被害・関係・追跡・注察妄想および被害関係妄想的内容の幻聴を中心としており，他の精神症状誘発性薬剤による精神症状よりも妄想型精神分裂病の臨床症状に酷似している。それゆえ，methamphetamine によるヒトでの精神症状および動物研究での行動異常が精神分裂病モデルとして用いられ，methamphetamine 長期投与により形成された中枢神経伝達機構の変化は精神分裂病の生化学的病態に接近し得ると同時に，methamphetamine 誘発性精神障害に奏効する抗精神病薬の薬理作用は，精神分裂病の治療機序を解明することにも関連する。

　Methamphetamine の中枢薬理作用は，1回投与では synapse 前膜より dopamine および norepinephrine などすべての神経伝達物質（主に catecholamine）の分泌を促進するために神経伝達は亢進し，気分高揚や被刺激性亢進などの精神症状を惹起する。しかし，反復投与により前 synapse 小胞内の神経伝達物質は枯渇するために synapse 間隙内の神経伝達物質の放出量は減少し，methamphetamine の薬理作用が消失した後には synapse 間隙内神経伝達物質の不足状態が持続するために抑うつ・虚脱・無気力・全身倦怠などの

臨床症状が発症する。一方 synapse 間隙の神経伝達物質不足状態を是正する homeostasis 機構により，synapse 後膜受容体の感受性が代償的に亢進してくる。このような経過の反復により synapse 後膜の感受性は持続的亢進状態となり，synapse 間隙内の神経伝達物質が減少しても精神活動は比較的安定した状態を維持することができる。一旦形成された synapse 後膜受容体の感受性亢進は数週間〜数年間にわたり持続しているため，この状態での synapse 前膜よりの catecholamine の急激な放出を促す methamphetamine の再投与は神経伝達とりわけ dopamine 系神経伝達を促進し，幻覚・妄想・衝動性・興奮性などの分裂病類似の精神症状を惹起すると考えられている[49]。なお methamphetamine 慢性投与後ラット脳のすべての部位での dopamine 濃度減少・3,4-dihydroxyphenylacetic acid（DOPAC）濃度上昇・homovanillic acid（HVA）増加や，^{3}H-spiperone 結合実験による中脳辺縁系での受容体数の増加は dopamine 系の機能異常を示唆しており[41]，精神分裂病の生化学的病態に近接する所見と考えられている。

　Dopamine 系神経伝達機構は Parkinson 病などの錐体外路系運動疾患においては周知のところであるが，精神機能との関連性も解明されている。すなわち，
①黒質線条体 dopamine 系：黒質緻密部の neuron（A9 細胞群）を始起核として線条体に投射する伝達系であり，錐体外路系運動機能に関与する，
②中脳辺縁 dopamine 系：中脳腹側被蓋野の neuron（A10 細胞群）を始起核として前頭皮質と辺縁系（側坐核，内嗅領皮質，嗅結節，扁桃体）へ放射する伝達系であり，感情調整と精神機能に関与する，
③視床下部の隆起漏斗 dopamine 系：視床下部から下垂体に投射する伝達系であり，プロラクチンや成長ホルモンなどの神経内分泌に関与する，
④網膜，
などの部位に dopamine 作動性神経細胞の神経終末の存在が確認されているが，とりわけ中脳辺縁 dopamine 系は情動・行動・注意・記憶などの精神機能に携わっている部位であり，また前頭葉へ投射する伝達系であるため，その機能障害は精神分裂病の発症と臨床症状に関与すると類推されてきた[40,41,46]。

　抗精神病薬が dopamine 系神経伝達に抑制的に作用することは，chlorpromazine の臨床応用の初期より dopamine 系神経伝達機能の低下を示唆する parkinsonism などの錐体外路系副作用の発症や，それ以前の動物研究の段階での catalepsy 性運動異常がみられたことより推測されていた。生化学的実証は Carlsson らが chlorpromazine 投与マウス脳内 monoamine 濃度を測定したことに始まる[5]。その後，多くの生化学的研究がなされてきたが，抗精神病薬の dopamine 系神経伝達遮断作用の根拠は，

① dopamine の代謝産物濃度の測定，
② dopamine 感受性 adenylate cyclase 活性を阻害する能力の測定，
③ dopamine 受容体への親和性（拮抗性）の測定，
④ 前 synapse よりの dopamine 放出を阻害する能力の測定，
⑤ その他（血中プロラクチン濃度上昇，血中成長ホルモン濃度上昇，錐体外路系症状など），

などにより解明されてきた。

a. dopamine 代謝産物の濃度測定

Dopamine は tyrosine より合成され，monoamine oxidase（MAO）により DOPAC を経て HVA の最終代謝産物へ分解される。また，cathecol-o-methyl transferase（COMT）により 3-methoxytyramine（MTA）を経て同様に HVA となる経路も知られている（図3）。そこで，脳組織や脳脊髄液内の DOPAC や HVA の濃度測定によって dopamine 代謝機能を知ることができる。

抗精神病薬投与により dopamine の主要代謝産物である MTA と normetanephrine（NMN）の脳内および脳脊髄液内濃度が上昇する結果が，最も初期の研究で見いだされた[3,5,44]。この結果は，抗精神病薬が dopamine 代謝を促進させ，synapse 間隙において神経伝達に利用される dopamine を減少させ，dopamine 系神経伝達機能を抑制するものと考えられた。ただし後日の radioreceptor assay 研究では，抗精神病薬は synapse 後膜の dopamine 受容体に拮抗的に作用するために，神経伝達に利用されなかった synapse 間隙の dopamine が MTA と NMN へ代謝されて各代謝産物の濃度が上昇したと解釈されている。さらに，ラット脳各部位における dopamine 代謝産物が測定さ

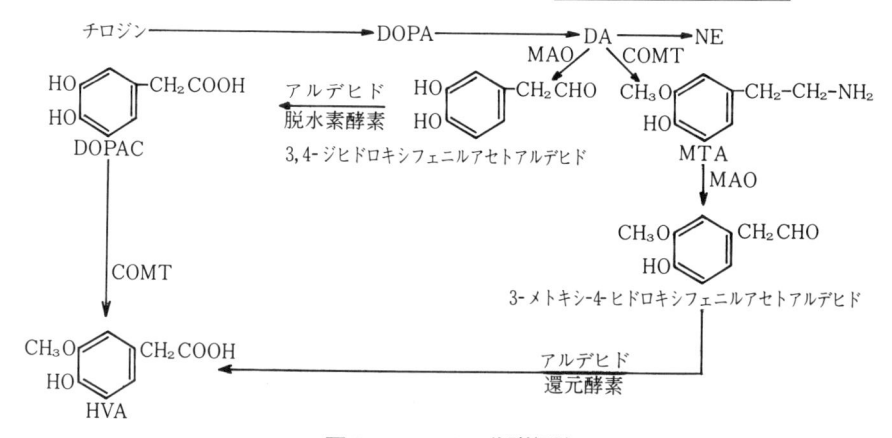

図 3. dopamine 代謝経路

DOPA: ジヒドロキシフェニールアラニン
DA: ドパミン
NE: ノルエピネフリン
DOPAC: 3,4-ジヒドロキシフェニール酢酸
MTA: 3-メトキシチラミン
HVA: ホモバニリン酸
MAO: モノアミンオキシターゼ
COMT: カテコール-O-メチル転移酵素

れたが, 抗精神病薬の種類による脳内 HVA 増加作用の差異は, 辺縁系・前脳・線条体ともに haloperidol＞pimozide＞chlorpromazine＞thioridazine＞clozapine の順位で強い結果であった[48]。とりわけ精神症状と関連性が強い辺縁系側坐核 (ラット) においては, haloperidol (50.9％)＞pimozide (45.7％)＞thioridazine (22.2％)＞clozapine (17.1％) の順位で HVA の増加が見られており[48], 抗精神病薬の種類により dopamine 系神経伝達の遮断力価 (能力) が異なっていると同時に抗精神病作用の臨床力価 (能力) も異なっている可能性が示唆された。

これらの結果より抗精神病薬には,
① dopamine 系神経伝達へ拮抗作用があること,
② 黒質線条体系と中脳辺縁系を含む全脳的に dopamine 系神経伝達拮抗作用を

起こしていること，
③薬剤の種類により dopamine 系神経伝達拮抗作用の力価が異なること，
④抗精神病作用は辺縁系側坐核の dopamine 系神経伝達拮抗作用により発現される可能性，
⑤精神分裂病の生化学的病態は辺縁系側坐核 dopamine 系神経伝達の過活動らしいこと，
とまとめることができる[22,40]。

b. dopamine 感受性 adenylate cyclase 活性の阻害能力

脳内の dopamine 濃度の高い部位，すなわち dopamine 作動性神経細胞の神経終末の分布部位には，dopamine 感受性 adenylate cyclase が高濃度に存在することを adenylate cyclase 活性測定より知り得る。adenylate cyclase は ATP から cyclic AMP が生成される過程に関与する酵素であり，dopamine 感受性 adenylate cyclase は dopamine 受容体の刺激興奮（神経伝達）に際して活性化される（図4）。それゆえ，dopamine 感受性 adenylate cyclase 活性を抑制する薬剤は dopamine 系神経伝達を抑制することになり抗精神病作用や錐体外路系症状を惹起すると推測されるために，dopamine 感受性 adenylate cyclase 活性測定により抗精神病作用の力価を知り得る可能性がある。

Phenothiazine 系および butyrophenone 系抗精神病薬がともに dopamine 感受性 adenylate cyclase 活性を抑制する結果が得られている[7,19,28]。ただし，thiotixene（商品名：ナーベン）などの thioxanthene 系抗精神病薬は adenylate cyclase 活性抑制作用がきわめて弱いために，dopamine 系以外の神経伝達機構と精神分裂病の関連性の存在を示唆している[28]。

c. dopamine 受容体への親和性（拮抗作用）

受容体結合研究に繁用されている radioreceptor assay 法は，抽出した脳細胞膜に微弱放射線を持った各種の薬剤 ligand を結合させ，その結合能（親和性）や他の薬剤への阻害能（拮抗性）より薬剤の各種受容体への薬理作用を調べる方法であり，精神障害の生化学的病態と向精神薬の薬理作用の研究発展

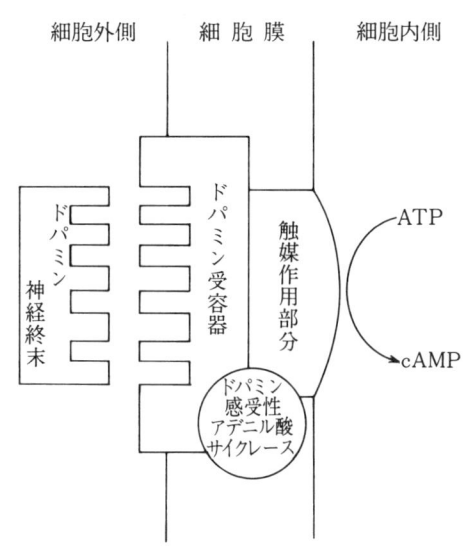

図4. adenylate cyclase と cyclic AMP の関係

に貢献した *in vitro* 研究方法である。

　研究初期（1970年頃）の無処理ラット脳細胞膜を用いて脳部位別に ^{3}H-dopamine 親和性（結合能）を調べた結果では，尾状核や被殻など dopamine が高濃度に分布している部位，すなわち dopamine 作動性神経細胞終末の分布が多いと予測されていた部位へ化学合成された外来性の dopamine の親和性も高いことが証明された（**表9**）。続いて 1975 年頃より，「もし精神分裂病が dopamine 系神経伝達亢進状態を生化学的病態とする疾患であり，dopamine 系神経伝達亢進状態を抑制する薬剤が精神分裂病に奏効する」と仮定すれば，「dopamine 受容体拮抗作用（＝抗精神病作用）を有する薬剤（＝抗精神病薬）の dopamine 受容体に結合する能力（親和性）を知ることにより，dopamine 受容体拮抗力価（＝抗精神病力価）を推定できる」との仮説のもとに，今日の「dopamine 受容体―抗精神病薬の薬理作用―精神分裂病の生化学的病態」の研究が遂行されてきた[46]。

　線条体には dopamine 受容体が多く存在し dopamine 結合能が高いために各

表9. 脳部位別 dopamine 濃度と ^{3}H-dopamine 結合の関係[4,28,33]

脳部位	dopamine 濃度 μg/g brain	^{3}H-dopamine 結合 pmoles/mg protein
尾状核	5.74	131〜153
被　殻	8.25	69
淡蒼球	1.01	75
嗅結節	0.19	57
前頭葉皮質	0.06	測定不能
視　床	0.22	測定不能
視床下部	0.52	測定不能

種動物の線条体が実験資料に用いられている。IC_{50} とは「受容体の dopamine 結合能を50％阻害するために必要な抗精神病薬などの阻害剤の濃度」を意味しており，IC_{50} 値が小さいほど薬剤濃度が低く，受容体への親和性が強く，受容体と dopamine の結合を阻害する作用（dopamine 受容体拮抗作用）が強いことを意味している。すなわち，dopamine 受容体拮抗作用は fluphenazine＞spiperone＞haloperidol＞chlorpromazine＞pimozide の順位で強くなり，この順位は臨床的に経験されている抗精神病薬の治療力価と比較的一致するものであった（表10）[4]。

各種抗精神病薬のなかでも haloperidol や spiperone は dopamine 受容体に特異的に結合し他の受容体への結合能が比較的弱いことから，dopamine 受容体の状況を知るために特異的な ligand として用いられてきた。しかし1978年以降，haloperidol や spiperone は dopamine 受容体に特異的に結合するものではなく，serotonin 受容体にも相当量が結合すると指摘されるようになった[1,17,33]。しかし，この指摘は dopamine 受容体と精神分裂病の生化学的病態や抗精神病薬の薬理作用の関係を否定するものではなく，serotonin 受容体や他の多くの未知の神経伝達系の機能障害も精神分裂病に関与している可能性を示唆する所見である。

その後の研究から dopamine 受容体は，薬理学的特性より D_1・D_2・D_3・D_4，あるいは D-1Lo・D-1Hi・D-2Hi・D-2Lo の4種類に分類されるようになっ

表10. 各種薬剤の ^{3}H-dopamine 結合能阻害力価

(Burt[4] の一部を引用)

	IC$_{50}$ nM
dopamine	8
fluphenazine	235
spiperone	900
haloperidol	900
perphenazine	1200
chlorpromazine	1500
clozapine	2300
pimozide	2500

IC$_{50}$ 値が小さいほど dopamine 受容体への親和性(結合阻害力)が強い

た[9,45] (表11)。Dopamine D$_1$ 受容体は，低濃度 phenothiazine・低濃度 thioxanthene・高濃度 butyrophenone 系抗精神病薬と親和性が高く，線条体・辺縁系・前頭葉皮質に高濃度に存在する受容体であり，錐体外路症状・精神機能・感情調整への関与が推測されている。Dopamine D$_2$ 受容体は，多くの抗精神病薬，とりわけ低濃度 butyrophenone 系抗精神病薬と親和性が高く，低濃度の sulpiride と spiperone と親和性の高い D-2Hi および高濃度で親和性の高い D-2Lo の2種類の受容体に分類されている。主に線条体と辺縁系に分布しており，錐体外路症状と抗幻覚妄想作用に最も関連性が高いと考えられている。また，抗精神病薬の抗 dopamine D$_1$ 作用と抗 dopamine D$_2$ 作用の関係については，抗精神病作用においては協調的作用，錐体外路系では拮抗的作用が考えられている[2]。Dopamine D$_3$ および D$_4$ 受容体は dopamine に高い親和性を持ち，抗精神病薬との親和性は比較的低い。また dopamine D$_3$ 受容体は，Parkinson 病患者の線条体で減少しており，分裂病者の線状体では著明に増加している。Dopamine D$_4$ 受容体はプロラクチン分泌に関係が深い[33]。

すなわち dopamine D$_2$ 受容体は，抗幻覚作用がある sulpiride で著明に拮抗される(親和性が高い)受容体であり，haloperidol や spiperone などとも親和性が著しく高いため，抗精神病薬による治療効果は dopamine D$_2$ 受容体

表11. dopamine 受容体の種類
Seeman[45] に追加して引用

特 性	D_1 受容体	D_2 受容体	D_3 受容体	D_4 受容体
dopamine IC_{50}	3,000 nM	5,000 nM	3 nM	20 nM
spiperone IC_{50}	2,000 nM	0.3 nM	1,500 nM	0.1 nM
親和性の高い薬剤	flupenthixisol chlorpromazine mosapramine clocapramine zotepine clozapine	haloperidol spiperone timiperone bromperidol fluphenazine chlorpromazine sulpiride	thioridazine sulpiride dopamine clozapine	dopamine spiperone clozapine apomorphine
adenylate cyclase	dopamine 刺激性	—	—	dopamine 刺激性
精神医学的意義	感情調整作用	抗幻覚妄想作用 抗精神病作用 錐体外路症状	錐体外路症状	プロラクチン 分泌亢進

拮抗作用により発揮されると推測されている[12,15]。Seeman はこのような観点に立って抗精神病薬の臨床力価を一覧にしている（図5）[46,47]。^{3}H-haloperidol の IC_{50} 値と抗精神病薬の精神分裂病治療に用いられる臨床的薬量がきれいな相関性を示しており，各種抗精神病薬の臨床力価と dopamine D_2 受容体拮抗力価が相関することを示している。

換言すれば，dopamine D_2 受容体拮抗作用の強い抗精神病薬ほど幻覚妄想への治療効果が強く，精神分裂病は dopamine D_2 受容体の異常が生化学的病態とも推測し得る[12,23,40,46]。しかし，dopamine D_2 受容体拮抗作用の弱い抗精神病薬にも精神分裂病に奏効する薬剤があり，逆に dopamine D_2 受容体拮抗作用の強い抗精神病薬に反応しない精神分裂病もあることから，非定型抗精神病薬[38,53]や non-dopamine psychosis[13,18] の概念が提唱されるようになった。

d. 前 synapse の dopamine 放出に対する抑制能力

精神分裂病の dopamine 過剰仮説と *in vitro*（radioreceptor assay 法）で

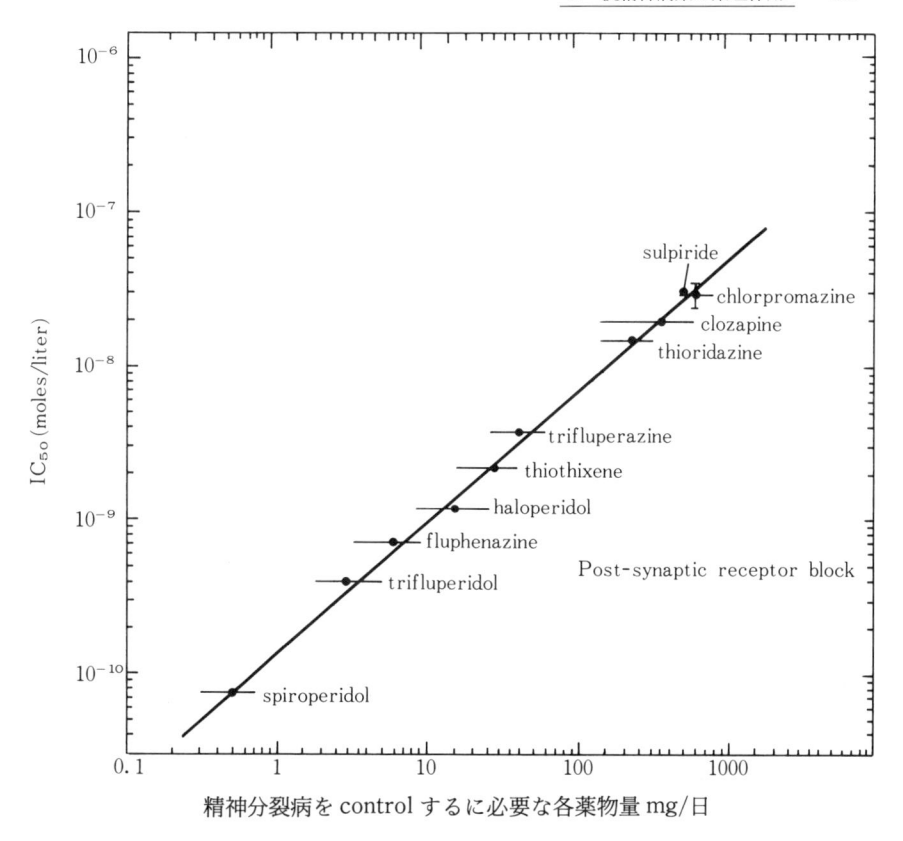

図 5. 抗精神病薬の臨床用量（横軸）とウシ線条体への ³H-haloperidol 結合の拮抗力価（縦軸）の関係　　　（Seeman[47] の一部を変更して引用）

の抗精神病薬による synapse 後膜 dopamine 受容体拮抗作用の研究結果では，butyrophenone 系抗精神病薬や sulpiride の少量投与時の薬理作用と臨床効果の不一致を説明するのが困難であった．

　そこで，dopamine 受容体の機能亢進の原因に前 synapse よりの dopamine 放出過剰を仮定し，「精神分裂病は dopamine 放出を調節している前 synapse 膜上の dopamine autoreceptor の障害であり，抗精神病薬は autoreceptor

の機能低下を抑制・是正する」との仮説が立てられたが[6]，その後の発展はない。

以上，精神分裂病においては synapse 後膜受容体の感受性亢進が発生しており，特に中脳辺縁系の dopamine 系機能亢進状態が幻覚や妄想を中心とした分裂病性思考障害に関連があり，抗精神病薬の精神分裂病への治療効果には synapse 後膜 dopamine D_2 受容体の感受性を低下させる薬理作用が推測されている[12,22,46]。

しかし，この仮説は動物研究や *in vitro* 研究よりの結果であるために，今後は dopamine 系機能亢進状態の存在と抗精神病薬のそれを是正する薬理作用を精神分裂病者において明らかにしていかねばならない。すなわち，精神分裂病者の髄液内 monoamine 代謝産物濃度測定や，精神分裂病者の死後脳での dopamine 受容体の感受性亢進，および PET や SPECT による臨床的根拠の探求などである。ちなみに，精神分裂病者への haloperidol あるいは perphenazine 投与による髄液あるいは血清 HVA 濃度は，治療効果と相関して低下すると報告されている[4,10]。また，精神分裂病者死後脳を用いての dopamine 受容体研究においても，尾状核・被殻・側坐核では健常者よりも受容体数が増加している結果が報告されているが[15,47,50]，その原因に抗精神病薬長期投与を考察し，精神分裂病の病態としての受容体数増加を否定する報告も見られる[26,36,43]。なお，精神分裂病における PET による dopamine D_2 受容体の変化についての研究では，被殻・線条体・尾状核などでは dopamine D_2 受容体の密度の増加，とりわけ左側での増加が認められており，また精神分裂病の陰性症状との相関性も考察されている[16,35]。

2. Serotonin 仮説

前 synapse より放出された serotonin (5-hydroxytryptamine : 5HT) は dopamine と同様に神経伝達に携わる monoamine であり，中脳縫線核から上行し黒質線条体に投射される神経路と，内側縫線核から視床・視床下部・辺縁

系に投射される神経路とが serotonin 作動性神経伝導路と考えられている。そして，その末端はさらに大脳皮質へ広く投射されており，体温調節・睡眠覚醒リズム・精神機能・感情調整などに関与し，dopamine および norepinephrine 系神経伝達機構に対しては抑制的に作用している。すなわち，serotonin 系の賦活により non-REM 睡眠が増加し，機能低下により感情不安定・易怒的・衝動的・覚醒状態となる。また，幻覚誘発剤である LSD が serotonin 賦活剤であることより，精神分裂病の陰性症状との関連で serotonin 仮説が提唱されているが[34]，躁うつ病の生化学的病態との関連での考察も多い。

　抗精神病薬，抗不安薬および抗うつ薬の serotonin 受容体への薬理作用に関する研究の進歩はめざましく，薬剤の serotonin 受容体への親和性より $5HT_{1A}$・$5HT_{1B}$・$5HT_{1C}$・$5HT_{1D}$・$5HT_2$・$5HT_3$ などに細分類されている[42]。なかでも抗精神病作用は serotonin $5HT_2$ 受容体および serotonin $5HT_{1A}$ 受容体との関連性で，抗不安薬は serotonin $5HT_{1A}$ 受容体との関連性で研究が進められている。なお，dopamine 受容体と親和性が高いと考えられていた spiperone は serotonin 受容体とも親和性が高く[1,17,33]，とりわけ synapse 後膜に存在する serotonin $5HT_2$ 受容体は spiperone に高親和性を示していた[8,42]。Serotonin 系神経伝達機構は dopamine および norepinephrine 系神経伝達機構に対して抑制的に作用するために，serotonin 受容体拮抗作用は dopamine および norepinephrine 系神経伝達を賦活する。それゆえ臨床的には，serotonin $5HT_2$ 受容体拮抗作用を持つ risperidone・mosapramine・clocapramine などの抗精神病薬は，感情調整作用・抗自閉症作用・活動性亢進作用・疎通性改善作用を示し精神分裂病の陰性症状に奏効し，serotonin $5HT_{1A}$ 受容体拮抗作用を持つ risperidone や clozapine は鎮静作用・抗躁作用を示す[16,36,37,39]（総論—3．抗精神病薬の薬理作用　B．生化学的作用の 3．「非定型抗精神病薬」参照）。

3. 非定型抗精神病薬

　抗精神病薬の多くは dopamine D_2 受容体拮抗作用・serotonin $5HT_2$ 受容

体拮抗作用・norepinephrine 受容体拮抗作用などを持っており，dopamine D_2 受容体拮抗作用の強い抗精神病薬には定型抗精神病薬あるいは古典的抗精神病薬と呼ばれるものが多く，serotonin $5HT_2$ 受容体拮抗作用や norepinephrine 受容体拮抗作用の強い抗精神病薬には非定型抗精神病薬あるいは多受容体作用物質と呼ばれる薬剤が多い[16,27,30,38]（表5）。そして，dopamine D_2 受容体拮抗作用・serotonin $5HT_2$ 受容体拮抗作用・norepinephrine 受容体拮抗作用の割合によって精神分裂病への臨床効果が異なっているが[11,25]，とりわけ dopamine D_2 受容体拮抗作用と serotonin $5HT_2$ 受容体拮抗作用を持つ抗精神病薬は "seotonin-dopamine antagonist" とよばれ，抗 D_2/抗 $5HT_2$ 比は精神分裂病の陽性症状と陰性症状に対する治療効果との関連性において検討される場合が多い[11,20,23,24,25,27,29,30]（表12，図6，図7）。なお精神分裂病の陰性症状の病態には，前頭葉の形態的退行変化と dopamine 系の機能的低下が推測されており[34]，前頭葉にも神経伝達経路を投射している serotonin 系への抑制作用が dopamine 系神経伝達を賦活し陰性症状を改善すると考えられている。

すなわち，clozapine・mosapramine・risperidone は dopamine D_2 受容体拮抗作用に加えて serotonin $5HT_2$ 受容体拮抗作用が強く，精神分裂病の陰性症状に奏効する薬剤である。一方，spiperone・nemonapride・clozapine・zotepine は serotonin $5HT_{1A}$ および $5HT_{1B}$ 受容体拮抗作用が強く，精神運動興奮の鎮静作用が強い。さらに，抗精神病薬には propericiazine・chlorpromazine・thioridazine・levomepromazine・perphenazine などのように $α_1$-norepinephrine 受容体拮抗作用の強い薬剤がある。そして，抗 serotonin $5HT_{1A}$ および $5HT_{1B}$ 作用と抗 $α_1$-norepinephrine 作用の強い抗精神病薬は鎮静催眠作用や情動安定作用が強く，抗 dopamine D_2 作用と抗 serotonin $5HT_2$ 作用の強い抗精神病薬は抗幻覚妄想作用と抗自閉症作用（精神賦活作用）が強く，抗 dopamine D_2 作用と抗 $α_1$-norepinephrine 作用の強い抗精神病薬には情動安定作用と抗幻覚妄想作用が強い抗精神病薬が多い[16,17,32,36,37,38]。なお非定型抗精神病薬治療中の精神分裂病における [^{123}I] IBZM (benzamide) SPECT 検査では，線条体 dopamine D_2 受容体への親和性はきわめて低いことが確認されている[21]。

表 12. 定型および非定型抗精神病薬の抗 D_2/抗 $5HT_2$ 比[16,39]

	D_2 受容体 Ki 値(nM)	$5HT_2$ 受容体 Ki 値(nM)	親和比 $D_2/5HT_2$
chlorpromazine	8.5	2	4.25
haloperidol	1.4	25	0.056
timiperone	0.084	0.49	0.171
bromperidol	1.2	47	0.026
mosapramine	1.8	2.4	0.75
risperidone	3.3	0.16	20.6
ziprasidone	4.8	0.42	10.2
clozapine	182	5	36.4

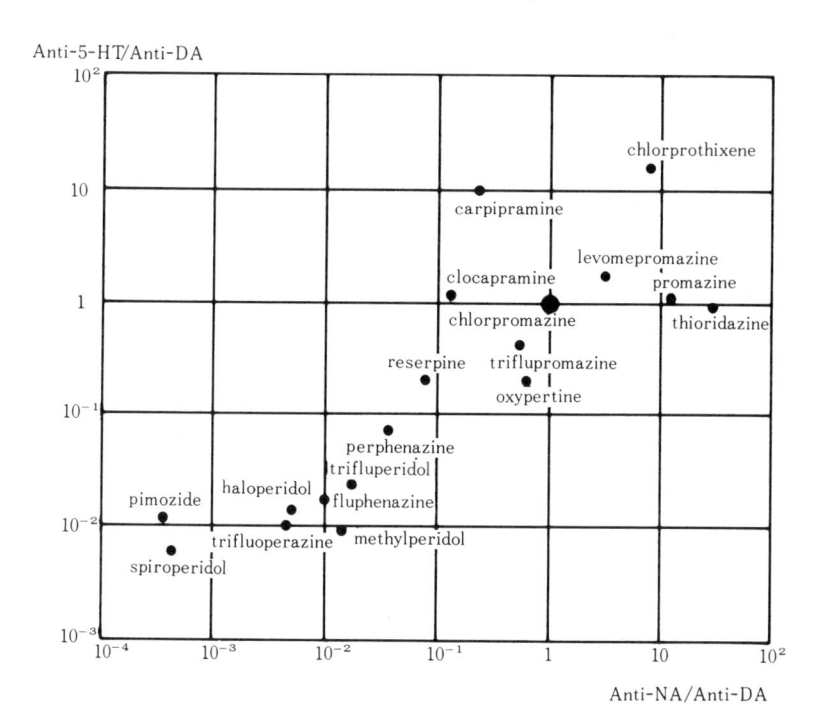

図 6. 各種抗精神病薬の norepinephrine, dopamine, serotonin 系神経遮断作用の比較　　　　(中安[32]の一部を変更して引用)

chlorpomazine を中心に位置させてある.

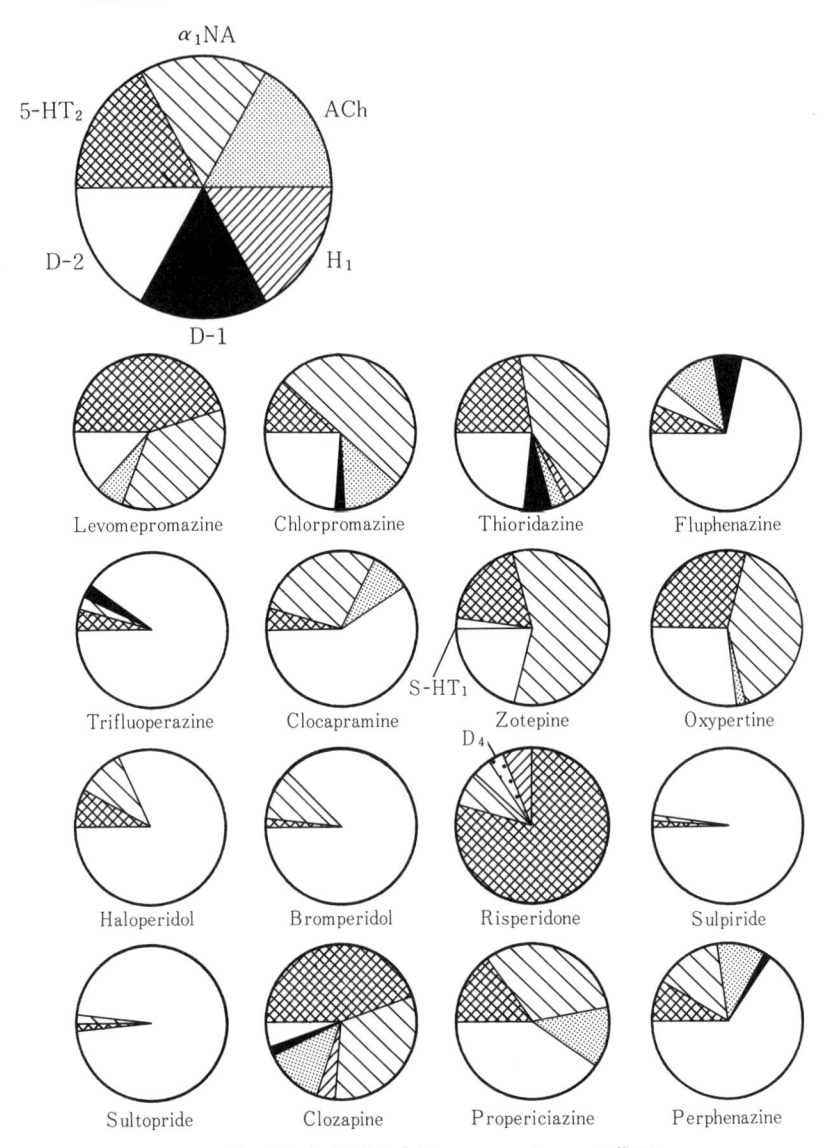

図 7. 抗精神病薬の中枢 monoamine への作用
（木下[22] の一部を変更して引用）

以上，主に dopamine 系と serotonin 系機能に焦点をあてて抗精神病薬の作用機序と精神分裂病の生化学的病態の関連性を説明してきたが，γ-aminobutyric acid（GABA）系[51]・norepinephrine 系[14,54]・acetylcholine 系[31]などの神経伝達機能障害と精神分裂病の関連性も研究されており，抗精神病薬が dopamine 系以外の神経伝達機能障害を是正する可能性についても研究が進んでいる。また，抗 dopamine 作用が強い抗精神病薬で治療効果が得られない症例や，抗 serotonin 作用・抗 norepinephrine 作用を持つ抗精神病薬が奏効する症例があり，"non-dopamine psychosis" と呼ばれている[13,18]。抗精神病薬の抗 dopamine 作用・抗 serotonin 作用・抗 norepinephrine 作用の比率と抗精神病作用や標的精神症状への有効性の関連性を調べた報告は，臨床的に有用なものであろう（図6，図7）[32]。

これらの研究は，精神分裂病の臨床症状を脳内 monoamine の機能障害と関連づけて考察している点で共通しており，抗精神病薬の薬理作用および臨床効果の関連を理解しやすいものである。しかし，分裂病症状を生化学的に分類することの妥当性については，精神分裂病の臨床症状と生化学的異常所見との関係を検討する今後の研究の集積結果を待たねばならないであろう。

文　献

1) Bacopoulos NG, Bustos G, Redmond E, et al: Chronic treatment with haloperidol or fluphenazine decanoate; Regional effects on dopamine and serotonin metabolism in primate brain. J Pharmacol Exp Ther, 221; 22-38, 1982.
2) Beckmann H: Clinical significance of D_1 and D_2 receptors. Clin Neuropharmacol, 13（Suppl. 2）; 132-133, 1990.
3) Bowers MB Jr, Swingar ME, Jatlow PI: Plasma catecholamine metabolites and treatment response at neuroleptic steady state. Biol Psychiatry, 25; 734-738, 1989.
4) Burt DR, Enna SJ, Creese I, et al: Dopamine receptor binding in the corpus striatum of mammalian brain. Proc Natl Acad Sci USA, 72; 4655-4659, 1975.
5) Carlsson A, Lindqvist M: Effect of chlorpromazine or haloperidol on forma-

tion of 3-methoxytyramine and normetanephrine in mouse brain. Acta Pharmacol, 20 ; 140-144, 1963.
6) Carlsson A : Pharmacological properties of presynaptic dopamine receptor agonists. Pharmacology, 87 (Suppl. 2) ; 31-38, 1985.
7) Clement-Cormier YC, Kebabian JW, Petzold GL, et al : Dopamine-sensitive adenylate cyclase in mammalian brain ; A possible site of antipsychotic drugs. Proc Natl Acad Sci USA, 71 ; 1113-1117, 1974.
8) Conn PJ, Sanders-Bush E : Central serotonin receptors ; Effector systems, physiological roles and regulation. Psychopharmacol, 92 ; 267-277, 1987.
9) Creese I, Leff SE : Dopamine receptors ; A classification. J Clin Psychopharmacol, 2 ; 329-335, 1982.
10) Davidson M, Kahn RS, Knott P, et al : Effects of neuroleptic treatment on symptoms of schizophrenia and plasma homovanillic acid concentrations. Arch Gen Psychiatry, 48 ; 910-913, 1991.
11) 出村信隆, 深谷公昭, 妹尾直樹 : Clozapineの前臨床薬理. 神経精神薬理, 17 ; 665-672, 1995.
12) Farde L : Brain imaging of schizophrenia—the dopamine hypothesis. Schizophrenia Res, 28 ; 157-162, 1997.
13) Garver CL, Zemlan F, Hirschowitz J, et al : Dopamine and non-dopamine psychoses. Psychopharmacol, 84 ; 138-140, 1984.
14) Gomes UCR, Shanley BC, Potgieter L, et al : Noradrenergic overactivity in chronic schizophrenia ; Evidence based on cerebrospinal fluid noradrenaline and cyclic nucleotide concentrations. Brit J Psychiatry, 137 ; 346-351, 1980.
15) Gurevich EV, Bordelon Y, shapiro RM, et al : Mesolimbic dopamine D_3 receptors and use of antipsychotics in patients with schizophrenia. Arch Gen Psychiatry, 54 ; 225-232, 1997.
16) 原田俊樹 : 精神分裂病. 3. 合理的薬物療法の開発. 大月三郎編著, 精神医学の進歩と動向, P.43-52, 文光堂, 東京, 1992.
17) 原田俊樹, 福田賢司, 藤原 豊ら : Zotepineの抗躁効果とセロトニン ($5HT_1$) 受容体に対する力価について. 精神神経薬理, 6 ; 485-488, 1984.
18) 原田俊樹, 大月三郎, 佐藤光源ら : Zotepineが有効であった難治性精神病状態—non-dopamine psychosisとの関連から. 新薬と臨床, 34 ; 1352-1359, 1985.
19) Kaneno S, Watanabe S, Toru M, et al : Different dopamine stimulation of

adenylate cyclase in striatum and mesolimbic area of rats treated with chronic chlorpromazine. Brain Res, 152 ; 396-400, 1978.
20) Kapur S, Reimington G : Serotonin-dopamine interaction and its relevance to schizophrenia. Am J Psychiatry, 153 ; 466-476, 1996.
21) Klemm E, Grunwald F, Kasper S, et al : [^{123}I IBZM SPECT for imaging of striatal D_2 dopamine receptors in 56 schizophrenic patients taking various neuroleptics. Am J Psychiatry, 153 ; 183-190, 1996.
22) 木下 潤：精神薬理学の進歩（上）．P.173-234，吉富製薬，大阪，1990.
23) 倉知正佳，鈴木道雄，柴田良子ら：精神分裂病の治療，定型的抗精神病薬．精神医学，36 ; 6-10, 1994.
24) 黒木俊彦，田代信維：セロトニン・ドパミン・アンタゴニスト．抗精神病薬の臨床的課題．精神医学，40 ; 692-702, 1998.
25) Leysen JE, Janssen PMF, Megens AAHP, et al : Risperidone : a novel antipsychotic with balanced seotonin-dopamine antagonism, receptor occupancy profile, and pharmacological profile. J Clin Psychiatry, 55 (Suppl. 5) ; 5-12, 1994.
26) Mackay AVP, Iversen LL, Rossor EG, et al : Increases brain dopamine and dopamine receptors in schizophrenia. Arch Gen Psychiatry, 39 ; 991-997, 1982.
27) Meltzer HY : Serotonin-dopamine interactions and atypical antipsychotic drugs. Psychiatr Ann, 23 ; 193-200, 1993.
28) Miller RJ, Horn AS, Iversen LL : The action of neuroleptic drugs on dopamine-stimulated adenosine 3, 5-monophosphate production in rat neostriatum and limbic forebrain. Mol Pharmacol, 10 ; 759-768, 1974.
29) 村崎光邦：向精神薬開発の最近の動向(2)―抗精神病薬．神経精神薬理，15 ; 191-210, 1995.
30) 村崎光邦：SDA系抗精神病薬への期待．精神経誌，101 ; 169-177, 1999.
31) Neubauer H, Adams M, Redfern P : The role of central cholinergic mechanisms in schizophrenia. Medical Hypotheses, 1 ; 32-34, 1975.
32) 中安信夫，平松謙一，岡崎祐士ら：脳内モノアミン作動系への作用比に基づく抗精神病薬の分類―抗ノルアドレナリン作用，抗セロトニン作用，および抗ノルアドレナリン作用に対する抗セロトニン作用の作用比の有する臨床効果の検討．精神神経薬理，6 ; 45-56, 1984.
33) 小川紀雄：中枢神経系のドパミン受容体．世界保健通信社，大阪，1981.

34) 大原浩市：陰性症状の生化学．臨床精神医学，25；163-168, 1996.
35) 大久保善朗：PET/SPECT による精神分裂病のドパミン受容体の研究．こころの臨床，14；127-131, 1995
36) 大月三郎，原田俊樹：精神分裂病の臨床．新興医学出版社，東京，1986.
37) 大月三郎：合理的抗精神病薬の選択．精神科治療，8；3-10, 1993.
38) 大月三郎：非定型抗精神病薬．Clin. Neurosci., 12；916-918, 1994.
39) 大月三郎，原田俊樹：精神分裂病の精神薬理学的研究—最近の動向—．神経精神薬理，15；553-578, 1993.
40) 大月三郎，柏原健一：精神分裂病研究の新しい発展—精神薬理学的観点から．神経精神薬理，5；301-343, 1983.
41) 大月三郎，佐藤光源：分裂病の再燃機序に関する臨床的実験的研究．島薗安雄，稲永和豊編，分裂病とはなにか．P.83-104, 東大出版，東京，1984.
42) Peroutka SJ : Serotonin receptors. in "Psychopharmacology. The third generation of progress" ed Meltzer HY, P.303-311, Raven Press, New York, 1987.
43) Pimoule C, Schoemaker H, Reynolds GP, et al : ^{3}H-SCH 23390 labeled D_1 dopamine receptors are unchanged in schizophrenia and Parkinson's disease. Europ J Pharmacol, 114 ; 235-237, 1985.
44) Sedvall GC, Wode-Helgodt B : Aberrant monoamine metabolite levels in CSF and family history of schizophrenia. Their relationships in schizophrenic patients. Arch Gen Psychiat, 37 ; 1113-1116, 1981.
45) Seeman P : Brain dopamine receptors. Pharmacol Rev, 32 ; 229-313, 1981.
46) Seeman P : Dopamine receptors and the dopamine hypothesis of schizophrenia. Synapse, 1 ; 133-152, 1987.
47) Seeman P, Ulpian C, Bergeron C : Bimodal distribution of dopamine receptor densities in brain of schizophrenics. Science, 225 ; 728-731, 1984.
48) Stawarz RJ, Hill H, Robinson SE, et al : On the significance of the increase in homovanillic acid (HVA) caused by antipsychotic drugs in corpus striatum and limbic forebrain. Psychopharmacol, 43 ; 125-130, 1975.
49) 佐藤光源，柏原健一：覚せい剤精神病—基礎と臨床．金剛出版，東京，1986.
50) 融　道男，清水浩光，畑　典男：精神分裂病脳における神経伝達物質，受容体および神経ペプチド．神経進歩，30；721-735, 1986.
51) van Kammen DP, Sternberg DE, Hare TA, et al : CSF levels of γ-aminobutyric acid in schizophrenia. Low values in recently ill patients. Arch Gen

Psychiatry, 39 ; 91-97, 1982.
52) 渡辺昌祐, 江原　嵩：遅発性ジスキネジアの臨床. 新興医学出版社, 東京, 1991.
53) 八木剛平, 神庭重信, 稲田俊也：定型および非定型抗精神病薬. 分裂病治療の新しい動向. 精神医学, 35 ; 690-701, 1993.
54) 山本健一, 金子　浩, 小沢信幸ら：精神分裂病と脳内ノルアドレナリン. 臨床精神医学, 15 ; 1495-1506, 1986.

C. 神経内分泌への作用

　精神分裂病は脳の生化学的機能障害を病態とする疾患であると仮定すると，抗精神病薬の標的臓器は脳，標的症状は精神症状であり，抗精神病薬のそれ以外の部位への薬理作用による臨床症状は随伴症状あるいは副作用として扱われることになる。なかでも，中枢神経性調節を受けているプロラクチン prolactin と副腎皮質ホルモンへの薬理作用についての研究は多い。

1. プロラクチン分泌作用

　性ホルモンの一つであるプロラクチンは下垂体前葉より分泌されるが，視床下部よりの prolactin-release inhibiting hormone と prolactin-release hormone の支配を受けており，ヒトでは prolactin-release inhibiting hormone の関与が大きい。そして，この prolactin-release inhibiting hormone によるプロラクチン分泌抑制は，視床下部隆起—漏斗 dopamine 系神経伝達機構の支配下にあり神経内分泌と言われている。それゆえ，中枢の dopamine 神経伝導路が抗精神病薬の部位非特異性遮断作用を受けると，当然ながら視床下部 dopamine 受容体（dopamine D_4 受容体）も遮断作用を受け，prolactin-release inhibiting hormone の分泌が抑制されプロラクチン分泌が亢進する。逆に抗精神病薬治療中にみられる血中プロラクチン濃度の上昇は，中枢 dopamine 受容体が抑制的作用を受けている状態や程度を知る指標になるために，抗精神病薬の臨床効果と血中プロラクチン濃度上昇の関連性が検討されている[19]。表13に抗精神病薬長期治療中の男性患者の血中プロラクチン濃度を示したが，30 ng/ml 以上の異常高値を示した症例が多くみられる。しかし，抗精神病薬の種類・服用期間・1日投与量・総投与量・精神症状との関連性は認められない。

　血中プロラクチン濃度研究の多くの結果を総括すると，血中プロラクチン濃

3. 抗精神病薬の薬理作用

表 13. 抗精神病薬治療中の血中プロラクチン濃度

	臨床診断 年齢(歳)	抗精神病薬 治療期間(年)	抗精神病薬 1 日量 (mg)	血中プロラクチン 濃度 (ng/ml)
1	Sc 36	20	LP 100, PPC 150	92
2	Sc 46	25	LP 300, PPR 300, SLP 1,200	89
3	Sc 58	31	LP 50, PPR 300, SLP 600	67
4	MDI 30	4	LP 25, CPM 75, Li 600	61
5	Sc 50	37	LP 250, HAL 27, SLP 600	57
6	Sc 58	30	LP 150, PPR 300, SLP 1,200	44
7	Sc 48	34	LP 25, HAL 18, SLP 600	42
8	Sc 50	27	LP 100, CP 50, SLP 600, Li 800	41
9	Sc 42	25	LP 50, PPR 300, SLP 600	33
10	Sc 33	15	LP 200, PPC 100	25
11	Sc 38	15	LP 75, PPC 75, HAL 9	23
12	Sc 30	12	LP 250, PPC 75, HAL 18	22
13	Sc 52	31	PPC 50, TRZ 50	19
14	Sc 48	30	LP 50, PPZ 24, MPR 30	17
15	Sc 36	28	LP 50, PPC 75	16

Sc：精神分裂病，MDI：慢性躁うつ病
LP：levomepromazine, CP：chlorpromazine, PPC：propericiazine, TRZ：thioridazine, PPZ：perphenazine, HAL：haloperidol, PPR：pipamperone, MPR：moperone, SLP：sulpiride, Li：lithium carbonate, CPM：carpipramine

度の上昇は，
①動物研究や *in vitro* 研究でみられる抗精神病薬作用力価と相関する，
②抗精神病薬の投与量および抗精神病薬の血中濃度と相関する[1,7,9,15]，
③臨床的治療効果と相関する[7,8,15]，
④錐体外路系副作用の発症頻度と相関する[15]，
　など血中プロラクチン濃度の上昇が抗精神病治療の指標になり得ることを肯定する報告と，
⑤抗精神病薬の種類・投与量・投与期間や性別と関係しない[2]，
⑥抗精神病作用および治療効果との相関性は認められない[4,6,13]，
　など否定的な報告がある。
　血中プロラクチン濃度上昇と抗精神病作用の関連性についての相反する報告

があるように，抗精神病作用は抗精神病薬の dopamine D_2 受容体拮抗作用により惹起されるのに対し，血中プロラクチン濃度の上昇は dopamine D_4 受容体拮抗作用により発生している（表11）。しかし，dopamine D_2 受容体選択的拮抗作用の強い抗精神病薬を用いての PET 研究では，抗精神病薬血中濃度の高い症例では血中プロラクチン濃度が上昇している症例が多く，dopamine D_2 受容体占拠率が 50％以上の症例では血中プロラクチン濃度が上昇していた結果より，抗精神病薬の抗精神病作用と血中プロラクチン濃度の上昇を肯定する報告もある[9]。しかし，血中プロラクチン濃度上昇は抗精神病薬が非特異的に種々の dopamine 受容体に拮抗的に作用した結果としての随伴的所見の一つであって，中枢 dopamine 系神経伝達機構を介してはいるものの抗精神病作用とは異なった dopamine 受容体への拮抗作用によって惹起されている。それゆえ，高プロラクチン血症の持続によって引き起こされる乳汁分泌・女性乳房・無月経などの副作用的臨床症状と同等の扱いを受けるべき現象であろう。

さらに，薬剤別では haloperidol や sulpiride などの dopamine D_2 受容体拮抗作用の強い抗精神病薬は血中プロラクチン濃度上昇作用が強く，一方，carpipramine や clozapine などの dopamine D_2 受容体拮抗作用の弱い抗精神病薬（非定型抗精神病薬）には血中プロラクチン濃度上昇作用がほとんど見られない。

血中プロラクチン濃度は抗精神病薬の単回投与では，投与 30 分以内に上昇を始め 120～150 分までは上昇している[16]。また，抗精神病薬の投与初期には血中プロラクチン濃度は上昇するが，長期投与中には正常値に漸次低下する。それゆえ，投与薬剤および測定時期により血中プロラクチン濃度は変化しており，臨床効果とは一致しないのであろう。なお，抗精神病薬誘発性錐体外路症状と Parkinson 病の鑑別診断に血中プロラクチン濃度測定が有用な場合が多い[19]。

2. 副腎皮質ホルモンへの作用（デキサメサゾン抑制試験）

各種内分泌疾患に伴う精神症状の発症，内分泌機能の低下する初老期の妄想

性うつ病を中心とした精神障害の高い発症頻度，産褥期に精神障害の高い発症頻度，女性性周期に関連した精神障害の発症など，内分泌機能異常と精神症状の関連性は古くより知られており精神障害の発症原因の一つに内分泌機能異常が検討されてきた。精神障害と甲状腺ホルモン・副腎皮質ホルモン・副腎髄質ホルモン・性ホルモン・インスリンなどの研究も多いが，とりわけ視床下部-下垂体-副腎皮質系の機能障害に興味がもたれ，その指標として血中コルチゾール cortisol 濃度やデキサメサゾン抑制試験 dexamethasone suppression test が調べられている。

健常者においては，血中コルチゾール濃度は朝方に低値となり夕方から夜間にかけて高値となる日周期リズム（サーカディアンリズム）を形成しているが，日周期リズムは下垂体および上位中枢である視床下部よりの支配を受けている。精神分裂病者においては，陽性症状が活発にみられる病相期には血中コルチゾール濃度は上昇し，精神症状が消褪した寛解期や陰性症状を主とする慢性期には正常値に低下しているが日周期リズムの崩壊は持続している[5,11,17,19]。しかし，これらの研究の対象者には抗精神病薬治療中の症例が多く含まれているため，精神分裂病に伴う内分泌機能異常とともに，抗精神病薬による視床下部の反応性低下[12]や抗精神病薬による adrenocorticotropic hormone (ACTH) の分泌低下などの抗精神病薬の影響を考えておかねばならない[5]。

視床下部-下垂体-副腎皮質系機能の検索にはデキサメサゾン抑制試験が応用される[19]。多くの研究結果をまとめると，精神病像を持つ感情障害や精神分裂病の急性増悪期には非抑制率が高い[18,19]。なお，hydantoin・barbital・carbamazepine・levodopa・diazepam などの治療中には，抑制率が高くなる[3,10,14]。

動物研究において，日内行動周期や血中コルチコステロン corticosterone 濃度におよぼす抗精神病薬の影響が調べられている。ラットの夜間活動期，すなわち血中コルチコステロン濃度の高い時間帯には chlorpromazine の鎮静効果は投与量と相関性が少なく毒性も強いが，血中コルチコステロン濃度の低い昼間の休止期には投与量依存的に鎮静効果が強くなり，中毒性原因による死亡例数も低くなる[12]。また，出産直後に盲目にされ視覚よりの日周期リズム形成を障害されたラットにおいて，chlorpromazine は血中コルチコステロン日周

期リズムを変調させるが,haloperidol は変調させないことより[12],抗精神病薬の種類による副腎皮質ホルモン分泌能への作用も異なっている。

文　献

1) Gruen PH, Sachar EJ, Langer G, et al : Prolactin responses to neuroleptics in normal and schizophrenic subjects. Arch Gen Psychiatry, 35 ; 108-116, 1978.
2) 五十嵐良雄：抗精神病薬長期投与の血中プロラクチンに対する影響．神経精神薬理, 6 ; 471-484, 1984.
3) Klein HE, Bender W, Mayr H, et al : The DST and its relationship to psychiatric diagnosis, symptoms and treatment outcome. Brit J Psychiatry, 145 ; 591-599, 1984.
4) Kolakowska T, Orr M, Gelder M, et al : Clinical significance of plasma drug and prolactin levels during acute chlorpromazine treatment ; A replication study. Brit J Psychiatry, 135 ; 352-359, 1979.
5) 高坂睦年：内分泌の観点より．大月三郎編,精神分裂病―生物学的側面．P.191-234, 国際医書出版, 東京, 1979.
6) Markianos M, Sakellarious G, Bistolaki E : Prolactin responses to haloperidol in drug-free and treated schizophrenic patients. J Neural Transm, 83 ; 37-42, 1991.
7) Meltzer HY, Fang VS : The effect of neuroleptics on serum prolactin in schizophrenic patients. Arch Gen Psychiatry, 33 ; 279-286, 1976.
8) 諸治隆嗣, 林　成夫, 山口恵子ら：抗精神病薬の pharmacokinetics. クロルプロマジン投与時における血漿クロルプロマジン濃度と血漿プロラクチン値の臨床的意義．神経精神薬理, 2 ; 455-470, 1980.
9) Nordström AL, Farde L : Plasma prolactin and central D_2 receptor occupancy in antiphychotic drug-treated patients. J Clin Psychopharmacol, 18 ; 305-310, 1998.
10) Nuller IL, Ostroumova MN : Resistance to inhibiting effect of dexamethasone in patients with endogenous depression. Acta Psychiatr Scand, 61 ; 169-177, 1980.
11) 長尾尭司：精神の興奮及荒廃と体内コルチロイド代謝との相関について（血液,脳脊髄液）．岡山医会誌, 88 ; 1079-1092, 1976.

12) 永山治男, 高城昭紀, 高橋　良：向精神薬の効果・毒性の既日変動とその臨床応用の可能性について. 精神経誌, 83; 853-860, 1981.
13) 中川一広, 中原俊夫, 吉原昌子ら：ラジオレセプターアッセイで測定した抗精神病薬の血中濃度と血中 PRL 値の関係. 臨床精神医学, 12; 453-460, 1983.
14) Privitera MR, Greden JF, et al : Interference by carbamazepine with dexamethasone suppression test. Biol Psychiat, 17 ; 611-620, 1982.
15) Rama Rao VA, Bishop M, Lapierre YD : Clinical state, plasma levels of haloperidol and prolactin ; A correlation study in chronic schizophrenia. Brit J Psychiatry, 137 ; 518-521, 1980.
16) Sweet RA, Pollock BG, Mulsant BH, et al : Prolactin response to neuroleptic challenge in late-life psychosis. Psychopharmacol Bull, 31 ; 651-657, 1995.
17) 諏訪　望, 山下　格：精神疾患の神経内分泌学的研究. 最新医学, 25; 2090-2097, 1973.
18) The APA task force on laboratory tests in psychiatry : The dexamethasone suppression test ; An overview of its current status in psychiatry. Am J Psychiatry, 114 ; 1253-1262, 1987.
19) 渡辺昌祐, 江原　嵩：精神神経科臨床検査マニュアル. p.113-116, 金原出版, 東京, 1989.

D. 自律神経系への作用

　自律神経系機能に関与する noradrenaline（norepinephrine）受容体は α_1・α_2・β_1・β_2 受容体に細分類されており，中枢神経系と末梢神経系に存在している。中枢 β 受容体には抗精神病薬は作用しないが，末梢神経系では α_1 受容体刺激により血圧上昇が，β_1 受容体刺激により脈拍増加が起こる。なお，抗精神病薬は自律神経の中枢である視床下部 α_1 受容体に拮抗的に作用し鎮静作用・催眠作用・血圧降下作用などの全身の自律神経症状（交感神経機能亢進あるいは機能低下）を発症させる。とりわけ chlorpromazine・thioridazine・levomepromazine などの phenothiazine 系抗精神病薬および risperidone では α 受容体拮抗作用が強く，butyrophenone 系抗精神病薬では弱い[4]。しかし，その臨床症状は患者にとっては不快なものであるが，治療者には悪性症候群のごとき重症に至るまでは注目されない場合も多い。また，精神障害や不安緊張による自律神経症状（口渇・頻脈・発汗・羞明・便秘など）と重複発症するために鑑別困難な場合もある[5]。臨床症状については副作用の項を参照にされたいが，本項では主に心血管系への作用について述べる。

　悪性症候群においては，高血圧・動揺性血圧・散瞳あるいは縮瞳・発汗過多・頻脈・心伝導障害・高体温・麻痺性イレウス・膀胱麻痺・肺水腫など全身性の重篤な自律神経症状が発症する。そして，臨床検査では，血中および尿中 norepinephrine および epinephrine 濃度は上昇し，血清 CPK 値は著明に上昇している。悪性症候群の発症機序には不明な点も多いが，抗精神病薬の視床下部および脊髄の自律神経中枢への過剰な dopamine 遮断作用が推測されている[1,2,5,15]（総論—8. 抗精神病薬の副作用と中毒 D.「悪性症候群」参照）。

　抗精神病薬治療の初期および慢性期のいずれにおいても，頻脈・低血圧・心電図変化・極めてまれには突然死が見られる[10,11,12,14]。そして，心血管系におよぼす抗精神病薬の作用は，butyrophenone 系抗精神病薬よりも phenothiazine 系抗精神病薬で強い。抗精神病薬治療中に見られる ST 低下・QT 時間延長・T 波変形などの心電図変化は[3,11,13]，冠動脈の血流量測定研究により

表 14. 抗精神病薬長期治療者の血圧

最高血圧 mmHg	人 数
90 以下	11 人
91〜100	21
101〜110	11
111〜120	13
121〜130	3
合 計	59

quinidine 作用（脚注*）や心筋虚血状態が病態と推測されている[8]。抗精神病薬投与初期にみられる洞性頻脈[7,9,13]に対して β 遮断薬が有効である[6]。すなわち，心拍動数は迷走神経の支配下にあり epinephrine（adrenaline）の影響を受けており，心臓の β_1 受容体刺激は頻脈となって症状化される。抗精神病薬の β_1 受容体に対する直接的作用は明確ではないが，心拍動数に刺激的に作用する α_2 受容体に対して遮断効果を与えるため，二次的に β_1 受容体の機能亢進状態が発生し頻脈が発生するものと考えられている。しかし，抗精神病薬の α_2 受容体拮抗作用は耐性を獲得しやすいため，抗精神病薬長期治療中には頻脈は自然消失し逆に徐脈となる場合が多い。一方，血圧調整に関係する骨格筋の末梢血管は β_2 受容体によって作動しているため，抗精神病薬治療中には β_2 受容体拮抗作用による低血圧や起立性低血圧が発生する。表 14 に某精神病院の男性慢性病棟における全身状態のよい 59 名の夏季の収縮期血圧をまとめた。年齢は 25〜70 歳（平均 42.4±10.7 歳），抗精神病薬治療期間は 1〜33 年間（平均 16.7±7.4 年間）であった。収縮期血圧 100 mmHg 以下の症例が 54.2％と過半数を示しており，etilefrine（商品名：エホチール）・suprifen（カルニゲン）・dihydroergotamine（ディヒデルゴット）などの昇圧剤内服者が 52.5％にあったが，その効果は明確ではなかった。

以上の結果は，抗精神病薬による頻脈を中心とした心電図変化に対して β

脚注*　quinidine は，心筋内外の興奮性を下げ，心伝導時間を延長させる作用があるため，心房細動の治療に用いられる。

遮断剤が有効であることを物語っていると同時に，逆に，抗精神病薬が一時的な β_1 受容体の機能亢進状態を発生させていることを示唆している（総論—8. 抗精神病薬の副作用と中毒　I.「心電図変化，突然死」参照）。

文　献

1) 江原　嵩，片山かほる，姫井　成：悪性症候群における尿中カテコラミン濃度の臨床的意義．臨床精神医学，17；209-234, 1988.
2) Gurrera RJ: Sympathoadrenal hyperactivity and the etiology of neuroleptic malignant syndrome. Am J Psychiatry, 156；169-180, 1999
3) Hartigan-Go K, Bateman DN, Nyberg G, et al: Concentration-related pharmacodynamic effects of thioridazine and its metabolites in human. Clin Pharmacol Ther, 60；543-553, 1996
4) 原田俊樹：精神分裂病．3．合理的薬物療法の開発．大月三郎編，精神医学の進歩と動向．P.43-52, 文光堂，東京，1992.
5) 舩阪和彦，川村純一郎，江原　嵩：臨床医のための精神神経医学．薬剤起因性精神障害・神経障害．新興医学出版社，東京，1996.
6) 和泉貞次：向精神薬服用時の洞性頻脈に対する β 遮断剤 Pindolol (Carvisken) の臨床治験—二重盲検法による検討．精神医学，17；631-642, 1975.
7) 栗岡良幸：抗精神剤の心臓に対する影響．臨床薬理，6；111-123, 1975.
8) Langslet A: Changes in coronary flow and ECG in the isolated perfused rat heart induced by phenothiazine drugs. Acta Pharmacol, 27；183-192, 1969.
9) Lapierre YD, Lapointe L, Bordeleau JM, et al: Phenothiazine treatment and electrocardiographic abnormalities. Canad Psychiat Ass J, 14；517-523, 1969.
10) Mehtonen OP, Aranko K, Malkonen L, et al: A survey of sudden death associated with the use of antipsychotics or antidepressant drugs: 49 cases in Finland. Acta Psychiatr Scand, 84；58-64, 1991.
11) 小椋　力，国元憲文，岸本　朗：抗精神病薬長期使用時の心臓機能，眼などの変化．精神医学，32；228-235, 1990.
12) 融　道男：精神科治療の解説，薬物療法，抗精神病薬．臨床精神医学，8月増刊号；60-64, 1995.
13) 渡辺昌祐，枝松一安，江原　嵩ら：向精神薬長期服用者の心電図．臨床精神医学，2；369-375, 1973.

14) 渡辺昌祐,江原 嵩:精神神経科臨床検査マニュアル.金原出版,東京,1989.
15) 山脇成人:悪性症候群―病態・診断・治療.新興医学出版社,東京,1989.

総論

4. 抗精神病薬の体内動態

　抗精神病薬療法の有用性は治療効果と副作用の両面よりの検討が必要であり，そのためには抗精神病薬の選択および投与量の設定と同時に，投与された抗精神病薬の体内動態（吸収・分布・代謝・排泄）の知識も不可欠である。すなわち，抗精神病薬の種類・投与量・剤型・患者の条件などによって体内動態が変化する。たとえば，全身状態の悪い症例や高齢者においては生物学的半減期の短い抗精神病薬が安全であり，若年者よりも少量投与が必要である[7,13,19,26]，一方，抗精神病薬の脳や全身諸臓器への分布は，治療効果や副作用の発症機序の解明に重要であり，とりわけ次項で述べる抗精神病薬血中濃度との関連において多くの研究がなされてきた。抗精神病薬血中濃度を規定する主な因子が抗精神病薬の吸収・分布・代謝・排泄であることは言うまでもない。

　経口的に摂取された抗精神病薬の 95 % 以上は上部消化管より吸収され，門脈血管系を経て肝臓に至る。多くの抗精神病薬は小腸壁内および肝臓で分解・代謝を受け，薬理作用をもつ未代謝産物および代謝産物と，薬理学的に非活性な代謝産物へ分解される。体内の抗精神病薬の大部分は薬理作用のない代謝産物へと分解され，最終的には糞便および尿中に排泄されるが，一部は脂肪組織・筋肉組織・神経終末に蓄積される。なお，尿中へ排泄された phenothiazine 系抗精神病薬の存在は，鉄と反応させることにより容易に確認できる[27]。

　Phenothiazine 系抗精神病薬は butyrophenone 系抗精神病薬よりも吸収率が低いものが多い。Lithium carbonate・sulpiride・risperidone・timiperone は尿中排泄率が高いが，抗精神病薬の多くは糞便に排泄される（**表 15**）。

　内服された chlorpromazine は主に上部小腸で吸収され，小腸壁内および肝臓でグルクロン抱合体となる代謝などにより理論上は 168 の代謝産物に分解されるが，血中では未代謝 chlorpromazine 濃度が最も高く[5,20,22]，未代謝のまま糞便中へ排泄される chlorpromazine は内服量の 0.03 % 未満である[22]。経口投与用の chlorpromazine では，液剤＞錠剤＞粉（顆粒）剤＞持効性カプセル

表 15. 向精神薬の生体内代謝

薬剤名	経口投与時の吸収率 (%)	尿中排泄率 (%)	血清蛋白結合率 (%)	生物学的半減期 (時間)
chlorpromazine	32±19	1以下	95-98	5-6
haloperidol	80	1以下	90	12-24
timiperone		約50	90-96	1.6-16.2
risperidone	90以上	70	90	20
sulpiride	90以上	93		6.7
carbamazepine	70以上	1以下	82±5	15±5
phenobarbital		24±5	51	86±7
phenytoin	98±7	2±8	89±23	
lithium carbonate	100	95±5	0	22±8
ziprasidone		20.3	99.9	4
clozapine	90-95		95	14

の順位で吸収が早い[22]。代謝産物の大部分は薬理作用のない物質であるが，未代謝 chlorpromazine・demethyl-chlorpromazine・didemethyl-chlorpromazine・chlorpromazine-N-oxid,7-hydroxy-chlorpromazine には抗精神病作用があり[5,20]，未代謝 chlorpromazine および薬理学的活性のある代謝産物の総和が抗精神病作用および中毒作用の力価となる[14,20]。しかし，薬理学的活性のある代謝産物の 95％ 以上は血中アルブミンと結合しており[2,3,14,24]，結合型抗精神病薬は薬理作用を発揮しないために内服量のごくわずかが非結合型として薬理学的活性を発揮するに過ぎない。抗精神病作用と最も関係が深いと考えられる脳内 chlorpromazine 濃度は血中 chlorpromazine 濃度と平行して変動するが[1,4]，ラットへの 1 回投与 24 時間後には血中濃度の約 5 倍濃度に上昇している[4]。すなわち，血中 chlorpromazine 濃度は投与後急速に上昇し 0.5～1 時間後に最高濃度に達した後に減衰していくのに対し，脳内 chlorpromazine 濃度は低下速度が遅いために投与 24 時間後には血中濃度よりも高くなる。長期 chlorpromazine 治療を受けたヒト死後脳の部位別濃度では，海馬は高濃度であり，松果体・小脳・視床下部は他の部位よりも低濃度である[9]。同様に thioridazine においても海馬で高濃度である[11]。それゆえ，海馬を含む中脳辺

縁系は抗精神病薬との親和性が強く，抗精神病薬の抗精神病作用を発揮する部位（＝精神分裂病の責任病巣）と推測されてきたが，今日では抗精神病薬がdopamine受容体に結合するためにdopamine受容体が多く存在する部位には抗精神病薬が高濃度に蓄積すると考えられている。同様にPETを用いての研究においても，dopamine D_2 受容体の多い尾状核・被殻・線条体において高濃度の蓄積が認めらている[8,18]。

経口投与されたhaloperidolは，chlorpromazineと同様に上部消化管より吸収され，小腸壁内および肝臓でグルクロン抱合体となる分解・代謝を受けるが，chlorpromazineの代謝産物のいくつかに抗精神病作用があったのに対しhaloperidolの代謝産物には抗精神病作用がなく，未代謝haloperidolのみが薬理学的活性を持っている[10,15,28]。ラットでの観察によると，腹腔内投与および皮下投与されたhaloperidolは，投与量の20％が肝臓に蓄積され，脳と血液には1％未満が存在するにすぎず，脳内haloperidolの70％は未代謝（活性型）haloperidolであり，長時間にわたり蓄積されるために投与24時間後では血中濃度の10倍濃度になっている[15]。ヒト死後脳でのhaloperidol濃度は，側頭葉皮質で高く，分裂病治療の至適濃度の10～30倍の高濃度となっている[16]。Haloperidolの代謝には人種差があり，還元型haloperidol (reduced haloperidol)/未代謝haloperidol比は，日本人（中国人）：白人＝0.3：1.0であるように，日本人と中国人は白人よりも代謝が遅い[23]。それゆえ，未代謝haloperidolの20～50％しか薬理学的活性のない還元型haloperidolの多くなる白人では，日本人よりも大量の投与量が必要となる。

脳以外の部位への蓄積については，ラットおよびネコでは副腎皮質へのchlorpromazineの蓄積も多く，その結果コルチコステロンの分泌促進をきたすと言われている。膵Langerhans島へのchlorpromazineおよびhaloperidolの蓄積はインスリン分泌低下をきたし，眼球とくにdopamine神経終末の存在するブドウ膜とメラニン色素組織への蓄積は網膜障害や水晶体および硝子体の混濁をきたす可能性が警告されている[12]。

代謝速度の変化については，肝ミクロゾームの薬物代謝酵素誘導剤であるphenobarbitalの存在下では抗精神病薬の代謝が促進され[2,6,21]，抗精神病薬血中濃度は低下し抗精神病作用が減衰する。逆に，リチウムイオン高濃度の存在

下では代謝酵素の活性は抑制される。なお，薬物代謝に関与する酵素には肝ミクロゾームの γ-GTP と cytochrome P450（CYP 450）が知られているが，levomepromazine・thioridazine・chlorpromazine などは CYP 450 の活性を抑制するために他の抗精神病薬の代謝を抑制し血中濃度を上昇させる[2,6,21]。

持効性抗精神病薬注射薬剤は，マレイン酸抗精神病薬を油性溶媒に混和させた性状により吸収を遅延させ，血中濃度の減衰を遷延させてある。詳細は「総論―5.抗精神病薬の血中濃度と臨床的意義」を参照にされたい。

高齢者・痴呆・精神遅滞・変性疾患・アルコール症・頭部外傷・代謝性脳症・脳炎などの中枢神経系に脆弱性をもつ症例では，抗精神病薬起因性錐体外路症状・意識障害・paradox reaction などの中毒性精神神経症状が発症する頻度が高い[12,25]。また腎障害を合併する症例では，risperidone・lithium carbonate・phenobarbital・sulpiride などの腎排泄に依存している薬剤の治療中に腎機能低下が増悪するとともに，薬剤の過量蓄積により中毒性精神神経症状が発症する場合も多い[7,12,17,19,25]。栄養状態の悪い症例や高齢者では血中アルブミン濃度が低いために蛋白結合型抗精神病薬が少なくなり，薬理学的活性のある非蛋白結合型抗精神病薬濃度が高くなる[7]。抗精神病薬の蛋白結合率は，個体の血中アルブミン濃度・他のアミノ酸との競合によるアルブミン結合比率・血清電解質濃度・肝機能・精神症状・生体膜活性などに規定されており，わずかではあるが常時変動している。なお，血清蛋白（主にアルブミン）と結合している未代謝産物および代謝産物は薬理学的には非活性物質であり，血中に存在する抗精神病薬の 80～95％ を占めている。

文　献

1) Alfredsson G, Wode-Helgodt B, Sedvall G : A mass fragmentographic method for the determination of chlorpromazine and two of its active metabolites in human plasma and CSF. Psychopharmacol, 48 ; 123-131, 1976.
2) 青葉安里，上村　誠：抗精神病薬の薬物相互作用．臨床精神医学, 26 ; 155-163, 1997.
3) Curry SH : Plasma protein binding of chlorpromazine. J Pharm Pharmacol, 22 ; 193-197, 1970.

4) Curry SH : Plasma levels studies in psychotropic drug evaluation. Brit J Clin Pharmacol, 3 (Suppl. 1) ; 20-28, 1976.
5) Curry SH, Marshall JHJ : Plasma levels of chlorpromazine and some of its relatively non-polar metabolites in psychiatric patients. Life Sci, 7 ; 9-17, 1968.
6) 千葉　寛：薬物代謝に関しての薬物相互作用の基礎的知識．治療，76；2214-2240, 1994.
7) 江原　嵩，渡辺昌祐　著，佐藤光源　監修：老年期精神障害．病態と薬物療法．P.26-33，新興医学出版社，東京，1999.
8) Farde L : Brain imaging of schizophrenia—the dopamine hypothesis. Schizophrenia Res, 28 ; 157-162, 1997.
9) Forrest IS, Bolt AG, Serra MT, et al : Distribution of chlorpromazine metabolites in selected organ of psychiatric patients chronically doses up to the time of death. Biochem Pharmacol, 17 ; 2061-2070, 1968.
10) Forsman A, Folsch G, Larsson M, et al : On the metabolism of haloperidol in man. Curr Ther Res, 21 ; 606-617, 1977.
11) Hopf A, Eckert H : The distribution of radioactive thioridazine in the brain. Triangle, 10 ; 113-118, 1971.
12) 舩阪和彦，川村純一郎，江原　嵩：臨床医のための精神神経医学．薬剤起因性精神障害・神経障害．新興医学出版社，東京，1996.
13) 堀川直史，山崎友子，小川雅美ら：腎不全・人工透析患者への向精神薬療法．臨床精神医学，20；265-273, 1991.
14) 石崎高志，斎藤幹郎：Pharmacokinetics の基礎と最近の動向．神経精神薬理，2；437-454, 1980.
15) Janssen PA, Allewijin FT : The distribution of the butyrophenones haloperidol, trifluperidol, moperone, and clofluperol in rats, and its relationship with their neuroleptic activity. Arzneimttelforschung, 19 ; 199-208, 1969.
16) Kor huber J, Schultz A, Wiltfang J, et al : Persistence of haloperidol in human brain. Am J Psychiatry, 156 ; 885-890, 1999.
17) 美川郁夫：高度腎機能障害例におけるスルピリドの吸収排泄動態と泌尿器科領域における使用例について．新薬と臨床，31；691-695, 1982.
18) 大久保善朗：PET/SPECT による精神分裂病のドパミン受容体の研究．こころの臨床，14；127-131, 1995.

19) 小口勝司：身体疾患を持つ患者への向精神薬療法．向精神薬の体内動態と身体疾患（総論）．臨床精神医学，20；255-263, 1991.
20) Oailey J, Sedvall G, Sjoquist B: Effect of chlorpromazine and some of its metabolites on the accumulation of homovanillic acid in brain of mice. J Pharm Pharmacol, 24; 580-581, 1972.
21) Spina E, Martines C, Cauti AP, et al: Debrisoquine oxidation phenotype during neuroleptic monotherapy. Eur J Clin Pharmacol, 41; 467-470, 1991.
22) 桜井征彦，高橋　良：精神分裂病における治療薬の代謝．臨床精神医学，4；189-196, 1975.
23) 柴崎守和，染矢俊幸，高橋三郎：抗精神病薬の薬物動態．臨床精神医学，22；1101-1108, 1993.
24) 立山萬理，藤井康男，大塚宣夫ら：クロルプロマジンの血中濃度と臨床．臨床精神医学，8；761-773, 1979.
25) 内山　真，一瀬邦弘，田中邦明ら：高齢者に対する向精神薬使用上の問題点．精神科治療，6；159-167, 1991.
26) Walker JI, Brodie HKH: Neuropharmacology in ageing. in "Handbook of geriatric psychiatry" ed Busse EW, Blazer DG, P.102-124, Van Nostrand Reinhold, New York, 1980.
27) 渡辺昌祐，江原　嵩：精神神経科臨床検査マニュアル．P.3-5, 金原出版，東京，1989.
28) 八木剛平：ハロペリドールの血中濃度と臨床．臨床精神医学，8；775-786, 1978.

総論
5. 抗精神病薬の血中濃度と臨床的意義

　相当量の抗精神病薬を投与しているにも拘らず治療効果やわずかな副作用さえも見られない症例や，逆に常用量の投与にあるにも拘らず過鎮静・過眠・錐体外路症状・自律神経症状などを発症する症例がある。臨床的（薬）用量や使用量といわれる1日投与量は，予備的治療における臨床経験から設定された平均的投与量であるため，個々の症例では投与量にそぐわない薬理作用が発現する場合がある。近年では，基礎研究における dopamine および serotonin 受容体への拮抗力価や臨床研究における抗精神病薬血中濃度などを指標として「投与量―血中濃度―治療効果―副作用」の関係における科学的な抗精神病薬療法が確立されつつある。

　抗精神病薬の体液中濃度研究は，動物研究では血液中や組織内の濃度測定がなされ，抗精神病薬の体内動態と行動変化などの関連性が調べられている。臨床的には血中濃度測定が多くの精神疾患で応用されているが，尿・唾液・涙液・赤血球・脳脊髄液・母乳などにおける濃度も調べられている[1,4,14,25]。

　抗精神病薬の体液中濃度測定には，各種のクロマトグラフィー法が用いられる場合が多いが，酵素免疫測定法や radioreceptor assay 法も開発されている[20,27,29]。なかでも radioreceptor assay 法は，抗精神病薬のウシ基底核細胞膜（dopamine 受容体）への結合力（＝受容体拮抗力価）から抗精神病薬濃度を計測する方法であるために，個々の抗精神病薬および代謝産物の同定と定量はできないが，多種類の抗精神病薬を同時に投与されている症例においても dopamine 受容体拮抗作用（＝抗精神病作用）のある代謝産物や複数の抗精神病薬の抗 dopamine 作用の総和力価として定量できるために，臨床的有用性が期待できる測定方法である。すなわち，dopamine 受容体拮抗作用を抗精神病作用とする haloperidol や sulpiride などの定型抗精神病薬においては，血中薬剤濃度と臨床効果の関連性を確立している[20,27,29]。しかし，serotonin 受容体拮抗作用を薬理作用とする risperidone・zotepine・clozapine などの非定型

表 16. 抗精神病薬の至適血中濃度

薬剤名	至適治療濃度	中毒濃度
chlorpromazine	30〜350 ng/ml	750 ng/ml 以上
haloperidol	2.5〜15 ng/ml	
bromperidol	15 ng/ml 以下	
carbamazepine	5〜10 μg/ml	12 μg/ml 以上
phenobarbital	10〜25 μg/ml	30 μg/ml 以上
lithium carbonate	1.0 mEq/l 以下	2.0 mEq/l 以上
clozapine	14 ng/ml	200〜400 ng/ml

抗精神病薬においては臨床的有用性が乏しく[2]クロマトグラフィー法により測定されている。

1日投与量および有効血中濃度は日本人と外国人で多少異なるようである。日本人においては，治療効果が得られるためには未代謝 chlorpromazine 血中濃度 30〜50 ng/ml 以上が必要であり，その血中濃度に達するためには 150 mg/日以上の chlorpromazine が必要である[30,31]。外国文献にみられる chlorpromazine 血中濃度は，poor responder では 30 ng/ml 以下であるが，good responder での 50〜300 ng/ml に上昇させるためには1日量 400 mg が適当とされている[32,37]。また，血中における未代謝 haloperidol 濃度と還元型 (reduced) haloperidol 濃度の比率（RHAL/HAL 比）は，日本人および中国人対白人では 0.3：1.0 であり[26]，還元型 haloperidol の薬理作用は未代謝 haloperidol の薬理作用の 25〜50％の臨床力価であるために，未代謝 haloperidol 濃度が高くなる東洋人では同量の haloperidol 投与においても臨床効果が強く惹起されるものと考えられる。

抗精神病薬血中濃度測定の臨床的意義については，治療効果と副作用の関連において検討されており，chlorpromazine と haloperidol についての研究が多い（表 16）。副作用の強い症例や中毒症例の chlorpromazine 血中濃度は 750〜1000 ng/ml の高濃度であり，抗精神病薬血中濃度がある範囲を超えると治療効果よりも副作用や中毒症状が増加し臨床的有用性は低くなる。

Chlorpromazine においては，臨床症状の改善と血中濃度の相関性を認める

報告も多いが[17,29,37]，否定的な報告もある[4,13,18]。臨床効果と抗精神病薬血中濃度の関連性の結果に一致をみない理由には，radioreceptor assay 法では治療効果と血中濃度の相関性を認める報告も多いように，chlorpromazine には薬理学的活性をもつ代謝産物が多いことが考えられる。加えて，chlorpromazine は dopamine 受容体拮抗作用のみならず norepinephrine 受容体拮抗作用によっても鎮静的臨床効果を発揮するために，血中濃度と臨床効果の関連性の結果が混乱していると考えられる。

　Haloperidol は，その代謝産物が薬理学的活性をもたないため，未代謝 haloperidol の血中濃度のみで臨床効果との関連性が検討できる利点があり，臨床的にも応用されている[25,30,31,38,39]。Haloperidol の至適濃度あるいは安全有効血中濃度は，外国文献では 3～15 ng/ml または 5～11 ng/ml とされており[36,38,39]，日本人でも同等の血中濃度が臨床的に採用されている[38,39]。Haloperidol 血中濃度と治療効果に直線的相関性を認める報告もあるが[3,23]，至適濃度で治療効果が見られなかった症例に haloperidol 投与量を増加し血中濃度を上昇させても精神症状の著しい改善は得られなかったとする報告や[43]，分裂病急性期では 2 mg 投与群よりも 10 mg 投与群で改善率が高いとする報告があるように[36]，低血中濃度あるいは高血中濃度では治療効果が乏しい "therapeutic window" 型（脚注*）の血中濃度と治療効果の関係が認められている。なお，haloperidol 血中濃度と治療効果については chlorpromazine 血中濃度研究よりも肯定的な報告が多く，haloperidol 赤血球濃度 2.4～5.4 ng/ml および haloperidol 血清濃度 5～14 ng/ml での有効性[7,22]，慢性分裂病者で 25 ng/ml 以下での有効性[7]，分裂病急性期における 13 ng/ml 以上での有効率の低下[28] などの報告もある。一方，haloperidol 血中濃度と副作用については，発症頻度との相関性を認めない報告もあるが[30,31,42,43]，錐体外路系副作用との相関性を肯定する報告は多い。すなわち，akathisia は高濃度で発症しやすく[42]，錐体外路症状の出現した群の haloperidol 血中濃度は最低値も最高値も

脚注* 血中濃度が低濃度では治療効果が乏しく，高濃度では副作用が多くなるために臨床的有用性が少なくなる。それゆえ，ある限定された血中濃度の範囲内で臨床効果がみられるとの概念。

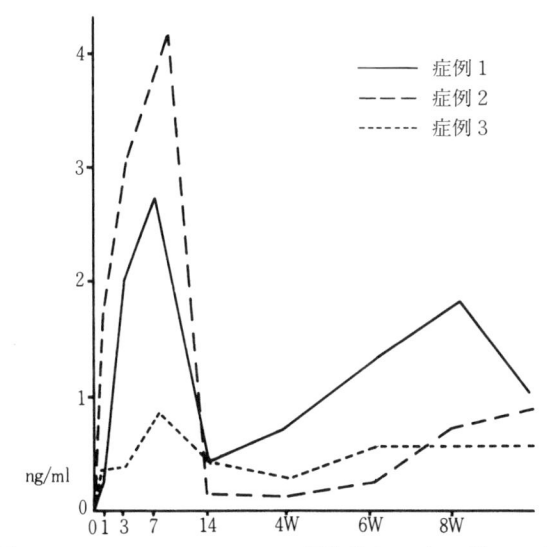

図8. fluphenazine enanthate 反復投与による個々の症例
における fluphenazine 血中濃度の経時的変化
第1日目，第14日目，第4週，第6週，第8週に25mg
筋肉内注射投与

(中島[33]の一部を変更して引用)

高く日内変動が大きい[39]。また haloperidol 血中濃度が 20 ng/ml 以上に高くなると錐体外路症状が消失し，10 ng/ml 以下で再出現する場合もある[43]。なお，ヒト死後脳での haloperidol 濃度は分裂病治療の至適血中濃度の10倍〜30倍と高く[14]，血中濃度から臨床効果と副作用の発現機序の全てを解決することはできない。

Bromperidol においても "therapeutic window" 型の血中濃度と治療効果の関係が認められており，12 ng/ml 以上の高濃度では改善率が低下する[10]。

抗精神病薬血中濃度は，入院患者における同一量の連続内服や資料採取時間の統一にも拘らず，最高血中濃度および定常状態 steady state での血中濃度に個体差が著しい。抗精神病薬血中濃度には年齢・体重・性別・栄養状態（血清蛋白，アルブミン）・肝機能・腎機能・精神障害の種類・併用薬・服用後の

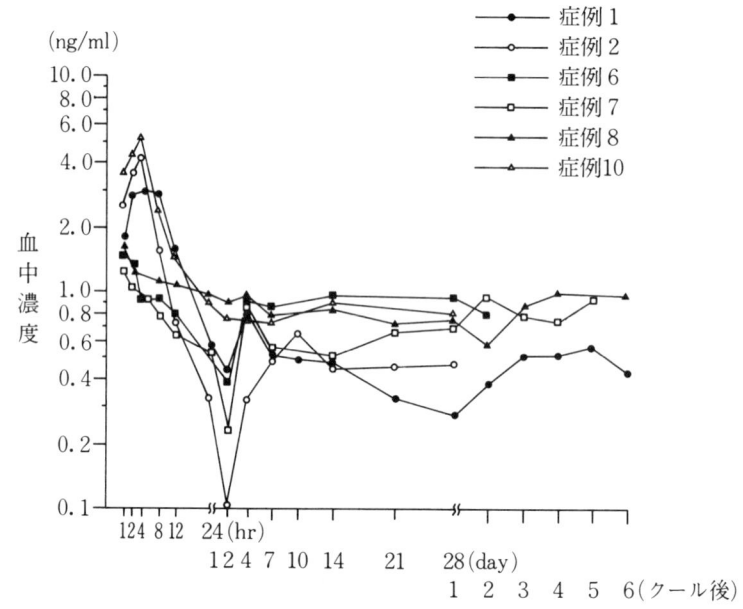

図 9. fluphenazine decanoate 反復投与による個々の症例における fluphenazine 血中濃度の経時的変化

(山下ら[41] より引用)

時間経過などが影響するが,個人の持つ「吸収―代謝―排泄」機構 bioavailability の差異も大きな要因である。しかし,同一個人で同一量の抗精神病薬を連続内服しているにも拘らず,測定日によって血中濃度に差異が生じる場合がある[19,21,35,36,38]。精神疾患患者は1日量の抗精神病薬を1～4回に分割内服しているが,内服回数や薬剤剤型により吸収や代謝が異なり,血中濃度が変化する場合がある[39]。治療効果と血中濃度の関連性の判定にあたって,一般的には早朝採血での最低濃度を指標にするが[36],催奇形性や副作用と血中濃度の研究では内服1～2時間後の最高濃度を指標にする場合が多い。

併用薬の抗精神病薬血中濃度への相互作用による影響については,抗 parkinson 薬[8,15,24,40]や barbital 剤[16,36]は抗精神病薬の血中濃度を下げ, perphenazine や fluphenazine は他の抗精神病薬の血中濃度を上昇させる[36]。

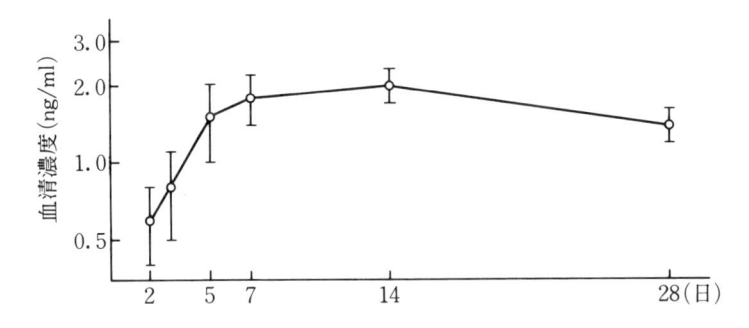

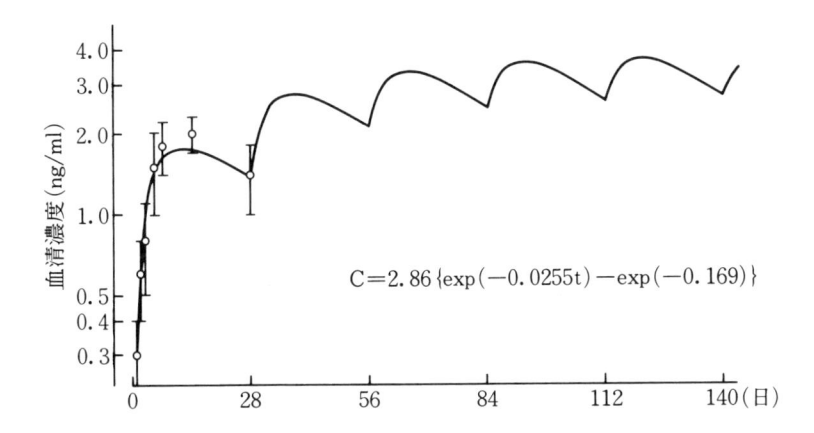

図 10. haloperidol decanoate 注射による haloperidol 血中濃度の経時的変化
(寺内ら[34]より引用)
上図：1回投与後，下図：反復投与後のコンピュータ処理による曲線

ただし，抗 parkinson 薬と抗精神病薬の血中濃度相互作用を否定する報告も多い。

近年，持効性抗精神病薬注射の臨床応用が広がっており，本邦では fluphenazine enanthate・fluphenazine decanoate・haloperidol decanoate の3種類が市販されている。持効性抗精神病薬は油親和性抗精神病薬を油性溶媒に混和し，筋肉注射後の吸収を遅延させ，作用時間を延長させる方法をとって

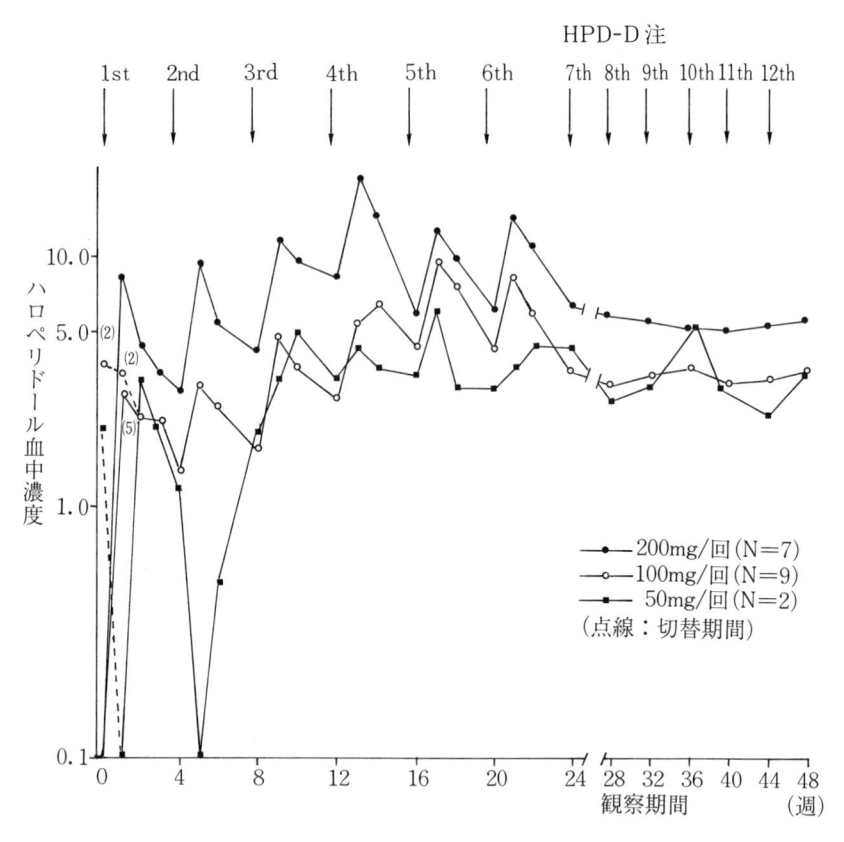

図 11. haloperidol decanoate 注射による haloperidol 血中濃度の経時的変化
(伊藤ら[12] より引用)

いる。臨床応用については各論（fluphenazine，haloperidol）にゆずるとして，血中濃度の変化は投与間隔や投与量の設定に重要である。^{14}C-fluphenazine enanthate 25 mg 1 回筋肉注射では，48 時間後に最高血中濃度に達し，3〜4 日目には最高血中濃度の 1/2 濃度となり，30 日目まで血中に放射線活性が見られる[6]。作用時間が長い fluphenazine decanoate[33,41] あるいは haloperidol decanoate[11,12,22,34] の 1 回目注射では，血中濃度は一過性上昇の後に 24 時間以

内にわずかに下降し，その後4週間はほぼ一定濃度を示すか漸減傾向を示すが，反復投与では蓄積作用がみられ血中濃度は階段的に上昇していく（図8, 9, 10, 11）。

最近の抗精神病薬血中濃度研究は，dopamine D_2 受容体占拠率との関連において進められている。すなわち，定型抗精神病薬の血中濃度と dopamine D_2 受容体占拠率とは相関性を示し，dopamin D_2 受容体占拠率が 50〜70％ の範囲内で最も高い治療効果を示し，dopamine D_2 受容体占拠率が 70〜80％ を超えると錐体外路症状などの副作用の発生頻度が高くなり臨床的有用性が低下するとされている[9,44]。それゆえ，haloperidol 1 日量 2〜5 mg が至適容量であり，高容量で治療効果が認められた場合には dopamine D_2 受容体以外の受容体にも作用して臨床効果を発揮していると推測されている[5]。

文　献

1) Alfredsson G, Wode-Helgodt B, Sedvall G : A mass fragmentographic method for the determination of chlorpromazine and two of its active metabolites in human plasma and CSF. Psychopharmacol, 48 ; 123-131, 1976.
2) Ayd FJ : Risperidone : Lessons learned 1984-1995. Int Drug Ther Newsletter, 30 ; 5-12, 1995.
3) Calil HM, Avery DH, Hollister LH, et al : Serum levels of neuroleptics measured by dopamine radio-receptor assay and some clinical observations. Psychiatr Res, 1 ; 39-44, 1979
4) Casper R, Garver DL, Dekirmenjian H, et al : Phenothiazine levels in plasma and red blood cell. Their relationship to clinical improvement in schizophrenia. Arch Gen Psychiatry, 37 ; 301-305, 1980.
5) Coryell W, Miller DD, Perry PJ : Haloperidol plasma levels and dose optimization. Am J Psychiatry, 155 ; 48-53,1998
6) Curry SH, Whelpton R, de Schepper PJ, et al : Plasma fluphenazine concentrations after injection of long-acting esters. Lancet, I ; 1217-1218, 1978.
7) Dunlop SR, Shea PA, Hendri HC : The relationship between plasma and red cell neuroleptic levels, oral and clinical parameter in a chronic schizophrenic population. Biol Psychiatry, 17 ; 929-935, 1982.

8) Gautier J, Jus A, Villeneuve A, et al : Influence of the antiparkinsonian drugs on the plasma level of neuroleptics. Biol Psychiatry, 12 ; 389-399, 1977.
9) Heinz A, Knable MB, Weinberger DR : Dopamine D_2 receptor imaging and neuroleptic drug receptors. J Clin Psychiatry, 57 ; 84-88, 1996.
10) 広兼元太, 染矢俊幸, 柴崎守和ら : ブロムペリドール代謝の個体差と臨床症状改善度との関連. 臨床精神医学, 25 ; 1227-1237, 1996.
11) 伊藤 斉, 八木剛平, 開沢茂雄ら : Haloperidol decanoate の後期臨床試験―特に長期使用例を中心として―. 神経精神薬理, 7 ; 961-969, 1985.
12) 伊藤 斉, 八木剛平, 神定 守ら : Haloperidol decanoate に関する臨床薬理学的研究―特に haloperidol の血中動態について―. 神経精神薬理, 7 ; 855-865, 1985.
13) Kolakowaska T, Wiles DH, Gelder MG, et al : Clinical significance of plasma chlorpromazine levels. II. Plasma levels of the drug ; Some of its metabolites and prolactin in patients receiving long-term phenothiazine treatment. Psychopharmacol Bull, 49 ; 101-107, 1976.
14) Kornhuber J, Schultz A, Wiltfang J, et al : Persistence of haloperidol in human brain tissue. Am J Psychiatry, 156 ; 885-890, 1999.
15) 風祭 元, 渕野和子 : 精神分裂病治療における抗精神病薬と抗パーキンソン剤の併用. 神経精神薬理, 5 ; 249-256, 1983.
16) Loga S, Curry S, Lader M : Interactions of orphenadrine and phenobarbitone with chlorpromazine ; Plasma concentrations and effects in man. Brit J Clin Pharmacol, 2 ; 197-208, 1975.
17) Man PRA, van Putten T, Jenden DJ, et al : Chlorpromazine levels and the outcome of treatment in schizophrenic patients. Arch Gen Psychiatry, 38 ; 202-207, 1981.
18) May PRA, van Putten T : Plasma levels of chlorpromazine in schizophrenia ; A critical review of the literature. Arch Gen Psychiatry, 35 ; 1081-1087, 1978.
19) 諸治隆嗣, 林 成夫, 山口恵子ら : 抗精神病薬の pharmacokinetics. クロルプロマジン投与時における血漿クロルプロマジン濃度と血漿プロラクチン値測定の臨床的意義. 神経精神薬理, 2 ; 455-470, 1980.
20) 中川一広, 中原俊夫, 吉原昌子ら : ラジオレセプターアッセイで測定した抗精神病薬の血中濃度と血中 PRL 値の関係. 臨床精神医学, 12 ; 453-460, 1983.
21) 小口勝司 : 身体疾患を持つ患者の向精神薬療法. 向精神薬の体内動態と身体疾

患（総論）．臨床精神医学，20；255-263, 1991.
22) 大熊輝雄，八木剛平，山下 格ら：精神分裂病に対する Haloperidol 持効剤（Haloperidol decanoate）と経口剤の二重盲検比較試験—最終評価を中心として—．神経精神薬理，7；983-996, 1985.
23) Rama Rao VV, Bishop M, Coppen A : Clinical state, plasma levels of haloperidol and prolactin ; A correlation study in chronic schizophrenia. Brit J Psychiatry, 137 ; 518-521, 1980.
24) Simpson GM, Cooper TB, Bark N, et al : Effect of antiparkinsonian medication on plasma levels of chlorpromazine. Arch Gen Psychiatry, 37 ; 205-208, 1980.
25) Smith RC, Vroulis G, Shvartsburd A, et al : RBC and plasma levels of haloperidol and clinical response in schizophrenia. Am J Psychiatry, 139 ; 1054-1056, 1982.
26) 柴崎守和，染矢俊幸，高橋三郎：抗精神病薬の薬物動態．臨床精神医学，22；1101-1108, 1993.
27) 関根 豊，寺内嘉章，橋本昌久：ハロペリドールのラジオイムノアッセイによる測定法．神経精神薬理，5；281-288, 1983.
28) 染矢俊幸，広兼元太，尾関祐二ら：ハロペリドール血中濃度モニタリングの現状の問題点．服薬採血スケジュールと併用薬剤の影響について．精神医学，38；835-842, 1996.
29) Tune LE, Creese I, Depaulo JR, et al : Clinical state and serum neuroleptic levels measured by radioreceptor assay in schizophrenia. Am J Psychiatry, 137 ; 187-190, 1980.
30) 高橋 良，吉本靜志：抗精神病薬血中濃度測定の臨床的意義．臨床精神医学，8；747-759, 1979.
31) 高橋 良，吉本靜志：抗精神病薬の血中濃度—その効用と限界—．精神医学，22；213-219, 1980.
32) 立山萬理，藤井康男，大塚宣夫ら：クロルプロマジンの血中濃度と臨床．臨床精神医学，8；761-773, 1979.
33) 立山萬里，田上 聡，中島誠一郎ら：フルフェナジン・デポ剤の血中濃度．（I）エナンテート筋注とデカノエート筋注の比較．臨床精神医学，12；771-781, 1983.
34) 寺内嘉章，渡 幸子，石川晶子ら：Haloperidol decanoate 筋肉内投与後のヒト

における血清未変化体および Haloperidol 濃度．神経精神薬理，7；849-854, 1985.
35) 内山　真，一瀬邦弘，田中邦明ら：高齢者に対する向精神薬使用上の問題点．精神科治療，6；159-167, 1991.
36) Volavka J, Cooper TB, Czobor P, et al : Plasma haloperidol levels and clinical effects in schizophrenia and schizoaffective disorder. Arch Gen Psychiatry, 52 ; 837-845, 1995.
37) Wode-Helgodt B, Borg S, Fyrö B, et al : Clinical effects and drug concentrations in plasma and cerebrospinal fluid in psychotic patients treated with fixed doses of chlorpromazine. Acta Psychiatr Scand, 58 ; 149-173, 1978.
38) 渡辺昌祐：抗精神病薬の血中濃度と臨床．精神神経科領域における薬剤の血中濃度と臨床．P.185-216．大日本製薬，大阪，1985.
39) 八木剛平：ハロペリドールの血中濃度と臨床．臨床精神医学，8；775-786, 1978.
40) 八木剛平：抗パーキンソン薬―特に抗精神病薬との併用におけるその精神効果について．治療学，3；59-66, 1979.
41) 山下謙二，小山　司，市川淳二ら：Fluphenazine decanoate の臨床効果と薬理学的検討(1)―単回投与と連続投与における体内動態．臨床精神医学，19；1954-1964, 1990.
42) 吉本靜志，松本博隆，南　秀雄ら：分裂病の治療と病態生理における Haloperidol 血中濃度測定の意義．精神医学，22；1159-1165, 1980.
43) Zarifian E, Scatton B, Bianchetti G, et al : High doses of haloperidol in schizophrenia. A clinical, biochemical, and pharmacokinetic study. Arch Gen Psychiatry, 39 ; 212-215, 1982.
44) Zhang-Wong J, Zipursky BB, Beiser M, et al : Optimal haloperidol dosage in first-episode psychosis. Can J Psychiatry, 44 ; 164-167, 1999.

総　論
6. 抗精神病薬の耐性

　抗精神病薬治療の開始初期には傾眠・過鎮静・錐体外路症状・自律神経症状などの副作用を発症する症例が多いが，長期治療中には副作用の発症頻度は低くなる。とりわけ，抗精神病薬治療の初期にみられる眠気・倦怠感・口渇などの抗choline性副作用や頻脈・頻尿などの交感神経機能亢進（副交感神経機能低下）症状は，抗精神病薬治療の継続に伴って軽減していくものが多い。一方，ごく長期治療においては治療初期に発症する錐体外路症状とは異質の遅発性dyskinesiaなどの神経症状が発症する場合もある[8,21]。このような現象は「なれ」と呼ばれるものであり，抗精神病薬に対する耐性形成を示唆している。

　耐性の形成には，
①種々の原因で抗精神病薬の代謝が変化してくる，
②種々の原因でsynapseの感受性が変化してくる，
③精神科基礎疾患の生化学的病態が抗精神病薬により変化してくる，
　などが考えられる。

　抗精神病薬は中枢dopamine・serotonin・norepinephrineなどの神経伝達機構に遮断的作用を与えるが，抗精神病薬長期治療とdopamine系神経伝達，とりわけdopamine受容体の変化についての基礎的および臨床的研究が多い。

A. 耐性と精神症状

　抗精神病薬の中断や急激な減量により不眠・焦燥・不安・不穏・せん妄・自律神経症状などの離脱症状 withdrawal symptom が一過性に出現する臨床経験は多く[6,10,13]，離脱症状の発症は精神的および身体的な依存の形成を意味している。また，初回発症の精神分裂病治療に必要な抗精神病薬の1日量は少ないが，治療中断後の再燃発症時には初回発症時よりも大量の抗精神病薬が必要

になる。加えて，抗精神病薬治療中に増悪した分裂病陽性症状の治療には，維持量をはるかに凌駕する大量の抗精神病薬が必要である。このような臨床経験も抗精神病薬の耐性形成を示唆している（総論―8. 抗精神病薬の副作用と中毒 F.「離脱症候群」参照）。

抗精神病薬長期治療中に過去の経過中にみられていた臨床症状とは異なった精神症状が発症する場合があり，「過感受性精神病 supersensitivity psychosis」[4] や「遅発性ジスメンチア tardive dysmentia」[18] と呼ばれている。すなわち過感受性精神病は，慢性分裂病において比較的改善された精神症状を維持するためには抗精神病薬の投与量をきわめて緩徐に増量する必要があり，大量投与による副作用などを考慮して投与量を減量すると直ちに精神症状が再燃する状態に対して提唱された概念である。その発症機序には，抗精神病薬長期治療により中脳辺縁系 dopamine 受容体に過感受性が形成されるために，治療期間の延長に伴って抗精神病薬の漸次増量が必要になるとされている[4]。また遅発性 dysmentia は，抗精神病薬長期治療中に周期的（間歇的）に発症する感情不安定・声高・看護者への接近し過ぎ・会話の増加・多幸感・脱抑制などの精神症状をさし，その発症機序には中脳辺縁系 dopamine 受容体の感受性が周期的に変化するために感情障害類似の精神症状が惹起されると考えられている[18]。臨床的には精神症状に関係すると考えられている中脳辺縁系 dopamine 神経伝達機構が抗精神病薬長期投与により変化する可能性が考えられているが，radioreceptor assay 方などの基礎的研究では中脳辺縁系 dopamine 受容体の数および感受性の変化を認めた報告はない[17]。

B. 錐体外路症状

抗精神病薬長期治療中に「遅発性ジスキネジア tardive dyskinesia」を発症する症例は多く，投与量の急激な減少あるいは中断を契機として発症する場合が多いが，投与量を変更していないにも拘らず発症する症例もある[8,21]。遅発性 dyskinesia は，口周囲や舌より発症し上肢末梢部・頸部・軀幹などに拡大発症していく不随意運動であり，その生化学的病態には黒質線条体の

dopamine D_2 および D_3 受容体の感受性亢進が考えられている[21]。

　遅発性 dyskinesia の発症機序については，chlorpromazine 2週間投与ラットの2週間断薬後に chlorpromazine を再投与したところ，精神機能に関与している側坐核と中隔では dopamine 受容体の感受性は低下していたが，錐体外路症状に関与している線条体では dopamine 受容体の感受性が逆に亢進したと報告されている[3,9,17]。同様に，haloperidol や sulpiride 投与でも線条体の dopamine 受容体の感受性亢進が見られている[2,7]。しかし分裂病死後脳における受容体研究では，基底核の dopamine 受容体の親和性には変化は認められておらず，また分裂病者の画像診断においても特異的な異常陰影は認められていない[21]（総論―8. 抗精神病薬の副作用と中毒　G.「遅発性ジスキネジア」参照）。

C. 血中プロラクチン濃度

　抗精神病薬の視床下部 dopamine D_4 受容体拮抗作用により下垂体前葉よりのプロラクチン分泌が促進され，血中プロラクチン濃度が上昇する。逆に，血中プロラクチン濃度の上昇により dopamine 作動性神経伝達の遮断程度の推測が可能である[20]。

　抗精神病薬治療中には血中プロラクチン濃度が上昇している症例が多いが（表13 ☞ p.43），長期治療中には血中プロラクチン濃度が正常値に近付くとの報告と[11]，それを否定する報告がある[14]。また，haloperidol 5 mg 負荷後の血中プロラクチン濃度の経時的変化では，haloperidol 未治療群では血中プロラクチン濃度は顕著に上昇するが，haloperidol 60 mg 1ヵ月間の治療後には血中プロラクチン濃度の上昇は認められない[12]。これらの結果は，抗精神病薬長期治療においては dopamine 系神経伝達遮断作用の長期継続により dopamine D_4 受容体に耐性ができ，プロラクチン系神経内分泌機能の反応性が低下していることを示唆している（総論―3. 抗精神病薬の薬理作用　C. 神経内分泌への作用の 1.「プロラクチン分泌作用」参照）。

D. 抗精神病薬血中濃度の変化

　抗精神病薬の臨床効果と抗精神病薬血中濃度の関連性は高く，抗精神病薬の反応性の乏しい症例は血中濃度が投与量に比して低濃度にある場合が多い。抗精神病薬長期治療者は，初回治療者に較べ chlorpromazine 血中濃度が上昇しにくい[14,15,19]。また，同一患者に同一量の chlorpromazine を投与していても，血中濃度は1年間に5〜10％ずつ低下していく[15]。このような薬物動態の発生機序には，自己誘導作用（脚注*）により肝臓の薬物代謝酵素の活性が上昇し，抗精神病薬の分解代謝が促進されるものと考えられる。なお，抗けいれん薬投与により血清 γ-GTP が上昇するが，抗精神病薬では血清 γ-GTP の上昇は認められず，薬物分解酵素 cytochrome P450（CYP 450）が関与していると考えられている[1,5,16]。

　このように，錐体外路症状に関係する黒質線条体 dopamine D_2 および D_3 受容体とプロラクチン分泌に関係する視床下部下 dopamine D_4 受容体は，抗精神病薬長期治療により感受性変化が発生しやすいが，精神症状に関係する中脳辺縁系 dopamine D_2 受容体には感受性変化が発生しにくいと考えられている。しかし，中脳辺縁系の感受性変化も否定はされておらず，抗精神病薬の耐性を形成する可能性があるため，抗精神病薬の長期治療症例においては耐性形成をできる限り防ぐべき手段が講じられねばならない。すなわち，休薬日 drug-holiday の設定・可能な限り少量の抗精神病薬による維持療法・抗精神病薬の長期中断も有用な方法である（総論―4.「抗精神病薬の体内動態」，5.「抗精神病薬の血中濃度と臨床的意義」参照）。

脚注*　自己誘導作用 enzymatic auto-induction
　エタノール・carbamazepine・phenobarbital でよく知られているが，薬物の投与後にその薬物を分解する酵素が活性化される現象をいう。自己誘導作用は，投与された原因薬剤のみならず化学構造が類似した薬剤の分解にも関与しており，各種薬剤の血中濃度上昇を抑制する結果となる。

文　献

1) 青葉安里, 上村　誠：抗精神病薬の薬物相互作用. 臨床精神医学, 26 ; 155-163, 1997.
2) Biggic G, Casu M, Klimek V, et al : Dopamine synthesis ; Tolerance to haloperidol and supersensitivity to apomorphine depend on presynaptic receptors. in "Long-term effects of neuroleptics" ed Cattabeni F, Racagni G, Spano PF, Costa E, P.17, Laven Press, New York, 1980.
3) Blin J, Baron JC, Cambon H, et al : Striatal dopamine D_2 receptors in tardive dyskinesia. J Neurol Neurosurg Psychiatry, 52 ; 1248-1252, 1989.
4) Chouinard G, Jones BD : Neuroleptic-induced supersensitivity psychosis : Clinical and pharmacological characteristics. Am J Psychiatry, 137 ; 16-21, 1980.
5) 千葉　寛：薬物代謝に関しての薬物相互作用の基礎的知識. 治療, 76 ; 2214-2240, 1994.
6) Ferholt JB, Stone WN : Severe delirium after abrupt withdrawal of thiothixene in a chronic schizophrenic patient. J Nerv Ment Dis, 150 ; 400-403, 1970.
7) Fuxe K, Folsch G, Larsson M, et al : Effects of chronic treatment with ^{11}sulpiride and haloperidol on central monoaminergic mechanisms. in "Long-term effects of neuroleptics" ed Cattabeni F, Racagni G, Spano PF, Costa E, P.193, Laven Press, New York, 1980.
8) 舩阪和彦, 川村純一郎, 江原　嵩：臨床医のための精神神経医学. 薬剤起因性精神障害・神経障害. 新興医学出版社, 東京, 1996.
9) Kaneno S, Watanabe S, Toru M, et al : Different dopamine stimulation of adenylate cyclase in striatum and mesolimbic area of rats treated with chronic chlorpromazine. Brain Res, 152 ; 396-400, 1978.
10) Lacoursiere RB, Spohn HE, Thompson K : Medical effects of abrupt neuroleptic withdrawal. Compr Psychiatry, 17 ; 285-294, 1976.
11) Laughren TP, Brown WA, Williams BW : Serum prolactin and clinical state during neuroleptic treatment and withdrawal. Am J Psychiatry, 136 ; 108-110, 1979.
12) Markianos M, Sakellarious G, Bistolaki E : Prolactin responses to haloperi-

dol in drug-free and treated schizophrenic patients. J Neural Transm, 83 ; 37-42, 1991.
13) 三浦貞則, 鈴木 透, 桜井俊介：抗精神病薬の長期持続投与の再検討—主として薬物中断による研究資料からの考察—. 臨床精神医学, 3 ; 1313-1325, 1974.
14) 諸治隆嗣, 林 成夫, 山口恵子ら：抗精神病薬の pharmacokinetics, クロルプロマジン投与時における血漿クロルプロマジン濃度と血漿プロラクチン値測定の臨床的意義. 神経精神薬理, 2 ; 455-470, 1980.
15) Rivera-Calimlim L, Gift T, Narsrallah HA, et al : Low plasma levels of CPZ in patients chronically treated with neuroleptics. Commun Psychopharmacol, 2 ; 113-121, 1978.
16) Spina E, Martines C, Cauti AP, et al : Debrisoquine oxidation phenotype during neuroleptic monotherapy. Eur J Clin Pharmacol, 41 ; 467-470, 1991.
17) 融 道男：精神分裂病の生化学的病因仮説—神経伝達の異常を中心に. 融 道男編著, 精神疾患の病因研究—生物学的精神医学のストラテジー. P.165-208, 金剛出版, 東京, 1980.
18) Wilson IC, Garbutt JC, Lanier CF, et al : Is there a tardive dysmentia? Schizophr Bull, 9 ; 187-192, 1983.
19) 渡辺昌祐：抗精神病薬の血中濃度と臨床. 精神神経科領域における薬剤の血中濃度と臨床. P.185-216, 大日本製薬, 東京, 1985.
20) 渡辺昌祐, 江原 嵩：精神神経科臨床検査マニュアル. 金原出版, 東京, 1989.
21) 渡辺昌祐, 江原 嵩編著：遅発性ジスキネジアの臨床. 新興医学出版社, 1991.

総 論
7. 精神分裂病の抗精神病薬治療

「精神分裂病は『心の病気か』，あるいは『脳の病気か』」の論議はつきないが[70]，中枢神経系に生化学的に作用する抗精神病薬により一時的にせよ精神分裂病の臨床症状が改善される現状においては，精神分裂病に対する第一選択治療法は抗精神病薬による薬物療法であると言える．そして，有効かつ安全な薬物療法の遂行のためには，抗精神病薬の種類の選択・1日投与量・投与法・投与期間などの検討が重要である．しかし，現状では科学的根拠に基づいた統一的見解が確立されているとは言い難く，精神科医各自の臨床経験に頼るところが大きい．それゆえ，精神科医が期待するものは，より合理的で科学的理論に基づいた定式的な抗精神病薬療法であろう．この目的に応える一手段として，dopamine psychosis と non-dopamine psychosis[21]・精神分裂病の陰性症状と陽性症状[16]（表17）・精神分裂病の dopamine 仮説[15]・serotonin 仮説[35,41]・抗精神病薬の中枢 monoamine 受容体拮抗作用・抗精神病薬の血中濃度[65]などの精神神経薬理学的研究の成果を応用した治療法が試みられている．

抗精神病薬療法は，肺炎における発熱に対する解熱剤治療と同様の対症療法にすぎず，根治療法とは言い難い．すなわち，抗精神病薬療法は表面に出ている精神症状の改善を目的として遂行されるが，精神分裂病の多彩な精神症状は個々独立して存在しているものではなく，また生化学的および臨床検査的な精神症状評価法が開発されていないために，「抗精神病薬の標的症状」の把握には混淆を生じさせている．しかし，精神分裂病の精神症状を，抗精神病薬に反応しやすい幻覚妄想を中心とする陽性症状（I型）と，自閉や感情鈍麻などの陰性症状（II型）に大別し[11,44,69]（表17），抗精神病薬の生化学的薬理作用を組み合わせた抗精神病薬の選択方法はより科学的であろう．

表 17. 精神分裂病の陽性症状と陰性症状

	臨床症状	中枢性病態
陽性症状 （Ⅰ型）	幻覚，妄想，興奮 思路障害，作為体験 支離滅裂 的外れな対応	中脳辺縁系における D_2 受容体過活動
陰性症状 （Ⅱ型）	感情鈍麻（低下） 自発行為減退 無為，自閉 疎通性欠如 精神発動性減退	前頭葉における $5HT_2$ 受容体過活動 血流量減少 糖代謝率低下 皮質萎縮

A. 抗精神病薬の選択

精神分裂病の精神症状と抗精神病薬の臨床作用の関係は，
① 興奮・衝動性・攻撃性・不安（内的不穩）・焦燥・情動不安定・妄想気分
　——鎮静催眠作用，
② 幻覚・妄想・分裂病性思路障害・作為体験・衒奇症——抗精神病作用，抗幻覚妄想作用，
③ 無為・自閉・不関性・感情鈍麻・疎通性障害・接触性障害（Praecoxgefühl）
　——精神賦活作用，
の 3 方向に大別が可能である[27,47,48,49,69]。

抗精神病薬の臨床効果を鎮静催眠作用と抗精神病作用（抗幻覚妄想作用）の 2 方向へ大別する方法は，chlorpromazine や haloperidol などの定型抗精神病薬において古くから臨床的に応用されてきた（図 12）[51]。すなわち，興奮・衝動性・攻撃性・易刺激性・多弁・多動・不眠などの精神運動興奮および情動（感情）不安定などの精神症状に対しては haloperidol・chlorpromazine・levomepromazine・thioridazine などの中等量〜大量が有用である。とりわけ，これらの行動異常の心理的根底に不安・焦燥・妄想気分を強くもつ症例には

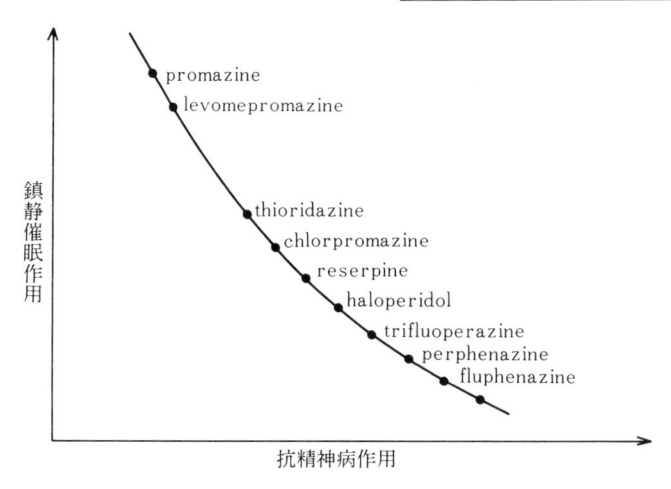

図 12. 抗精神病薬の作用の比較
(Pöldinger[51] の一部を変更して引用)

levomepromazine・chlorpromazine・thioridazine の中等量～大量が奏効し，幻覚妄想に基づく興奮性行動異常には haloperidol や timiperone の大量投与が有効な場合が多い．一方，感情鈍麻・無為・自閉・意欲低下・不関性・接触性障害など陰性症状には，perphenazine・fluphenazine・trifluoperazine・oxypertine などの少量～中等量が好んで用いられる[3,48,51]．そして近年，抗精神病薬の薬理学的研究の発展に伴って dopamine のみならず serotonin および norepinephrine 受容体拮抗作用を持つ非定型抗精神病薬の開発が進み，精神分裂病の臨床症状と抗精神病薬の中枢 monoamine 受容体への作用の関係が精神神経薬理学的に確立されつつある[27,47,48,49]．

大月は 1977 年に精神分裂病の主たる精神症状と中枢 monoamine の関係を，抗精神病薬の薬理作用と臨床効果の関係より論理的に系統だてた[46]（**表 18**）．すなわち，第 1 群は緊張病型分裂病や分裂感情障害（分裂情動型分裂病）に該当する病型であり，その病態には norepinephrine 系機能亢進を考えている．第 2 群は，幻覚・妄想や異常体験などの分裂病性思考障害などを主症状とする最も分裂病らしい精神症状（妄想性障害）であり，amphetamine 精神病に見られる幻覚・妄想状態は第 2 群に酷似しており，dopamine D_2 受容体の過活

表 18. 精神分裂病における精神症状と神経伝達系の関係[46]

	精神症状	神経伝達系
第1群	不安，焦燥，妄想気分，運動興奮	norepinephrine 系
第2群	幻覚，妄想，思路障害，常同症状	dopamine 系
第3群	自閉，接触性障害，感情意欲鈍麻	? (serotonin 系)

動を生化学的病態に推測している．第3群は，感情鈍麻・無為・自閉・接触性障害などの陰性症状を主とする破瓜型分裂病や分裂病末期の荒廃状態の臨床症状を示し，serotonin 系機能の関与を推測している．なお，精神分裂病における serotonin 系機能障害は，古くは死後脳 ^{3}H-LSD 結合研究[6] や tryptophan の臨床的有用性より，また近年では dopamine-serotonin antagonist の臨床的有用性[35,41,69]などより，精神分裂病には中枢 serotonin 系機能の低下している症例と亢進している症例があると考えられるが，とりわけ抑うつ・心気・自閉・無気力・不安・無為などの精神症状を示す精神分裂病では serotonin 系機能の亢進が推測されている．

その後（1980年）大月は非定型抗精神病薬の薬理作用の研究を発展させたが[27,47,48,49]，抗精神病薬の受容体拮抗作用と精神症状改善の関係は**表 19** のようにまとめることができる．このように，抗精神病薬の抗 norepinephrine 作用・抗 dopamine 作用・抗 serotonin 作用と精神分裂病の陽性症状・陰性症状の組み合せにより抗精神病薬を選択する方法は，今日では最も論理的・科学的・系統的な臨床応用ができる抗精神病薬の選択方法であろう（**表 19，表 20**）．

すなわち，抗精神病薬を phenothiazine 系抗精神病薬・butyrophenone 系抗精神病薬・非定型抗精神病薬に大別すると，haloperidol を代表とする butyrophenone 系抗精神病薬や sulpiride などの dopamine D_2 受容体拮抗作用の強い抗精神病薬は幻覚妄想を改善させる作用が強い．一方，dopamine D_2 受容体と serotonin $5HT_2$ 受容体の拮抗作用が強い risperidone や mosapramine などの非定型抗精神病薬は，陰性症状と幻覚妄想の改善を目的として使用するが，幻覚妄想に基づいた奇異な行動を誘発する場合もある．また，norepinephrine 受容体と serotonin $5HT_2$ 受容体への拮抗作用が強い clozapine や zotepine は，情動不安定・衝動行為・精神運動興奮・躁状態の改善を目的と

表19. 抗精神病薬の受容体拮抗作用と臨床効果

主な薬理作用	薬　剤	治療効果	適応精神障害
抗 D_2 作用	haloperidol bromperidol sulpiride	抗幻覚妄想作用	妄想型分裂病 急性妄想状態 分裂病様障害
抗 D_1+D_2 作用	fluphenazine	抗幻覚妄想作用	妄想型分裂病 破瓜型分裂病
抗 D_2+5HT_1 作用	zotepine	鎮静催眠作用 抗躁作用	緊張型分裂病 分裂感情障害 躁病, 躁状態
抗 D_2+5HT_2 作用	risperidone mosapramine propericiazine	精神賦活作用 情動安定作用 疎通性改善	破瓜型分裂病 単純型分裂病 荒廃型分裂病
抗 D_2+NE 作用	chlorpromazine levomepromazine thioridazine	鎮静催眠作用 情動安定作用 抗妄想気分作用	破瓜型分裂病 分裂感情障害
抗 $5HT_2+NE$ 作用	clozapine	鎮静催眠作用 情動安定作用	緊張型分裂病 分裂感情障害 躁病

D_2 : dopamine D_2, 5HT : serotonin, NE : norepinephrine

して使用する。最も古くから使用されている phenothiazine 系抗精神病薬には，dopamine D_2 受容体拮抗作用が強い chlorpromazine・fluphenazine や, norepinephrine 受容体拮抗作用が強い levomepromazine・thioridazine があり，その少量投与では抗不安作用・抗うつ作用・精神賦活作用が期待でき，中等量以上は妄想気分・衝動行為・情動不安定・幻覚妄想・思路障害に奏効する。

　精神分裂病では dopamine・serotonin・norepinephrine などの神経伝達物質が単独で変化しているとは考え難く，また抗精神病薬の中枢薬理作用も dopamine 受容体拮抗作用に限局しているものではないことから，抗精神病薬の治療効果を dopamine・serotonin・norepinephrine 受容体の拮抗作用の比率との関係より求める研究がなされている（図6 ☞ p.35)[43]。すなわち，中心に chlorpromazine を位置させると，第1象限（右上）の薬剤は norepine-

表 20. 精神症状，中枢 monoamine 機能異常，抗精神病薬の関連性

臨床症状	主たる生化学的異常の可能性	治療目標	有効性の高い薬剤
気分高揚 易刺激性 多動，多弁	norepinephrine dopamine serotonin 系亢進	鎮静効果 催眠効果 情動安定効果 抗躁効果	lithium carbonate carbamazepine clozapine
妄想気分 不安 精神運動不穏	norepinephrine 系亢進	鎮静効果 催眠効果 抗不安効果	zotepine levomepromazine chlorprothixene thioridazine
妄想性障害 幻覚，妄想 思路障害	dopamine 系亢進	抗幻覚効果 抗妄想効果 鎮静効果	chlorpromazine sultopride fluphenazine haloperidol sulpiride
抑うつ気分 活動性減退 感情鈍麻 心気症	serotonin 系亢進 または低下	精神賦活効果 抗うつ効果 抗不安効果	risperidone mosaparamine 三環系抗うつ薬

phrine・dopamine・serotonin 受容体の拮抗作用がいずれも chlorpromazine より強い薬剤であり，臨床効果は情動不安定・刺激性・興奮性・睡眠障害などの鎮静作用が強い抗精神病薬である。第2象限（左上）の薬剤は，serotonin 受容体拮抗作用の強い抗精神病薬であり，抑うつ・感情不安定・無為・自閉などに奏効する薬剤である。第3象限（左下）は dopamine D_2 受容体拮抗作用の強い薬剤であり，抗幻覚妄想作用が期待できる。第4象限（右下）は，norepinephrine 受容体拮抗作用の強い抗精神病薬であり，妄想気分・不安・情動不安定などの臨床症状に有効な薬剤といえる。同様に，種々の中枢 monoamine 受容体拮抗作用の比率の円グラフも，抗精神病薬選択に際して極めてわかりやすい（図7 ☞ p.36）。

以上の結果より，精神分裂病の主たる精神症状・推測される生化学的病態・治療目標・有効と考えられる抗精神病薬を一覧にした（表20）。精神分裂病の急性期治療においては，高力価の従来型（定型）抗精神病薬あるいは

risperidone を使用基準とする大略的選択法もあるが[17]，現状では臨床症状を重視した抗精神病薬の選択が重要である。しかるに，個々の精神症状は独立して現われるものではなく相互に重複して出現する場合が一般的である。しかし，詳細な臨床症状の観察により，多彩な精神症状の根底にある基本的精神症状と二次的に発生している精神症状を区別し，治療の第一目標となる標的症状を抽出することは可能であろう。そして最も適切な抗精神病薬を選択するように臨床経験を重ねなければならない。

B. 抗精神病薬の反応性予測

　抗精神病薬の選択は，一般的には上述のように臨床症状と対応させて行うが，反応性の予測の目的や治療効果の乏しい症例では生化学的な抗精神病薬選択方法も考案されており，dopamine 系神経伝達障害を生化学的病態とする精神分裂病と dopamine 系以外の神経伝達障害を病態とする精神分裂病に大別し抗精神病薬の選択を行う。すなわち，dopamine 作動薬である apomorphine 投与により血中成長ホルモン濃度の顕著な上昇を示す精神分裂病は，dopamine 受容体が過活動になっているために haloperidol に速効的に反応し（dopamine psychosis），一方，血中成長ホルモン濃度の上昇を示さず haloperidol が奏効しない精神分裂病は non-dopamine psychosis に分類し，非定型抗精神病薬を選択する方法は臨床的に有用である[21]。同様に弱い dopamine 受容体拮抗作用と強い serotonin 受容体拮抗作用をもつ risperidone や clozapine などの dopamine-serotonin antagonist と呼ばれる非定型抗精神病薬に反応する精神障害は，haloperidol などの dopamine 受容体拮抗作用の強い抗精神病薬には反応性が乏しい[28,31,35,41]。

　血清 HVA 濃度と治療効果の関係に関する報告は多く，治療前の血清 HVA 濃度の高い精神分裂病には haloperidol が奏効するとされている[8]。さらに haloperidol 投与継続により血清 HVA 濃度が正常値に低下する症例は haloperidol が有効であり[13,52]，1 週間の haloperidol 投与により精神症状の改善がみられる症例は 6 週間後には寛解に達する[52]との予後予測も報告されて

いる。

　なお，精神分裂病の陰性症状に対する非定型抗精神病薬と haloperidol の治療効果についての多数の論文の解析では，risperidone や olanzapine などの dopamine-serotonine antagonist が明らかに優っていた[36]。

C. 投与量と投与法

　抗精神病薬治療においては，薬剤の選択とともに投与量の設定が重要である。
　抗精神病薬の投与量は，厚生省の治療指針に基づいた用量が設定されているが，精神症状・臨床診断・年齢・全身状態・体重・抗精神病薬の治療歴・抗精神病薬血中濃度・副作用などを参考にしつつ個々の症例に応じて決定する。なお，投与量の増加に伴って鎮静効果・催眠効果・抗幻覚妄想作用などが増強され，それなりの治療効果が得られるが，「いかに少ない投与量で最大の治療効果をあげるか」という治療原則に従わねばならない。
　抗精神病薬血中濃度は投与量の設定に重要な意味を持っている[65]。血中濃度が一定濃度を超えなければ治療効果は得られず，また一定濃度を超えると副作用や中毒症状の発症頻度と重症度が増加し有用性は低下する。それゆえに治療に適した抗精神病薬血中濃度は，限定された範囲内（至適濃度）にあると考えられる（**表 16** ☞ p.59）。抗精神病薬の血中濃度と投与量は一般的には正の相関を示すものの，同一量の抗精神病薬を内服していても吸収-分布-代謝-排泄の個体差 bioavailability が大きいために抗精神病薬血中濃度の個体差は著しい[9,65,67]（総論—5.「抗精神病薬の血中濃度と臨床的意義」参照）。
　最も一般的な抗精神病薬の投与量の設定方法は，徐々に投与量を増加していく「漸増（投与）法」である。漸増法には多くの利点がある。抗精神病薬の投与初期には鎮静催眠作用が強くあらわれ，眠気・だるさ・頭のボーとした感じ・倦怠感などが発症する場合が多く，抗精神病薬治療に対する不快感と不信感を招きやすい。たとえば，被害妄想や被毒妄想を有する精神分裂病者に被毒妄想などを確固たるものにさせ，拒薬や攻撃性の原因になった症例を著者は経験している。鎮静催眠作用は「なれ」の効果により経時的に軽減するために，

漸増法の採用により抗精神病薬療法の導入が円滑になる。加えて，発症頻度の最も高い錐体外路症状は，少量投与では発症頻度が低く投与量の増加に伴って発症頻度が増加し重症化するために，錐体外路症状の早期発見と早期治療が可能となる。ただし，精神分裂病における haloperidol 10 mg 群・haloperidol 20 mg 群・患者の症状にあわせた経験的投与量群では，2 週間の治療の後に，3 治療群に精神症状改善率の差異を認めない報告もある[34]。

抗精神病薬の dopamine D_2 受容体占拠率と臨床効果を調べた最近の研究では，clozapine を除く全ての抗精神病薬で治療効果が認められた症例での占拠率は 60〜70% であり，占拠率が 70〜80% を超えると錐体外路症状の発症頻度が高くなり臨床的有用性が低下するとされている。そして，占拠率が 60〜70% になるための haloperidol の 1 日量は 2〜5 mg とされている[23,32,71]。なお，大量の haloperidol による精神症状が改善される症例もあるが，大量の haloperidol 投与では dopamine D_2 受容体のみならず，serotonin を含む多種類の受容体に拮抗的に作用して治療効果を発揮していると考えられている。

抗精神病薬の投与法には，経口内服・静脈内注射・静脈内点滴注射・筋肉内注射などがある。Haloperidol の経口内服においては粉剤・錠剤・液剤など剤型間の bioavailability や血中濃度の差異は認められていないが[67]，chlorpromazine の液剤は錠剤よりも吸収率が高く，血中濃度の上昇も早く，最高濃度も高くなる。投与法による血中濃度の差異については，haloperidol 15 mg 1 日 1 回静脈内注射・7.5 mg 1 日 2 回筋肉内注射・7.5 mg 1 日 2 回経口内服において血中濃度に差異を認めない報告もあるが[7]，筋肉内注射は経口内服の 2〜3 倍の最高血中濃度となり[10]，定常状態に達する日数が経口内服の 6〜8 日間に対し筋肉内注射では 3〜5 日間と短い[16,67]。すなわち，筋肉内注射投与では血中濃度上昇が早く臨床効果（治療効果と副作用）が速く現れるために，精神運動興奮・不眠・不安・焦燥の強い症例を急速に鎮静させる目的や，夜間不眠に対する催眠作用を期待する場合には，levomepromazine や haloperidol の筋肉内注射が有用である。ただし，抗精神病薬の血中濃度の急激な上昇と高血中濃度の持続は，中毒症状や副作用を発症しやすいため，全身状態と神経症候の詳細な観察が必要である。なお，精神症状が重篤な症例では，抗精神病薬の筋肉注射あるいは静脈注射の連用による急速神経遮断療法 rapid neurolepti-

表 21. 急速神経遮断療法

適 応
　精神運動興奮の強い症例，自傷他害などの破壊的行動を反復する症例，
　支離滅裂の症例，激しい幻覚妄想の症例，睡眠障害が持続する症例，
　重症躁病，激しい情動不安定の症例

治療前検査
　肝機能，腎機能，血圧測定，心電図検査，脳波検査，神経学的診察

治療法
　・静脈注射
　　　生理食塩水　100 ml + haloperidol 5〜15 mg/10〜45 分
　　　生理食塩水　250〜500 ml + chlorpromazine 10〜40 mg/60〜120 分
　・筋肉注射
　　　chlorpromazine 20〜50 mg
　　　levomepromazine 20〜30 mg
　　　haloperidol 5〜10 mg
　　　timiperone 4〜8 mg
　・投与回数　1〜3 回/日

治療後管理
　筋肉注射部位の硬結，発赤，腫脹，感染
　30 分以上の横臥位
　全身状態および神経学的観察
　　　血圧測定(臥位，座位，立位)，意識水準，せん妄，失見当識，発熱，
　　　頻脈，悪性症候群，筋脱力，失調，嚥下障害，錐体外路症状

zation を採用する場合も多い（**表 21**）。

　図 13 に見られるように，chlorpromazine の経口内服では最高血中濃度は筋肉内および静脈内注射投与による血中濃度よりも低く，濃度曲線下面積（脚注*）も小さいため[12]，経口内服は注射投与よりも臨床効果が弱いと考えられている。言い換えると，経口内服で筋肉注射と同じ臨床効果を得るためには1.5〜2 倍量の chlorpromazine が必要となる。しかし，chlorpromazine の経口投与量の増加に伴って血中濃度は上昇するものの大量投与になるに従って血

脚注* 抗精神病薬の経時的血中濃度図より，12 時間または 24 時間までの曲線下面積を計算し，その面積の大きさにより薬理作用の程度を考える方法。

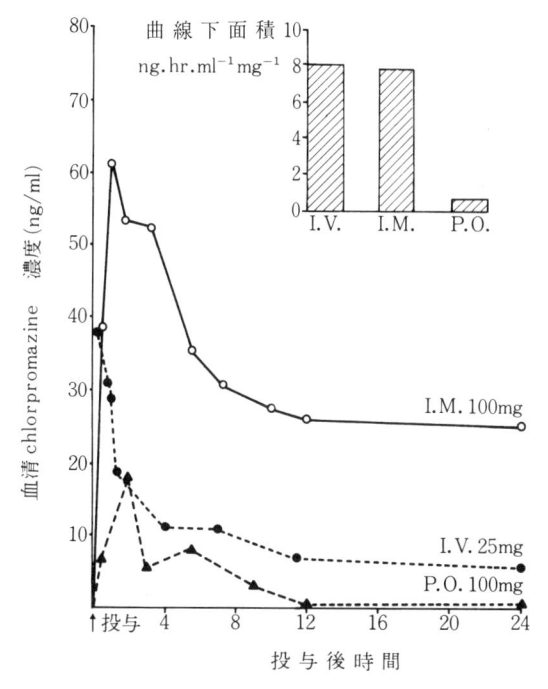

図 13. chlorpromazine の投与方法による血中濃度と曲線下面積（上図）の差異
I.V.：静脈内投与, I.M.：筋肉内投与, P.O.：経口投与
(Curry[12] より引用)

中濃度の上昇率は小さくなるため[53]，期待したほどの臨床効果が得られない場合も多い．

 1 日投与回数は，精神症状が重篤なために抗精神病薬の大量投与が必要な治療初期などには 3～4 回の分割投与とするが，精神症状の安定に伴って投与量が減量すると 1 日投与回数も 1～2 回へ減少させる[3]．投与回数の設定には症例の耐薬能（全身状態）・1 回の内服量・抗精神病作用力価・抗精神病薬の標的症状なども考慮するが，抗精神病薬の生物学的半減期も重要である（**表 15** ☞ p.53）．内服された chlorpromazine の生物学的半減期は 5～6 時間[12,58]，haloperidol は 12～24 時間であるために[10,16,67]，血中濃度のみを考えると

chlorpromazine は 2～4 回/日の分割投与が必要であり haloperidol は 1～2 回/日の分割投与が可能である[16,50,58]。投与回数と精神症状の変化に関する研究でも，chlorpromazine の 3 回分割投与を受けていた症例において内服回数を 1 回/日にすると，血中濃度曲線下面積は減少し精神症状が悪化すると報告されている[50,58]。実際の臨床場面では標的症状に応じた抗精神病薬の多剤併用投与がなされている場合も多く，さらに血中濃度日内リズムの個人差も大きいことより，現時点では一概に 1 回投与と 3～4 回分割投与の優劣はつけがたい。

精神症状が多彩に見られる急性期には抗精神病薬投与量も必然的に多くなり，精神症状の故に患者は内服薬を吐き出したり内服を拒否する場合がある。抗精神病薬療法は長期にわたる治療であるため，患者が薬物療法に不信感を持つ場合や，内服し難い処方量や内服回数は薬物療法の長期継続を不可能とする。それゆえ，患者の受け入れやすい内服量や内服回数に設定することは重要である。外来通院の軽症例や精神症状が安定している症例では 1 日 1 回投与が可能な場合も多い。また，身体的負担を少なくする目的で「休薬日 drug-holiday」の試みもなされている[57]。しかし，1 日 1 回投与や休薬日の設定は，抗精神病薬による遅発性 dyskinesia の発症予防のためには好ましくないとの考えもあるが，遅発性 dyskinesia の早期発見のためには有用である[66]。

精神症状の変化や副作用発症のために投与薬剤の変更が必要な場合があるが，変薬に際しては各薬剤の持つ「力価」に応じた投与量の設定が必要である。抗精神病薬の「等力価」とは，同等の治療効果を発揮するために必要な薬剤重量を臨床的経験や動物行動学的研究より決めたものであり，表 22 に chlorpromazine および haloperidol の抗精神病作用力価と他の抗精神病薬の力価を一覧に示した。等価表を用いると併用療法中の抗精神病薬を chlorpromazine 量あるいは haloperidol 量に換算できる[3]。

このような換算法により抗精神病薬の総和力価を知ることができる。他の抗精神病薬に変更する場合や抗精神病薬の多剤併用症例では，換算により過量投与や過小投与に陥らないように心掛けねばならない。なお，haloperidol の経験的力価は chlorpromazine の 20 倍力価であったが，radioreceptor assay 法による dopamine 受容体拮抗作用の力価比較より chlorpromazine の 50 倍の力価と改められたように，研究方法の発展に伴って等力価も変化していく可能

7. 精神分裂病の抗精神病薬治療

表 22. 抗精神病薬の臨床的等力価

薬剤名	等力価	
chlorpromazine	100	500
levomepromazine	100	500
thioridazine	100	500
chlorprothixene	100	500
propericiazine	15	75
perphenazine	10	50
fluphenazine	2	10
haloperidol	2	10
bromperidol	2	10
timiperone	1.5	7.5
moperone	5	25
sulpiride	200	1000
sultopride	80	400
mosaparamine	35	170
zotepine	50	250

chlorpromazine を 100 あるいは haloperidol を 10 とした場合。

数値が小さい方が抗精神病力価が強い。

(Baldessarini[3])，の一部を変更して引用)

例1)

	実際の投与量	chlorpromazine 換算
chlorpromazine	200 mg	200 mg
haloperidol	10 mg	500 mg
合　計		700 mg

例2)

haloperidol	5 mg	250 mg
perphenazine	6 mg	60 mg
fluphenazine	3 mg	150 mg
合　計		460 mg

性がある。一般的に有効率が最も高い投与量は chlorpromazine 換算で 300〜600 mg と言われているが[3]，鎮静作用を目的として用いられる levome-promazine・thioridazine・chlorpromazine の 1 日量は 200〜500 mg であり，抗精神病作用を目的として用いられる haloperidol は 3〜20 mg，fluphenazine は fluphenazine enantate として 2 週間に 25〜75 mg である。一方，精神賦活作用を目的として用いられる chlorpromazine の 1 日量は 25〜75 mg であり，haloperidol と fluphenazine は 1.5〜5 mg であるように，標的症状や治療目的に応じても投与量は異なっている。

D. 持効性抗精神病薬治療

持効性抗精神病薬 long-acting neuroleptics, depot neuroleptics には fluphenazine enanthate・fluphenazine decanoate・haloperidol decanoate が市販されており，いずれも粘稠な油性液剤であり臀筋あるいは三角筋へ筋肉注射で投与する。日本での使用頻度は 3 ％と低いが，諸外国ではイギリス 35 ％・カナダ 35 ％・オランダ 26 ％・ドイツ 18 ％・アメリカ 11 ％・フランス 10 ％と高頻度に使用されており（1992 年），近年では 50 ％に近いと推測されている[19]。

持効性抗精神病薬は精神分裂病や重症躁病を対象とし[33]，初回治療症例および既治療症例に単独投与あるいは内服薬との併用により使用する（表 23）。初回投与量は，初回治療症例では重症度に応じて 1/3〜1 アンプルより投与開始し，既治療症例では 1 日内服量の 10〜15 倍量の持続性抗精神病薬に変薬する。投与間隔は，各薬剤の生物学的半減期および効果持続期間を考慮にいれ（図 8,9,10,11），至適血中濃度になるように調整する。すなわち，効果持続期間は，一般的には fluphenazine enanthate 2 週間，fluphenazine decanoate 2〜4 週間，haloperidol decanoate 4 週間であるが，投与間隔を短縮すると抗精神病薬血中濃度が上昇し臨床効果も強くなる[18,19]。それゆえ，haloperidol decanoate 初回投与症例では，初めの 4 週間は 1 週間毎，次の 4 週間は 2 週間毎，以後 4 週間に 1 回投与の定式法も報告されているが[63]，haloperidol

表23. 持効性抗精神病薬の適応症例

1. 抗精神病薬の少量治療で経過良好な外来症例
2. 内服不規則（コンプライアンス不良）な外来症例
3. 口腔・咽頭および消化器系臓器の手術による内服不可能な症例
4. 精神症状の一時的な増悪期
5. 拒薬の顕著な入院および外来症例
6. 興奮や治療拒否の顕著な症例
7. 各種抗精神病薬の治療効果が乏しい入院重症症例

（藤井ら[18,19]の一部を改変して引用）

decanoate では8週間後においても haloperidol 血中濃度が2〜3 ng/ml にあり治療効果が持続している症例もあるために，個々の症例に応じた投与間隔の設定が必要である。Fluphenazine および haloperidol は錐体外路症状を惹起させやすい抗精神病薬であるが，持効性抗精神病薬ではその発症頻度は低く，投与初期からの抗 parkinson 薬の併用が不必要な症例が多い。しかし，一旦錐体外路症状が発症した場合には，抗 parkinson 薬の治療効果が乏しく錐体外路症状の遷延する症例が多い。

なお，pipothiazine undecylenate・pipothiazine palmitate・flupenthixol decanoate・zuclopenthixol decanoate・perphenazine enanthate・perphenazine decanoate・bromperidol decanoate なども開発途上にある。

E. 治療効果と再燃予防効果

精神分裂病に対する抗精神病薬の治療効果や再燃予防効果はどの程度期待できるであろうか。抗精神病薬療法の導入前と導入後，すなわち1950〜1955年（本邦では1955年）を境として精神科治療は大きく変化した。しかし，抗精神病薬療法導入後には軽快・未治などの病状不変の症例は減少しているが，最も良好な経過をたどる完全寛解および不完全寛解の割合は抗精神病薬療法の導入以前に比して顕著に増加しているとは言い難い（表24,25）[42,55]。1963年までに入院した慢性分裂病の1994年時点での予後研究では，就労および半自立

表 24. 精神分裂病の予後調査の一覧

報告者		治療された 年代　年	追跡期間 年間	症例数 人	最も良好な経過を たどった割合　%
薬物療法以前					
Evenson	1904	1887〜96	5〜15	300	15
	1936	1915〜29	5〜18	415	23
Langfeldt	1956	1926〜30	6〜10	200	23
Comboe ら	1957	1938〜50	6〜18	255	38
山田	1961	1943〜50	10〜15	148	33
Achte	1963	1950	5	100	30
薬物療法以降					
Achte	1963	1960	5	100	29
島薗ら	1967	1955〜62	2〜10	108	28.6
村田ら	1973	1956〜63	2〜9	148	28.4
Huber ら	1975	1945〜59	平均 22.4	502	22
Strauss ら	1975	1968	5	61	39
Bland ら	1978	1963	10〜11	88	58
湯浅	1978	1964〜69	10〜11	114	52
高木ら	1995	1963〜94		112	31.8

(村田[42]より一部変更して引用)

表 25. 精神分裂病の予後，治療による変化

調査時期	昭和 35 年 (1960)	昭和 40 年 (1965)					
入院時期	昭和 18〜25 年	昭和 26〜29 年		昭和 30〜34 年		昭和 35〜37 年	
治療法		ショック療法中心		薬物療法開始		薬物療法中心	
完全寛解	32(29)	25(31)		24(30)		7(24)	
	49(45)		45(56)		51(64)		19(66)
不完全寛解	17(16)	20(25)		27(34)		12(41)	
軽　快	23(21)	15(19)		14(18)		4(14)	
	61(55)		36(44)		28(36)		10(34)
未　治	38(35)	21(26)		14(18)		6(21)	
合　計	110	81		79		29	
死　亡	38	17		4		0	

数字は人数，(　)内は%　　　　　　　　　　　　　(島薗[55]より引用)

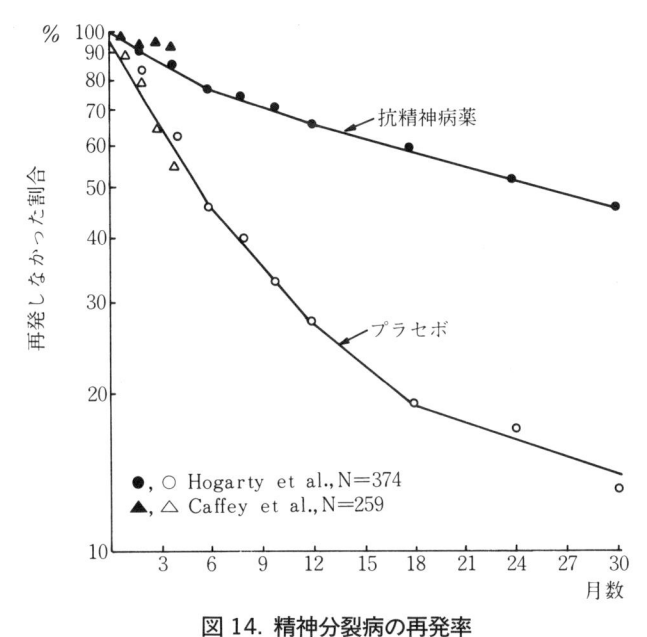

図14. 精神分裂病の再発率
抗精神病薬またはプラセボ服用患者の再発しなかった割合(%)
(Baldessarini[3] より引用)

34.1％, 軽快および未治55.9％であり[56], 慢性分裂病に対する抗精神病薬の治療効果が乏しい結果が示されている。

精神分裂病の急性期の精神症状が改善された後も, 再燃予防を目的とした維持療法を長期間にわたって継続するのが一般的な治療法である。抗精神病薬治療の継続患者の再燃率はplacebo投与患者よりも明らかに低く, 抗精神病薬の再燃予防効果は明らかであるが, 維持療法を継続しているにもかかわらず再燃する患者数は経時的に増加している (図14)[3]。しかるに, 抗精神病薬をplaceboに置き換えても再燃しない症例が10％以上にあり[1], 逆に抗精神病薬の減量により精神症状が増悪する症例も60～70％にみられる[25,59]。すなわち抗精神病薬の維持療法中断研究の集計では, 6ヵ月までに46％が再燃し24ヵ月では56.2％が再燃している[62]。このように, 抗精神病薬維持療法による再燃予防効果は100％ではなく, 軽症化症例の増加に伴って再燃-入院を繰り

返す患者が増加し「回転ドアー現象」と言われている[3,55]。

以上の結果は次のようにまとめることができる。

①抗精神病薬は、急性期の精神症状に対しては顕著な治療効果を発揮し、1年以内に70〜80％以上の症例を退院可能な状態へ改善することができる[42]。

②不完全寛解（軽快）状態で社会適応している症例が増加し、再燃-再入院を繰り返す症例が増加した[55,61]。

③再燃予防効果がみられる[42]。

しかし、慢性分裂病の欠陥状態・陰性症状・人格変化などの残遺症状に対する抗精神病薬の治療効果は乏しく[42,61]、早発性痴呆の定義（Kreapelin）「思春期に発症し、次第に進行し、末期状態に達する」を大きく変えるほどの治療効果を抗精神病薬療法のみに期待することは無理なようである。近年では、生活療法の充実に加え、持効性抗精神病薬の臨床的応用と人格荒廃（欠陥）状態や陰性症状を標的とした非定型抗精神病薬の開発に力が注がれているために、今後の予後調査結果が期待される。

一般的に、大衆の向精神薬についての認識は負の固定観念に支配されており[5]、精神症状と向精神薬療法の関係を正しく認識しているとは言い難い。とりわけ、病識欠如・疾病否認・家族のサポート欠如の傾向の強い精神分裂病においては、服薬コンプライアンスcomplianceはきわめて悪く、外来患者では完全内服38.1％、完全不内服28.4％との報告もあるように、指示通りに内服を続けている症例は60％未満と推測されている[1,26]。

F. 抗精神病薬の併用療法

精神分裂病の実際的な薬物療法においては、抗精神病薬の多種類併用投与や、抗parkinson薬・抗うつ薬・抗不安薬・抗けいれん薬などとの併用症例が多い。すなわち、東京都・神奈川県・山梨県・静岡県の17施設における抗精神病薬の使用状況の1973年と1979年の調査では、抗精神病薬の単剤投与症例数は2.1％（1973年）および0.9％（1979年）にすぎず、2〜3種類の抗精神病薬が併用投与されている症例数が70％を占めており、1979年調査時には多剤

表 26. polypharmacy が生ずる背景

1. 1剤では治療効果が無いか不充分であったために，多剤併用により治療効果を高める
2. 標的精神症状に有効とされる薬剤の組み合わせにより，治療効果の範囲を広げる
3. 1剤の投与量を増加させるよりも，少量ずつの多剤併用が治療効果が高く副作用が少ない
4. 診断が確定していない症例では，多剤併用により治療効果の得られる確率が高くなる
5. 薬物相互作用や多剤併用に関する薬理学的知識が乏しい
6. 多剤併用の院内約束処方や習慣的処方
7. 移行性ニューロレプチカ（neuroleptique de transition；例 sulpiride, carpipramine）や非定型抗精神病薬との併用
8. 医療施設の経済的理由
9. 新しい抗精神病薬の試用

(伊藤[30]の一部を改変して引用)

併用投与症例数は増加の傾向にあった[30]。そして，併用中のすべての抗精神病薬の1日量を chlorpromazine に換算すると 225〜350 mg 投与の症例数が最も多く，750 mg 以上の大量投与症例も 15% に見られている。また，抗精神病薬とその他の薬剤の併用状況では，3〜4 種類の併用処方症例が 50% を占めていた。東北4県においても抗精神病薬の2種類以上の併用投与症例が 54% にあり[29]，更に最近の九州での調査でも多剤併用投与症例が 90% 以上を占めており[39]，全国的にも同程度と推測できる。

抗精神病薬の単剤投与と多剤併用投与については賛否両論がある。諸外国では多剤併用症例数が 50% 未満[24,37]であるのに比べると，日本では多剤併用投与症例が多い。多剤併用投与を生じやすい背景には多くの要因があげられるが(表 26)[30]，多剤併用投与を推奨する理由としては，幻覚・妄想・不安・無為・自閉などの精神症状を抽出し，それら個々の精神症状を標的症状として最も有効と考えられる抗精神病薬を処方する考え方がある[30]。幻覚妄想が強く不安状態となる症例に対しては haloperidol または fluphenazine と levomepromazine または thioridazine の併用が勧められ，心気症や抑うつ気分が強く異常体験のある症例に対しては抗うつ薬または抗不安薬と chlorpromazine

の併用が唱えられている．また，長期にわたり chlorpromazine と haloperidol を併用し安定した精神症状が続いていた症例に幻聴が発症したときには，sulpiride あるいは moperone の内服や fluphenazine enanthate・fluphenazine decanoate・haloperidol decanoate の注射投与が追加されることもある．このように抽出した標的症状に有効と考えられる抗精神病薬を追加投与した結果としての多剤併用投与も一理あり，図6・表18・表20 の抗精神病薬選択基準が参考になる．多剤併用投与の第2の利点としては，個々の抗精神病薬の投与量を減少させ得るために副作用が少なくなるとの考え方や，薬剤の相互作用による抗精神病作用や鎮静作用の増強が期待できるとの考え方である．

一方，多剤併用投与による重篤な副作用の発症も考慮しておかねばならない．すなわち，多剤併用投与によって，抗精神病作用や鎮静作用の総力価が上昇しているにもかかわらず，抗精神病薬個々の投与量に対する安全性や有効性の判断がなされる傾向がある．すなわち，dopamine 受容体拮抗作用の強い抗精神病薬の組合せ併用や，norepinephrine 受容体拮抗作用の強い抗精神病薬のみを併用した場合には重篤な副作用発症の危険性が高くなる．一般的には，幻覚妄想状態に対しては dopamine 受容体拮抗作用の強い抗精神病薬，不安緊張状態に対しては norepinephrine 受容体拮抗作用の強い抗精神病薬，強度の情動障害に対しては norepinephrine と serotonin 受容体拮抗作用の強い抗精神病薬を選択し，精神症状の重症度に応じた併用投与を行う．

精神分裂病の初発症例や抗精神病薬の長期間断薬後の再投与症例では単剤による治療開始が好ましく，その薬剤の適量ないし最高量までを使用した後に薬剤の効果判定を行うべきである．そして，治療効果が得られた場合には最高量を1～3ヵ月間継続した後に漸減し，一方，治療効果が不十分な場合や副作用が強い場合は他剤に変更し，同じ操作を繰り返しながら有効な抗精神病薬を見つけていく．一部の精神症状に有効であるが全般的に著しい改善が得られない症例においても，より有効な抗精神病薬を見いだすべき単剤投与の努力を続けていかねばならない．このような努力を経た後の多剤併用投与は妥当であるが，治療初期よりの，特に初発症例の治療当初よりの多剤併用投与は慎まねばならない．

本邦では抗 parkinson 薬と抗精神病薬の併用処方が多く，60～80％の症例

で併用投与がなされている[29,30,39]。錐体外路症状をすでに発症している症例への併用投与は当然の処置であるが，治療当初よりの錐体外路系副作用の発症予防を目的とした併用投与は百害あって一利なしである。すなわち，抗 parkinson 薬の併用は抗精神病薬血中濃度を低下させ治療効果を減弱させる可能性があり[22,68]，また麻痺性イレウス・尿閉・遅発性 dyskinesia の発症頻度を高める可能性がある[20,66]。しかし，haloperidol や fluphenazine などの抗精神病薬は錐体外路系副作用を発症する頻度が高く，患者が抗精神病薬への不信感を抱く危険性があるため，錐体外路系症状を早期に発見し速急に抗 parkinson 薬を併用投与せねばならない。そして，一旦発症した錐体外路症状は持続反復発症するため，抗 parkinson 薬の維持的投与が必要となる。抗 parkinson 薬の選択に関しては，akathisia 症状に対しては promethazine（商品名：ヒベルナなど）や biperiden（アキネトンなど）が有効であり，dystonia と筋固縮に対しては biperiden や trihexyphenidyl（アーテンなど），振戦に対しては mazaticol（ペントナ）が有効である。薬剤性 parkinsonism に対する levodopa および麦角アルカロイド系抗 parkinson 薬の治療効果は乏しく，かつ幻覚・妄想を増悪する可能性もあるために，抗 choline 性抗 parkinson 薬が有用である[20]。なお，持効性抗精神病薬注射治療では投与初期の5日間に錐体外路系副作用の発症頻度が高いため，この5日間のみに抗 parkinson 薬の併用を勧める報告がある[18,19]。

G. 難治性精神分裂病の治療

抗精神病薬治療により精神分裂病の80％前後の症例は軽快以上の反応性を示す。しかし，良好な経過の得られない症例あるいは悪化する症例は5〜30％にあり[54]，また副作用などのために適切な抗精神病薬治療が継続できない症例も5〜20％にあるとされている[38,54]。近年の非定型抗精神病薬や持続性抗精神病薬の開発により難治性（治療抵抗性）精神分裂病は減少傾向にあると推測されるが，慢性分裂病のみならず初回発症分裂病においても難治症例が増加する印象も報告されている[32]。

表 27. 難治性精神分裂病の治療方針

1. 診断の再検討
2. 標的精神症状（治療目標）の再確認
3. 全身状態（耐薬能，副作用性精神症状）の確認
4. 内服の確認
5. 投与量の検討
6. 抗精神病薬血中濃度の確認
7. dopamine psychosis あるいは non-dopamine psychosis の観点からの治療計画
8. 定型抗精神病薬あるいは非定型抗精神病薬の選択の検討
9. 持効性抗精神病薬への変更あるいは併用
10. 抗精神病薬以外の治療（ショック療法など）の検討

　難治性精神分裂病に対する定式的治療法は確立されておらず，症例に応じた診断の再検討・脳器質性変化の有無・環境の整備などに加え，抗精神病薬・投与量・抗精神病薬血中濃度・効果判定期間などの検討が重要である[17,40]（**表27**）。すなわち，phenothiazine 系および butyrophenone 系抗精神病薬で治療されている難治性分裂病においては，chlorpromazine 換算で 500 mg/日以上あるいは 400〜600 mg/日の投与量とし，4 週間以上の投与期間の後に効果判定する[4]。そして，なお治療効果が得られない症例では，非定型抗精神病薬を主体とした処方や持効性抗精神病薬の使用などを活用する[38]。すなわち，非定型抗精神病薬が精神科治療に導入された後に報告された難治性分裂病治療についての総論では，従来型（定型）抗精神病薬による治療開始後の 5〜12 週間に反応を示さない症例では risperidone あるいは clozapine などの非定型抗精神病薬に変薬し，3〜8 週間で治療効果を判定する方法が提唱されている[17]。

　なお抗精神病薬の副作用により惹起されたせん妄・遅発性 dysmentia[64]・抗精神病薬起因性抑うつ状態・錐体外路症状・akathisia などが分裂病性精神症状を修飾増悪させている場合もあるために，精神神経症状の観察と鑑別も重要である[20]。

H. 全身状態の悪い症例，高齢者，症候性精神障害への抗精神病薬治療

　抗精神病薬は精神分裂病や躁病などの内因性精神障害の治療を目的として開発されたが，脳血管障害後遺症・頭部外傷・中枢神経系の感染症・中枢神経系の変性疾患などの脳器質性疾患や全身状態の低下に伴って発症するせん妄や失見当識などに合併する精神運動興奮の鎮静を目的として用いられる場合も多い。このような脳器質性疾患・全身状態の悪い症例・高齢者に対する抗精神病薬治療は，内因性精神障害の抗精神病薬治療とは異なった薬剤の選択・投与量・投与期間の設定などが必要である[14]。

　多くの抗精神病薬は糞便排泄であり，肝機能障害のために分解解毒能が低下している症例では過量蓄積による精神神経系副作用が発症しやすい[20,45,60]。一方，risperidone や lithium carbonate は内服量の 70％以上が腎臓より排泄されるために（**表15** ☞ p.53），腎機能が低下している高齢者・慢性腎障害・非ステロイド系消炎鎮痛剤連用などの症例では過量蓄積による中毒に陥りやすい[14,21]。それゆえ，全身状態に応じた抗精神病薬の投与量の設定が必要であるが，高齢者では一般量の 1/3〜1/2 以下の投与量にとどめねばならない[14,45]。

　抗精神病薬治療中にある精神分裂病よりも双極性気分障害において，抑うつ状態・parkinsonism・遅発性 dyskinesia の発症頻度は高く[34]，また中枢神経機能の脆弱性を精神神経症状の発症基盤とする症候性精神障害，とりわけ，せん妄に対する haloperidol あるいは sulpiride[60] 治療においては，精神症状の改善に伴って錐体外路症状や抑うつ状態が発症しやすい[2,14,20,45]。それゆえ，精神症状やせん妄の改善後には速やかに投与量を漸減し投与中止するか，あるいは benzodiazepine 系抗不安薬（睡眠薬）に変薬せねばならない。なお，せん妄に対する haloperidol 治療中に発症する錐体外路症状の予防を目的として haloperidol 投与と同時に抗 choline 性抗 parkinson 薬を併用する場合があるが，抗 choline 作用によりせん妄が増悪する場合が多いために投与を慎まねばならない[14,20]。

I. 投与禁忌

　抗精神病薬の投与禁忌は，おもには副作用との関連で決定される。たとえば，心伝導障害の既往歴をもつ症例に対しては心毒性のより少ない抗精神病薬が望ましく，腎機能低下の症例には腎排泄が少なく糞便排泄の多い抗精神病薬を用いるのがよい[20,45,60]。

　個々の抗精神病薬については，それぞれの能書などを参照されたいが，一般的には次にような場合には投与禁忌とされている。

①中枢神経機能が強く抑制されている症例（昏睡状態および亜昏睡状態など）

　　［理由］抗精神病薬は中枢神経伝達の抑制作用や adenylate cyclase 活性抑制作用が強いため，また脳血液関門の機能障害のために抗精神病薬の脳内進入量が増加し，錐体外路症状・非可逆性神経症候・けいれん・深昏睡・呼吸麻痺などの重篤な副作用が発症する可能性が高い。

②脳皮質下損傷のある症例

　　［理由］抗精神病薬の自律神経中枢抑制作用と視床下部損傷による自律神経機能調節障害が重複し，呼吸麻痺・異常高体温あるいは低体温・昏睡・発汗過多・悪性症候群・横紋筋融解症などが発症する可能性が高い。

③循環性虚脱や重症低血圧の症例

　　［理由］抗精神病薬の中枢神経抑制作用の一部としての血圧反射機能低下，末梢性 α_2-norepinephrine 受容体拮抗作用，末梢血管拡張作用などが相乗的に作用し，低血圧性ショック・急性心不全・急性死を起こす可能性が高い。

④心伝導障害のある症例，特に，頻発性多巣性期外収縮・心房細動・心室細動・完全房室ブロック・洞房ブロックのある症例

　　［理由］総論—8. 抗精神病薬の副作用と中毒　I.「心電図変化，突然死」参照。

⑤造血機能障害のある症例

［理由］Phenothiazine系抗精神病薬は骨髄の造血機能を抑制し，再生不良性貧血・汎血球減少症・顆粒球減少症・白血球減少症・血小板減少症などを発症する可能性がある。それゆえ，薬剤起因性貧血の既往歴をもつ症例では，抗精神病薬によっても惹起される危険性が高い。Phenothiazine系抗精神病薬よりもbutyrophenone系抗精神病薬は危険性が少ないと言われている。なお，clozapine治療では投与初期の6ヵ月間に汎血球減少症が発症する頻度が高いために，1週間1回の血液検査が義務づけられている。

⑥重症肝機能障害のある症例
　　［理由］Phenothiazine系抗精神病薬によるアレルギー性肝障害や胆汁うっ滞性肝障害が知られているため，肝障害の既往歴をもつ症例では急性黄疸や発熱などの劇症肝炎を発症する可能性がある。Butyrophenone系抗精神病薬はphenothiazine系抗精神病薬よりも危険性は少ない。

⑦緑内障のある症例
　　［理由］抗精神病薬，特にphenothiazine系抗精神病薬の抗choline作用は緑内障を急激に悪化させる。抗parkinson薬や三環系抗うつ薬も同様である。

⑧けいれん発作の既往歴をもつ症例
　　［理由］抗精神病薬は，中枢神経系catecholamine機能を抑制し，脳波上にspikeを発生もしくは増加させる。さらに，けいれん閾値を低下させ全身けいれんを誘発しやすい。特に，抗精神病薬の投与量増加に相関して危険性は増大する。

J. 症例と処方の検討

　単科精神病院で著者の経験した2症例につき，精神症状の経過と抗精神病薬の処方につき検討した。

【症例1】21歳，男性，破瓜型精神分裂病

［現病歴］高等学校卒業後，事務系会社員として就職していたが，対人関係を苦にして退職し，約6ヵ月間自宅で無為な生活を送っていた。約1年後のX年，不眠・活動性低下・自閉を主訴として家族に連れられて来院。被害妄想・関係妄想・連合弛緩・内的不穏・妄想気分などが認められ入院した。約8ヵ月間の入院で軽快退院したが，自宅では対人接触に乏しい無為な生活を送っていた。外来通院および抗精神病薬の内服は不規則ながら継続していた。

［今回の病相再燃］X年5月11日，早朝から独りで近所を散歩していたが，通りがかりの女性に突然なぐりかかったため，警察に保護された後に来院した。顔貌は固く，緘黙状態で日常生活や暴力行為についての精神的経過を聞き出せない。独りにすると独語している。身体的診察をしようとすると「こわい」と訴え，診察室より逃げ出そうとする。外来通院中には不規則ながら抗精神病薬 (haloperidol 12 mg) を服用していたが，衝動的暴力行為が見られたことから分裂病陽性症状が再燃したと考えて入院させ，大量の抗精神病薬投与により治療を開始した。

解説1：内的不穏・不安・拒絶症・緘黙症が強く幻覚もあるために phenothiazine 系抗精神病薬の適応と判断し，levomepromazine 400 mg と propericiazine 200 mg を併用した。不安の強い睡眠障害に対して，併用による鎮静催眠効果の増強を期待して levomepromazine 75 mg と promethazine 25 mg の混合筋肉内注射を夜間に行った。

解説2：Phenothiazine 系抗精神病薬の大量投与と夜間注射により睡眠障害は改善したが，内的不穏・不安・拒絶症・妄想気分・衝動的暴力行為は改善せず，断片的な会話の中より被害関係妄想や電気ショック療法を施行されるという妄想の存在が推測できた。妄想の改善を目標にして haloperidol を増量したが妄想の改善は見られなかった。そこで，1週間後に fluphenazine enanthate 週1回の筋肉内注射を連用した。

解説3：衝動的暴力行為は著しく改善され，fluphenazine enanthate が有効と

症例1

年月日	精神症状および全身状態	処方および処置	解説
X. 5.11	内的不穏，不安が強く緘黙的，拒絶的で他患者や看護者への衝動的暴力を反復。幻覚は顕著ではなく，連合弛緩，被害妄想，妄想気分が著明。	Rp) levomepromazine 400 mg propericiazine 200 mg haloperidol 12 mg promethazine 75 mg 分4 朝，昼，夕，眠前 inj) levomepromazine 75 mg ＋promethazine 25 mg	解説1
5.24	就眠障害は続くが夜間は睡眠良好。上記症状が持続し，精神症状の顕著な改善は認められない。	Rp) levomepromazine 400 mg propericiazine 200 mg haloperidol 24 mg promethazine 75 mg 分4 朝，昼，夕，眠前	解説2
5.31		inj) fluphenazine enanthate 25 mg/週	
8. 1	自閉的で他患者との接触は極めて乏しい。廊下を独語を伴って徘徊。2週間1回程度の他患者や看護者へ衝動的暴力が続く。内的不穏，不安，拒絶症，奇異な態度はわずかに減少。	Rp) levomepromazine 500 mg propericiazine 300 mg promethazine 75 mg biperiden 3 mg 分4 朝，昼，夕，眠前 inj) fluphenazine enanthate 37.5 mg/週	解説3
9. 1	衝動的暴力は著明に減少。内的不穏，不安，拒絶症も改善され，時に拒絶症が見られる程度となる。倦怠感，無気力，活動性低下，好褥的。		
10.13	血液検査で，赤血球269×10⁴，白血球4900，ヘマトクリット31％，血色素10 g/dlの貧血。	Rp) levomepromazine 150 mg promethazine 150 mg 分4 朝，昼，夕，眠前	解説4
10.19	衝動的暴力行為，拒絶症，内的不穏，不安症が再度増悪。	上記処方に inj) fluphenazine enanthate 50 mg/週	
12.19	問題行動なし，赤血球269×10⁴，白血球6900，ヘマトクリット41％，血色素14 g/dl。退院12月29日。		解説5

判断された。しかし，拒絶症・内的不穏・不安状態は持続し，会話は断片的で途絶症状や連合弛緩が続いているため，phenothiazine 系抗精神病薬の大量投与を継続した。約 1 ヵ月後，全身倦怠感を強く訴えて終日臥床するようになったため，錐体外路症状は見られなかったが fluphenazine enanthate を中止した。なお全身倦怠感・無気力・好褥性は持続していたが，血清検査で異常は認められず内的不穏と不安が強いために phenothiazine 系抗精神病薬の大量投与を継続した。

解説 4：血液検査により顕著な貧血が認められ，phenothiazine 系抗精神病薬の長期大量投与による造血機能障害が疑われた。しかし，内的不穏・不安症状が強いために levomepromazine を減量し promethazine を増量して薬物療法を続けた。ビタミン B 剤と増血剤も大量に使用した。白血球には異常はみられなかった。

抗精神病薬減量の第 5 日目頃より，緘黙症・拒絶症・内的不穏・不安・衝動的暴力行為・不眠など問題行動が増悪したため，fluphenazine enanthate 注射を再度併用した。

解説 5：約 1 ヵ月間の phenothiazine 系抗精神病薬の減量によって貧血所見は改善し，約 2 ヵ月後にはほぼ正常値化した。精神症状に対しては fluphenazine enanthate が有効であり，内的不穏・不安症状は軽度に持続し，連合弛緩・自閉症・対人接触の欠如・好褥性は見られるものの衝動的暴力行為は見られなくなったため，外来通院が可能と判断され退院となった。

退院時処方は，10 月 13 日処方と fluphenazine enanthate 50 mg 2 週間に 1 回の筋肉注射であった。

【症例 2】 51 歳，男性，妄想型精神分裂病

[現病歴] 生来健康で農業により生計をたてていたが，X 年 2 月頃より「近所の人々や周囲の人々が自分の思っているように動いたり，自分の考えていることを知って先廻りをした態度をとる」などの被害関係妄想を訴え，不安・不眠状態となったために同年 3 月 6 日入院となった。全身状態は良好。被害関係

症例 2

年月日	精神症状および全身状態	処方および処置	解説
X. 3. 6	被害妄想，関係妄想，注察妄想などの妄想構築。病棟内の出来事や身体違和感への妄想的解釈。不安，不眠。	Rp) levomepromazine 400 mg 　　haloperidol 3 mg 　　promethazine 75 mg 　　分3 朝，夕，眠前 inj) levomepromazine 25 mg 　　＋promethazine 25 mg	解説 1
3. 7	夜間せん妄	inj) meclofenoxate 250 mg	
6. 7	被害妄想，関係妄想，妄想構築は軽快し，不安は著明改善。身体違和感，周囲への妄想的解釈は持続。無気力，自閉，好褥的。	Rp) propericiazine 20 mg 　　分2 朝，夕 　　levomepromazine 25 mg 　　nitrazepam 10 mg 　　眠前	解説 2
X+5. 2.30	不眠，不安，妄想気分は軽症化し，院内作業療法に従事。	Rp) propericiazine 20 mg 　　分2 朝，夕 　　Vegetamine A 2 T 　　levomepromazine 25 mg 　　promethazine 25 mg 　　nitrazepam 10 mg 　　眠前	解説 3
3. 5	尿閉，腹部膨満，食欲低下，全身倦怠感に対する妄想的解釈より，絶望的，自殺念慮，拒食症，不安状態。	Rp) diazepam 15 mg 　　haloperidol 5 mg 　　promethazine 25 mg 　　Vegetamine A 2 T 　　分3 朝，夕，眠前	解説 4
3.12		Rp) diazepam 15 mg 　　haloperidol 9 mg 　　promethazine 25 mg 　　Vegetamine A 2 T 　　分3 朝，夕，眠前	
4.26	身体症状は改善。妄想的解釈も軽快。院内作業療法に従事。	Rp) diazepam 15 mg 　　haloperidol 5 mg 　　promethazine 25 mg 　　Vegetamine A 2 T 　　分3 朝，夕，眠前	解説 5

年月日	精神症状および全身状態	処方および処置	解説
X+6.10.2	妄想着想，内的不穏，不眠，不安，好褥，自閉。	Rp) chlorpromazine 50 mg haloperidol 3 mg biperiden 3 mg 分3 朝，夕，眠前 inj) fluphenazine enanthate 12.5 mg/週	解説6
X+7.3.10	筋固縮，parkinson歩行，倦怠感，不関性，無関心，好褥的，気力低下。妄想症状はない。	Rp) chlorpromazine 50 mg biperiden 3 mg 分2 朝，夕	解説7
6.17	自殺企図。		解説8
11.19	被害妄想，妄想着想，不眠。	Rp) fluphenazine 3 mg lorazepam 3 mg levomepromazine(25)1 T 分3 朝，夕，眠前	解説9
X+8.5.13	自殺念慮，内的不穏，不安，被害妄想，関係妄想。遅発性 dyskinesia（口周囲）。	Rp) chlorpromazine 75 mg cloxazolam 3 mg biperiden 3 mg levomepromazine(25)1 T 分3 朝，夕，眠前 inj) fluphenazine enanthate 25 mg/2週	解説10
X+9.2.13	遅発性 dyskinesia。人格荒廃，好褥的，自閉。	Rp) haloperidol 5 mg biperiden 3 mg clotiazepam 2 mg levomepromazine(25)1 T 分3 朝，夕，眠前	解説11

妄想が強く，それら妄想に対する確固たる妄想構築ができあがっていた。

解説1：妄想の改善を目的として少量の haloperidol より治療開始した。同時に，内的不穏・不安焦燥に対して levomepromazine の少量を併用し，夜間就

眠前にlevomepromazineとpromethazineの混合筋肉内注射を行った。不眠が強いため，向精神薬は朝・夕方・就寝前に投与した。

　治療開始当日は睡眠良好であったが，翌日の夜間には精神運動興奮・不安状態が強くベッドに臥位が保てず，同時に歩行失調・構音障害・失見当識を伴っていたために夜間せん妄と診断した。Meclofenoxate（商品名：ルシドリール）静脈内注射を5日間連用し，抗精神病薬を2日間投与中止とした。3月8日夜より夜間せん妄はなく，3月9日より同じ抗精神病薬を内服させたがせん妄は再発しなかった。せん妄は，抗choline作用の強い抗精神病薬の急激な投与（筋肉内注射も含めた）により発症したものと判断した。Meclofenoxateの有効性の判定は困難であるが，本症例のように抗精神病薬治療初期にせん妄を発症する症例は時にみられ，抗精神病薬の中断とmeclofenoxateまたはciticoline（ニコリン）の投与により急速に改善される場合が多い。もし抗精神病薬中断などの処置をせずに内服や注射投与を続けたならば，悪性症候群に陥っていた可能性が高い。

解説2：不安は消失し妄想構築も徐々に改善されつつあったが，ことある都度に妄想着想を呈したり妄想的解釈を示していた。同時に，好褥的・無関心・意欲低下を認めたために抗精神病薬による過鎮静と判断し，propericiazine少量投与と眠剤としてlevomepromazineとnitrazepam投与にした。しかし，意欲低下は遷延し入院期間は長期にわたった。この間にも，妄想着想や妄想気分が反復して出現し不安を呈するため，haloperidolまたはlevomepromazineの筋肉内注射を1～4日間連続施行した。抑うつ思考・厭世感・自殺念慮は出現せず，postpsychotic depressionとは考えられなかった。

解説3：院内作業に参加し，徐々に活動性も回復しつつあったが，妄想気分・不安・不眠は時に見られていた。就眠障害と熟眠感欠如を強く訴えるため，眠前薬にVegetamin A 2錠を追加したところ，きわめて有効であった。

解説4：Vegetamin A 内服3日目頃より，尿閉・便秘・鼓腸・腹部膨満・食欲低下となった。同時に，身体症状に対する絶望的・厭世的な考え方と抑うつ

気分・自殺念慮を発症し，妄想的解釈による拒食症を示した。Phenothiazine 系抗精神病薬と phenobarbital の相互作用による軽症イレウスと考え，propericiazine と levomepromazine を中止し，haloperidol による妄想の改善と抗不安作用を期待した処方に変更した。イレウス症状は改善されつつあったが，妄想的解釈は改善されず，拒絶症・絶食・不安が持続するため haloperidol を増量した。腹部レントゲン検査で胃下垂とガス貯留所見がみられたが，ガス鏡面像は認めなかった。

解説5：身体症状は改善され妄想的解釈も約3週間で軽減したため，haloperidol を減量した。院内作業療法に従事していたが，時に妄想気分・不安・不眠を訴えていた。

解説6：不安・妄想気分が反復して出現するため，基本的抗精神病薬を phenothiazine 系抗精神病薬である chlorpromazine に変えた。また，イレウス発症を危惧して Vegetamin A を中止した。加えて，fluphenazine enanthate の少量を毎週筋肉内注射とし，この後5ヵ月間にわたり継続投与した。Fluphenazine は parkinsonism の発現頻度が高いため，promethazine を biperiden に変更した。

解説7：Fluphenazine enanthate の投与により妄想的解釈はほとんど見られなくなり，表情も温和となり対人接触も著明に改善された。しかし，fluphenazine enanthate の長期反復投与による蓄積作用のため，筋固縮・手指振戦・前屈姿勢・parkinson 歩行などの錐体外路症状が強くなり，全身倦怠感・好褥性・無関心・自発性欠如の陰性症状を主体とした精神症状となった。Fluphenazine enanthate の過量投与と判断し chlorpromazine 単独投与とした。

解説8：院外散歩中，急に走りだし小川に飛び込もうとするところを看護者に止められる。抑うつ気分・抑うつ思考・厭世感・幻聴・妄想などを認めず，自殺企図直前までに不安や妄想気分も見られていなかった。患者は「死ぬ気持ちはなかった。あんな小さな川で死ねるとは思わない。急に川に飛び込みたい気

持ちになった。」と追想している。人格荒廃もさほど著明ではなく，連合弛緩も見られないため経過観察とした。Parkinsonism はすでに消失していた。

解説 9：夜間に「病院の前に家内が来ている。」と言いながら荷物をまとめている。幻聴はなく妄想着想と考えられた。翌日中も同症状があるため，妄想状態に以前有効であった fluphenazine を内服投与した。

解説 10：約 2 ヵ月前より手関節に筋固縮や歯車現象が軽度に認められていたため，抗 parkinson 薬を追加投与した。Parkinsonism は消失したが，口周辺および舌の dyskinesia が出現した。時を同じく「ヤクザが病院へ乗り込んでくる。自決をせねばならない。」と不安を訴えるため，chlorpromazine へ変更し，fluphenazine enanthate を筋肉内注射した。

解説 11：軽度の錐体外路症状が時に出現するが dyskinesia は見られず，妄想症状も見られなかった。しかし，好褥的・無関心・不潔・自閉的などの陰性症状が主症状となり経過していた。院内作業療法への参加を誘うが拒否していた。口周辺と舌の dyskinesia および両手指の chorea 様の dyskinesia 運動が出現するため，haloperidol 主体の処方にした。遅発性 dyskinesia の治療と妄想状態の予防のための haloperidol 投与であったが，この後 2 年 6 ヵ月にわたり妄想状態は再発していない。しかし，遅発性 dyskinesia は不規則的・周期的に出現している。老齢化に伴って院内作業療法に参加しなくなり好褥的・自閉的ではあるが接触性はきわめてよく，デイケアーの娯楽や院外レクリエーションには楽しそうに参加している。

文　献

1) Ayuso-Gutierrez JL, Rio Vega JM：Factors influencing relapse in the long-term course of schizophrenia. Schizophrenia Res, 28；199-206, 1997.
2) 青葉安理，根岸協一郎：せん妄の薬物療法．臨床精神医学, 19；221-227, 1990.
3) Baldessarini RJ, 長谷川和夫，青葉安里 訳：臨床医のための精神薬物療法．医

学書院, 東京, 1980.
4) Baldessarini RJ, Cohen BM, Teicher MH : Significance of neuroleptic dose and plasma in the pharmacological treatment of psychoses. Arch Gen Psychiatry, 45 ; 79-91, 1988.
5) Benkert O, Graf-Morgenstern M, Hillert A, et al : Public opinion on psychotropic drugs : An analysis of the factors influencing acceptance or rejection. J Nerv Ment Dis, 185 ; 151-158, 1997.
6) Bennett JP Jr, Enna SJ, Bylund DB, et al : Neurotransmitter receptors in frontal cortex of schizophrenics. Arch Gen Psychiatry, 36 ; 927-934, 1979.
7) Bianchetti G, Zarfian E, Cottereau MJ, et al : Effect of route of administration on plasma haloperidol levels. 11th. Congress of CINP, Vienna, P.45, 1978.
8) Bowers MB Jr, Swiger ME, Jatlow PI, et al : Plasma catecholamine metabolites and treatment response at neuroleptic steady state. Biol Psychiatry, 25 ; 734-738, 1989.
9) Coryell W, Miller DD. Perry PJ : Haloperidol plasma levels and does optinization. Am J Psychiatry, 155 ; 48-53, 1998.
10) Cressman WA, Bianchine JR, Slotnick VB, et al : Plasma level profile of haloperidol in man following intramuscular administration. Eur J Clin Pharmacol, 7 ; 99-103, 1974.
11) Crow TJ : The two syndrome concept : origin and current status. Schizophr Bull, 11 ; 471-485, 1985.
12) Curry SH : Metabolism and kinetics of chlorpromazine in relation to effect. in "Antipsychotic drugs ; Pharmacodynamics and pharmacokinetics" ed Sedval D, Uvnas B, Zotterman Y, Pergamon Press, Oxford, 1976.
13) Davidson M, Kahn RS, Knott P, et al : Effects of neuroleptic treatment on symptoms of schizophrenia and plasma homovanillic acid concentrations. Arch Gen Psychiatry, 48 ; 910-913, 1991.
14) 江原 嵩, 渡辺昌祐 著, 佐藤光源 監修：老年期精神障害．病態と薬物療法．新興医学出版社, 東京, 1999.
15) Farde L : Brain imaging of schizophrenia—the dopamine hypothesis. Schizophrenia Res, 28 ; 157-162, 1997.
16) Forsman A, Ohman R : Applied parmacokinetics of haloperidol in man. Curr Ther Res, 21 ; 396-411, 1977.

17) Frances A. Docherty JP, Kahn DA, 大野　裕　訳：エキスパート　コンセンサス　ガイドブック．精神分裂病と双極性障害の治療．ライフサイエンス，東京，1997.
18) 藤井康男，功刀　弘　編集：デポ剤による精神科治療技法のすべて．星和書店，東京，1995.
19) 藤井康男：持効性抗精神病薬．三浦貞則監修，精神治療薬大系/第2巻，抗精神病薬，持効性抗精神病薬，適応上の諸問題．P.125-152, 星和書店，東京，1996.
20) 舩阪和彦，川村純一郎，江原　嵩：臨床医のための精神神経医学，薬剤起因性精神障害・神経障害．新興医学出版社，東京，1996.
21) Garver CL, Zemlan F, Hirschowitz J, et al: Dopamine and non-dopamine psychoses. Psychopharmacol, 84 ; 138-140, 1984.
22) Gautier J, Jus A, Villeneuve A, et al: Influence of the antiparkinsonian drugs on the plasma level of neuroleptics. Biol Psychiatry, 12 ; 389-399, 1977.
23) Heinz A, Knable MB, Weinberger DR: Dopamine D_2 receptor imaging and neuroleptic drug receptors. J Clin Psychiatry, 57 ; 85-88, 1996.
24) Hemminki E: Polypharmacy among psychiatric patients. Acta Psychiatr Scand, 56 ; 347-356, 1977.
25) Heresco-Levy U, Greenberg D, Lerer B, et al: Trial of maintenance neuroleptic dose reduction in schizophrenic outpatients. J Clin Psychiatry, 54 ; 59-62, 1993.
26) 畑田けい子，中根允文：服薬コンプライアンスと分裂病の長期転帰．臨床精神医学，28 ; 609-614, 1999.
27) 原田俊樹：精神分裂病，3. 合理的薬物療法の開発．大月三郎編著，精神医学の進歩と動向．P.43-52, 文光堂，東京，1992.
28) 原田俊樹，大月三郎，佐藤光源ら：Zotepine が有効であった難治性精神病状態—non-dopamine psychosis との関連から．新薬と臨床，34 ; 1352-1359, 1985.
29) 猪俣好正，小泉　潤，篠田和雄ら：精神科薬物療法の現状と問題点．精神経誌，82 ; 533-534, 1980.
30) 伊藤　斉，藤井康男：向精神薬の併用—Polypharmacy の実態とメリット・デメリットの論議をめぐって．神経精神薬理，5 ; 149-184, 1983.
31) Kane JM: Treatment-resistant schizophrenic patients. J Clin Psychiatry, 57 ; 35-40, 1996.
32) Kapur S, Zipursky R, Roy P: The relationship between D_2 receptor occupan-

cy and plasma levels on low dose oral haloperidol : a PET Study. Psychopharmacology, 131 ; 148-152, 1997
33) Keck PE, Macelroy SL, Strakowski SM, et al : Factors associated with maintenance antipsychotic treatment of patients with bipolar disorder J Clin Psychiatry, 57 ; 147-151,1996.
34) Klieser E, Lehmann E : Experimental comparison of the effectivity of individually adapted and standardized dosages of haloperidol. Neuropsychobiology, 18 ; 122-126, 1987.
35) 黒木俊彦，田代信維：セロトニン・ドパミン・アンタゴニスト．抗精神病薬の臨床的課題．精神医学, 40 ; 692-702, 1998
36) Leucht S, Pitschel-Walz G, Abraham D, et al : Efficacy and extrapyramidal side-effects of the new antipsychotics Olanzapine, Quetiapine, Risperidone, and Sertindole conpared to conventional antipsychotics and placebo. A meta-analysis of randmized controlled trials. Schizophrenia Res, 35 ; 51-68, 1999.
37) Mason AS, Nerviano V, DeBurger RA : Patterns of antipsychotic drug use in four southeastern state hospital. Dis Nerv Syst, 38 ; 541-545, 1977.
38) Melzer HY : Treatment of the neuroleptic-nonresponsive schizophrenic patient. Schizophr Bull, 18 ; 515-542, 1992.
39) 松野敏行，福田　明，正化　孝ら：精神分裂病外来患者における向精神薬併用の要因と副作用．臨床精神医学, 25 ; 971-978, 1996.
40) 松浦雅人，森野百合子，田辺英一ら：高用量の抗精神病薬投与について．精神科治療, 11 ; 297-301, 1996.
41) 村崎光邦：SDA系抗精神病薬への期侍．精神経誌, 101 ; 169-177, 1999.
42) 村田豊久：精神分裂病の予後．精神医学, 21 ; 799-807, 1979.
43) 中安信夫，平松謙一，岡崎祐士ら：脳内モノアミン作動系への作用比に基づく抗精神病薬の分類―抗ノルアドレナリン作用，抗セロトニン作用，および抗ノルアドレナリン作用に対する抗セロトニン作用比の有する臨床効果の検討―．神経精神薬理, 6 ; 45-56, 1984.
44) 丹羽真一，伊藤光宏，竹内　賢：陰性症状の生理学．臨床精神医学, 25 ; 147-162, 1996.
45) 小口勝司：身体疾患を持つ患者への向精神薬療法，向精神薬の体内動態と身体疾患（総論）．臨床精神医学, 20 ; 255-263, 1991.
46) 大月三郎：合理的薬物選択法の発展．精神医学, 19 ; 662-663, 1977.

47) 大月三郎：合理的抗精神病薬の選択．精神科治療，8; 3-10, 1993.
48) 大月三郎，原田俊樹：精神分裂病の臨床．新興医学出版社，東京，1986.
49) 大月三郎，原田俊樹：精神分裂病の精神薬理学的研究．神経精神薬理，15; 553-578, 1993.
50) 尾崎古志郎，吾座上　寿，奥平昌一ら：血中濃度の推移よりみたクロールプロマジン1日1回与薬の可能性．精神医学，20; 373-378, 1978.
51) Pöldinger W, 三浦岱栄：向精神病薬の上手な用い方―精神分裂病，うつ病を中心として．精神障害の薬物療法．P.98, 大日本製薬，大阪，1969.
52) Rifkin A, Doddi S, Karajgi B, et al : Neuroleptic treatment and prediction of response. Psychopharmacol Bull, 24; 169-171, 1988.
53) Rivera-Calimlim L, Nasrallah H, Strauses J, et al : Clinical response and plasma levels ; Effect of dose, dosage schedules, and drug interactions on plasma chlorpromazine levels. Am J Psychiatry, 133; 646-652, 1976.
54) Robinson DG, Woerner MG, Alvir JMJ, et al : Predictors of treatment response from a first episode of schizophronia or schizoaffective disorder. Am J Psychiatry, 156; 544-549, 1999.
55) 島薗安雄，鳥居方策：薬物療法の登場によって精神分裂病の予後はどの程度改善されたか．精神医学，10; 157-162, 1968.
56) 高木一郎，一宮祐子，加藤　健ら：精神分裂病の転帰―定型分裂病129例の30年以上継続観察［Ⅲ］．平均38年転帰を中心として．精神経誌，97; 89-105, 1996.
57) 田中　潔，小椋　力，上田　肇ら：向精神薬療法時における休薬日（Drug Holiday）の試み．精神医学，20; 981-988, 1978.
58) 立山萬理，藤井康男，大塚宣夫ら：クロールプロマジン血中濃度と臨床．臨床精神医学，8; 761-773, 1979.
59) 鶴田　聡：長期間症状の安定している慢性の精神分裂病患者に対する薬物減量の試み．精神医学，38; 929-937, 1996.
60) 内山　真，一瀬邦弘，田中邦明ら：高齢者に対する向精神薬使用上の問題点．精神科治療，6; 159-167, 1991.
61) 宇内康郎：精神分裂病の臨床的研究―第一部，予後に影響する要因―．精神経誌，84; 20-47, 1982.
62) Viguera AC, Baldessarini RJ, Hegarty JD, et al : Clinical risk following abrupt and gradual withdrawal of maintenance neuroleptic treatment. Arch

Gen Psychiatry, 54 ; 49-55, 1997.
63) Wei FC, Jann MW, Lin HN, et al : A practical loading dose method for converting schizophrenic patients from oral to depot haloperidol therapy. J Clin Psychiatry, 57 ; 298-302, 1996.
64) Wilson IC, Garbutt JC, Lanier CF, et al : Is there a tardive dysmentia ? Schizophr Bull, 9 ; 187-192, 1983.
65) 渡辺昌祐：抗精神病薬の血中濃度と臨床．大日本製薬，大阪，1985．
66) 渡辺昌祐，江原 嵩 編著：遅発性ジスキネジアの臨床．新興医学出版社，東京，1991．
67) 八木剛平：ハロペリドールの血中濃度と臨床．臨床精神医学，8 ; 775-786, 1978．
68) 八木剛平：抗パーキンソン薬—特に抗精神病薬との併用におけるその精神効果について．治療学，3 ; 59-66, 1979．
69) 八木剛平，神庭重信，稲田俊也：精神分裂病の陽性症状と陰性症状．薬物療法の視点から．臨床精神医学，23 ; 1305-1310, 1994．
70) 八木剛平：向精神薬療法の基本的問題—脳の治療か心の治療か．精神経誌，101 ; 303-309, 1999．
71) Zhang-Wong J, Zipursky RB, Beiser M, et al : Optimal haloperidol dosage in first-episode psychosis. Can J Psychiatry, 44 ; 164-167, 1999.

総　論
8. 抗精神病薬の副作用と中毒

　中枢神経系に作用して臨床効果を発揮する抗精神病薬は副作用の発症頻度が高い薬剤であり，軽微な副作用や無症候性副作用を含めると 50 % 以上の発症頻度である[24]。抗精神病薬の大量治療では鎮静作用や抗精神病作用は増強するが，逆に好ましくない作用（副作用，中毒症状）の発症頻度も増加する。また，至適量の抗精神病薬治療にあっても循環器系や全身の臓器・組織に少なからず影響を与え，随伴症状や副作用となって現われる。副作用の臨床症状や発現機序については多くの成書に述べられているので，本書では副作用の項目や発症頻度を一覧にするにとどめ（表 28，29），とりわけ重篤な副作用や系統的研究がなされている項目について述べる。

A. 過量投与および急性中毒

　抗精神病薬の大量投与による急性中毒は，服薬自殺や幼少児の過誤的内服などにおいて偶発的に発症するが，日常診療において過量投与となっている場合も多い。すなわち，精神症状の早期改善を目的として投与量を増加していく過程，精神運動興奮に対する注射と内服治療の併用，肝障害や腎障害などを合併する症例，中枢神経系の脆弱性を持つ症例などは急性中毒に陥りやすい[24,67]。
　精神症状が重篤なために多種類の抗精神病薬を併用投与している症例では，個々の抗精神病薬の投与量が治療的投与量の範囲内にあるために安全量にあると誤認されがちであるが，併用投与による相乗作用も加わり総合力価では過量投与に達し中毒症状が惹起される場合がある。肝障害や腎障害を合併する症例では代謝と排泄が遅延するために抗精神病薬血中濃度が異常に上昇し，また高齢者・動脈硬化症の強い症例・身体状態が劣悪な症例・症候性精神障害・脳器質性精神障害などでは，抗精神病薬に対する中枢神経系および全身性臓器の耐

表28. 抗精神病薬による副作用の発現率 (%)(わ

薬物名 副作用 \ 報告者	chlorpromazine				perphenazine			thiori-dazine	triflu-opera-zine	chlor-proth-ixene
	金子ら	Toru et al.	梅根ら	小野寺ら	伊藤ら	伊藤ら	伊藤ら	谷向ら	融ら	浅田ら
パーキンソニズム	48.8	35.1	47.8	10.0	20.5	39.0	52.5	0	42.6	14.3
dyskinesia	0	—	—	—	2.6	7.3	12.5	—	—	4.8
akathisia	4.9	13.5	6.5	—	12.8	17.1	32.5	0	2.1	7.1
流　涎	—	5.4	4.3	—	—	—	5.0	11.4	2.1	—
眼球上転発作	—	—	4.3	—	—	—	—	—	2.1	—
眼症状（瞳孔調節障害）	—	2.7	—	—	0	4.9	—	0	—	0
口　渇	17.1	8.1	10.9	—	5.1	17.1	2.5	15.9	0	4.8
鼻　閉	—	—	—	—	—	—	2.5	13.6	—	—
排尿障害	—	—	0	—	0	0	2.5	—	—	0
頻　尿	—	—	0	—	—	—	—	0	—	—
便　秘	—	2.7	8.7	0	0	14.6	7.5	22.7	—	9.5
発　汗	—	—	—	—	0	2.4	—	2.3	—	2.4
めまい・ふらつき・たちくらみ	17.1	5.4	13.0	—	0	7.3	17.5	6.8	2.1	2.4
心悸亢進・頻脈	—	2.7	—	—	—	—	—	—	0	—
食欲不振	—	16.2	6.5	5.0	7.7	17.1	10.0	20.5	2.1	9.5
悪心・嘔吐	—	2.7	6.5	0	12.8	2.4	—	40.9	—	2.4
黄　疸	—	—	—	—	0	—	—	—	—	2.4
焦　燥	—	16.2	2.2	5.0	—	—	—	13.6	—	—
倦怠感	39.0	27.0	6.5	15.0	5.1	22.0	20.0	15.9	2.1	7.1
眠　気	22.0	24.3	13.0	—	5.1	14.6	12.5	13.6	2.1	14.3
不眠（睡眠障害）	19.5	29.7	15.2	30.0	17.9	29.3	25.0	15.9	—	9.5
頭痛・頭重	—	2.7	2.2	—	2.6	4.9	0	6.8	2.1	9.5
知覚異常	—	—	—	—	0	4.9	—	2.3	—	0
運動失調	—	—	—	—	0	2.4	—	—	—	—
構音障害（舌のもつれ）	—	—	—	0	—	—	5.0	0	—	—
意識障害（全身痙攣）	—	—	—	—	0	0	—	0	—	0
発　疹	—	0	4.3	—	2.6	2.4	2.5	6.8	—	0
体重増加	41.2	—	—	—	—	—	—	29.5	—	—
その他	58.5	0	0	5.0 (注1)	2.6	0	5.0	20.5	2.1	0

注1）　2週目, 4週目の出現例数のうち多いほうをとった。
注2）　軽症, 重症の合計。

が国における二重盲検比較試験のデータより）[100]

carpipramine					clocapramine		clotiapine		oxypertine		pimozide		sulpiride	
浅田ら	伊藤ら	谷向ら	鮫島ら	工藤ら	小野寺ら	鮫島ら	金子ら	伊藤ら	融ら	谷向ら	工藤ら	梅根ら	Toru et al.	谷向ら
29.5	48.8	6.9	5.0	14.3	25.0	25.0	62.8	40.0	36.2	20.7	17.9	89.2	26.3	13.6
4.6	4.9	0	—	—	—	—	2.3	22.5	—	3.4	—	—	—	—
15.9	29.3	—	0	28.6	—	35.0	14.0	20.3	6.4	—	25.0	19.6	2.6	6.8
—	—	—	—	10.7	—	—	—	2.5	0	—	7.1	23.9	2.6	11.4
—	—	—	—	—	—	—	—	—	0	—	—	6.5	—	—
0	17.1	0	—	—	—	—	—	—	—	10.3	—	—	2.6	2.3
6.8	17.1	6.9	0	7.1	—	5.0	20.9	10.0	4.3	0	14.3	6.5	2.6	9.1
—	—	—	—	—	—	—	—	0	—	—	—	—	—	2.3
2.3	0	—	—	3.6	—	—	—	5.3	—	—	0	2.2	—	—
—	—	—	—	3.6	—	—	—	—	—	—	0	2.2	—	2.3
2.3	12.2	—	10.0	3.6	5.0	5.0	—	20.0	—	—	10.7	2.2	5.3	9.1
9.1	2.4	—	—	3.6	—	—	—	—	—	3.4	3.6	—	—	2.3
0	7.3	3.4	0	7.1	—	5.0	27.9	7.5	0	10.3	7.1	17.4	5.3	6.8
—	—	—	—	3.6	—	—	—	—	2.1	—	0	—	0	—
13.6	19.5	6.9	—	32.1	0	—	—	7.5	4.3	24.1	21.4	4.3	10.5	9.1
2.3	4.9	10.3	—	10.7	5.0	—	—	—	—	3.4	3.6	6.5	0	9.1
0	2.4	—	—	—	—	—	—	—	—	—	—	—	—	—
—	—	—	0	28.6	0	5.0	—	—	—	—	25.0	4.3	5.3	20.5
13.6	17.1	3.4	—	28.6	0	—	27.9	15.0	0	24.1	17.9	6.5	18.4	13.6
9.1	24.4	3.4	—	14.3	—	—	39.5	20.0	0	10.3	10.7	6.5	21.1	6.8
20.5	41.5	27.6	0	57.1	25.0	10.0	25.6	27.5	—	34.5	53.6	17.4	34.2	25.0
6.8	2.4	3.4	—	21.4	—	—	—	2.5	0	10.3	7.1	0	2.6	6.8
2.3	0	—	—	—	—	—	—	—	—	—	—	—	—	0
0	2.4	3.4	—	—	—	—	—	—	—	10.3	—	—	—	—
—	—	—	0	—	5.0	5.0	—	2.5	—	—	—	—	—	4.5
0	2.4	6.9	—	—	—	—	—	—	—	3.4	—	—	—	—
0	0	—	—	0	—	—	5.0	—	—	—	3.6	2.2	2.6	4.5
—	—	13.8	—	—	—	—	44.2	—	—	13.8	—	—	—	25.0
0	0	3.4 (注2)	0	10.7	0 (注1)	0	60.5	2.5	0	31.0	14.3	2.2	0	20.5 (注2)

表 29. 抗精神病薬の副作用項目

1. 精神症状，意識変容，意識レベル低下
2. 錐体外路症状，錐体路症状，不随意運動
3. 脳波異常，けいれん
4. 脱力，末梢性神経筋症
5. 網膜および水晶体の障害
6. 皮膚症状，浮腫，末梢循環障害，静脈炎
7. 造血系の障害およびアレルギー性反応
8. 心電図異常，血圧調節障害，突然死
9. 肝障害
10. 胃腸症状（便秘，急性胃拡張，麻痺性イレウス）
11. 多尿，多飲，口渇，尿閉，電解質障害
12. 内分泌異常，体重増加

薬能が低下しているために安全量とされている投与量の範囲内でも中毒症状を発症する場合がある[21,24,67]。さらに，同一量の抗精神病薬による長期治療中にあっても，高齢化や精神症状の改善に伴って，また合併症による全身機能の低下に伴って過量投与となる場合もある。持効性抗精神病薬の短期間隔での反復投与では蓄積現象による過量投与が発生する。

過量投与や急性中毒の確定診断と予後予測には，抗精神病薬の血中濃度測定が有意義である。しかし，血中濃度測定には長時間を必要とし，また個々の症例の抗精神病薬に対する耐薬能が異なっているために中毒症状発症時の血中濃度には個体差があり，血中濃度測定は診断確定の絶対的手段とはなり得ない。

最も実際的な診断方法は臨床症状と臨床経過の観察であり，薬物中毒を重症化させないためには初期症状を早期に発見し軽症中毒で止めることである。すなわち，中毒初期には，歩行失調・構音障害・粗大振戦・錐体外路症状などの中枢性神経症状や，傾眠・せん妄・夜間せん妄・易刺激性・気分易変性などの意識水準の低下と動揺による精神症状，および発汗過多・瞳孔散大・頻脈・不整脈・血圧低下などの自律神経症状が見られる[24]（**表 30**）。しかし，中毒初期の精神症状は治療対象である精神障害の臨床症状と酷似しているため，基礎疾患の増悪と誤認される場合も多い。それゆえ，治療初期や大量投与の症例においては，精神症状の観察と同時に神経症候と全身状態の観察が必要であり，中

表 30. 抗精神病薬急性中毒の臨床症状

1. 意識障害
   傾眠，興奮，錯乱，せん妄，失見当識，昏睡
2. 運動障害，不随意運動
   athetosis, chorea, myoclonus, 粗大振戦，急性 dystonia,
   協調運動障害，歩行失調
3. 血圧調節障害
   低血圧（ショック），（発作性）高血圧，動揺性血圧
4. 体温調節障害
   低体温，異常高体温
5. 発汗過多
   顔面，頸部，前胸部の紅潮
6. 心機能障害
   頻脈，洞房ブロック，房室ブロック，不整脈，心停止
7. 尿閉，乏尿，急性腎不全
8. 瞳孔障害
   縮瞳または散瞳，対光反射減弱～消失
9. その他
   横紋筋融解症，悪性症候群，慢性植物状態，呼吸不全

毒性神経症候と精神症状の質的変化が診られた場合には抗精神病薬中毒を考慮せねばならない[24]。脳波検査は脳機能を反映しているために急性中毒の診断に有用である。なお，中毒症状の発症は，その症例における最高量を凌駕する抗精神病薬が投与されたことを意味しており，抗精神病薬の減量や中断により中毒症状が回復した後に思わぬ精神症状の改善が見られる場合がある。

急性中毒に対する特異的治療法は存在しないが，自殺などの大量内服では全身管理と活性炭溶剤による胃洗浄が第一選択治療である。慢性中毒では，抗精神病薬の投与中止もしくは顕著な減量により抗精神病薬の血中濃度の上昇を防ぎ，大量補液・利尿剤・強心剤などの注射投与により体内に蓄積された抗精神病薬を可及的速やかに排泄する保存的治療が基本である。腎透析および血漿交換療法は，carbamazepine・バルビツール酸・lithium carbonate・sulipiride・diazepam 中毒では有効であるが，chlorpromazine や haloperidol の中毒では治療効果がない[37]。一方，抗精神病薬の急激な中断は，離脱症候群[26]・

悪性症候群[24,105]・重症の遅発性 dyskinesia[26,98] などを誘発する場合があるので厳重な観察が必要である。

抗精神病薬治療中に，抑うつ状態・幻覚・妄想・不安・焦燥・激越・アメンチア・興奮性錯乱などの分裂病性陽性症状が悪化する場合があり[24,35,76,77,101]，「抗精神病薬の paradox 反応」[77] あるいは「発作性知覚変容症候群 paroxysmal perceptual alteration syndrome」[101] と呼ばれることがある。多くの症例では錐体外路症状や akathisia を合併し，軽症の構音障害・嚥下障害・歩行障害を伴い，意識レベルが軽度に低下し，抗精神病薬の減量や抗 parkinson 薬が奏効するなどの臨床的特徴より，antipsychotics-induced psychosis (with akathisia) と考えることができる[24]。

B. けいれん発作

抗精神病薬治療中のけいれん発作は，急性中毒・離脱症候群・悪性症候群・Adams-Stokes 症候群などの部分症状として発症する場合もあるが，多くの症例では予期されない全身性けいれんとして発症する。すなわち，抗精神病薬治療前の脳波検査にてんかん性異常波（突発性律動異常波，棘波 spike，高振幅徐波など）が認められていない症例や，電気ショック療法の治療歴はあるがけいれん発作の既往歴のなかった症例などにおいて，非中毒量の抗精神病薬による治療中に突然に発症する場合が大多数である[24]。

けいれん発作が発症するためには，突発性異常放電 spike が発生し，spike が脳全体へ全般化する機序が必要である。抗精神病薬によるけいれん発作の発生機序については，①抗精神病薬が spike を発生させる，②抗精神病薬がけいれん閾値を低下させる，③抗精神病薬が spike を全脳的に全般化させるなどの可能性が考えられる。抗精神病薬はてんかん性律動異常波を惹起する場合があり（表6,7 ☞ p.15），抗精神病薬の中脳辺縁系への直接的薬理作用と考えられているが[94]，非定型的な臨床像を示す精神分裂病に徐波群発を含む律動異常波が見られる場合が多い[60]。動物研究においては，全ての中枢 monoamine を枯渇させる reserpine や dopamine を枯渇させる α-methyl-p-tyrosine の投与

によりspikeが発生するように，dopamine系やnorepinephrine系さらにserotonin系神経伝達を強く抑制する薬剤はspikeを惹起すると考えられている[94]。しかし，抗精神病薬治療では意識障害や不随意運動を発症させるほどに中枢神経機能は抑制されておらず，抗精神病薬がspikeを発生させる機序は推測の域を出ない。一方，けいれん発作が起こるためには，spikeが脳全体に全般化することや，けいれん閾値の低下している状態（けいれん準備状態）が必要である。けいれん閾値の低下は，synapse膜の興奮系神経伝達機構の機能亢進または抑制系神経伝達機構の機能低下によって惹起される。しかるに，抗精神病薬はsynapse膜の感受性をコントロールしているcatecholamineおよびindoleamine系に作用し，とくにnorepinephrine系を抑制することによってsynapse膜の抑制系機能を低下させ，その結果，膜感受性を亢進させるものと考えられている。この作用はdopamine受容体拮抗作用の強いbutyrophenone系抗精神病薬よりも，norepinephrine受容体拮抗作用の強いphenothiazine系抗精神病薬・clozapine[17]・zotepine[36]などによる治療中にけいれん発作が多い事実からも推測可能であろう。

抗精神病薬によるけいれん発作の予防には，抗精神病薬治療前に脳波検査を行いてんかん性異常波の有無を確認しておかねばならない。そして，てんかん性異常波が存在する場合には抗けいれん薬の併用治療も必要であるが，butyrophenone系抗精神病薬を選択し，大量投与を控え，定期的な脳波検査による経過観察が必要である。てんかん性異常波が見られない症例においても，抗精神病薬の大量投与や多剤併用，特に脳内norepinephrine受容体拮抗作用の強いlevomepromazine・chlorpromazine・zotepineなどの相互併用を控えるのが好ましい。さらに，精神症状が重症であるために大量投与が必要な症例や，zotepineなどけいれん誘発の可能性が強い抗精神病薬を用いる場合には，頻回な脳波検査による経過観察と抗けいれん薬の予防的併用治療が必要である。頻回な電気ショック療法の治療歴のある症例や非定型精神病では，脳波異常やけいれんの可能性がとりわけ高いために厳重な観察が必要である。図15に抗精神病薬治療中の分裂感情病者の脳波所見を示した。この症例では既往歴にけいれん発作はなく，抗精神病薬治療初期の脳波にもspikeは見られていなかった。全身けいれん発作が出現し，脳波上にspikeも認められている。

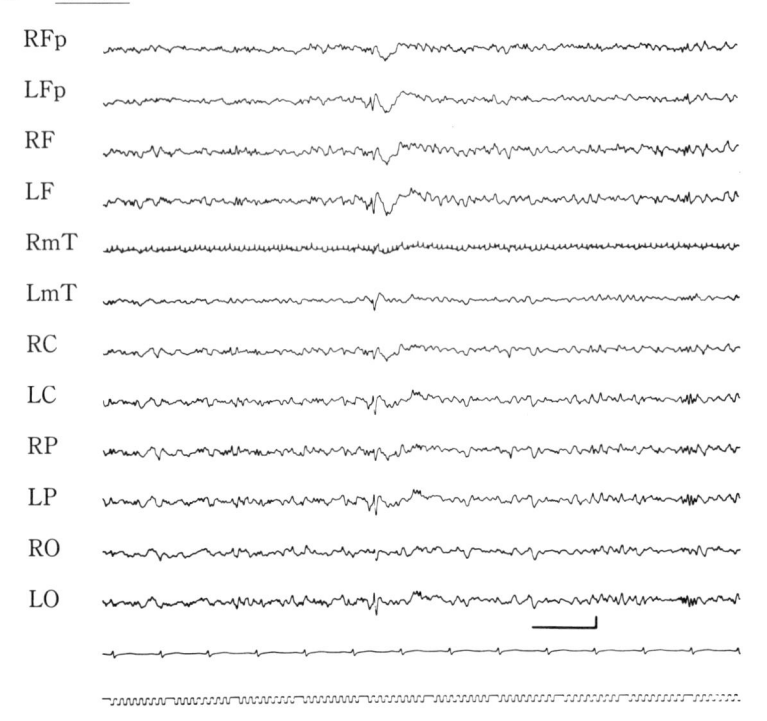

図 15. 抗精神病薬治療中にけいれん発作の見られた症例
23歳，女性，分裂感情障害
21歳時発症。2回目の躁状態にあり zotepine 300 mg 投与中。
脳波所見は，基礎律動の徐波化，5〜6 Hz の θ 波の多量混入，非焦点性棘徐波結合を認める。

C. 静止不能，restless legs 症候群

　静止不能（アカシジア akathisia）の発症頻度は phenothiazine 系抗精神病薬治療中には 21.2 %，butyrophenone 系抗精神病薬では 46.0 % と報告されているように[102]，精神科薬物療法では発症頻度の高い錐体外路系副作用の一つ

である．ただし，報告により発症頻度には 0.6〜40 ％ の差異がある[4,24,96,102]．抗精神病薬の dopamine D_2 および D_3 受容体拮抗作用により惹起されるために，抗精神病薬治療の初期に発症する場合が多い．しかし，三環系抗うつ薬の治療中および投与中止[18]，benzodiazepine 系抗不安薬離脱[24,96]，抗精神病薬の長期治療中（遅発性 akathisia）に発症する場合もあり[85]，抗精神病薬の dopamine D_2 および D_3 受容体拮抗作用のみでは発症機序の説明ができない．

Akathisia は「静座不能」「静止不能」と和訳されるように，足踏み・頻回な体位変換・歩行症 tathikinisia・頻尿などの行動異常と，不安・焦燥・苦悶・抑うつ・自殺・攻撃性などの精神症状，下肢の蟻走感・イジイジ感などの知覚障害からなる症候群である[4,24,96,102]．しかし，他覚的所見の乏しい自覚症状からなる症候群であるため，神経症やヒステリーと誤認されている場合もある．脳炎後遺症や Parkinson 病の部分症状としても発症するが，抗精神病薬治療中の akathisia は筋強剛・parkinson 歩行・振戦を軽度に伴う場合が多く，血中プロラクチン濃度も上昇しているために診断は比較的容易である[24,97]．**表 31** に八木らの診断基準を示した[102]．なお，restless legs 症候群は，下肢〜臀部に限局的な知覚異常を伴う場合もあるが，akathisia に見られる精神症状を欠如し，下肢が無目的に動く不随意運動を特徴とする[24,87]．

根治的治療法は抗精神病薬の減量・中止・変薬であるが，この処置が奏効しない症例も多く，不安苦悩的精神症状が強く自殺の頻度も高いために速急な治療が必要である[24]．逆に，抗精神病薬の離脱により akathisia が発症する場合もある[96]．抗 parkinson 薬である amantadine（商品名：シンメトレル）・diazepam（ホリゾンなど）静脈内注射・β遮断剤（metoprolol, propanorol など）[107] が奏効する症例が多い．一方，levodopa 製剤は治療効果が乏しく，promethazine（ピレチアなど）と bromocriptine（パーロデル）は akathisia には有効であるが restless legs 症候群を増悪するとされているが[102]，bromocriptine の有効性を認める報告もある[71,95]．

表 31. akathisia の診断基準[102]

I．症状診断
　アカシジアの診断には以下の 3 項目のいずれかを満たすこと
1. 静坐不能（座ったままでいられない，など）または静止不能（じっとしていられない，など）の自覚症状。それによる苦痛は，歩行または身体（とくに下肢）の運動によって軽減する
2. 以下の 2 項目の双方
   1) 坐位における下肢の不随意運動（粗大な振戦など），姿勢・体位の頻回な転換，立位における足踏みや目的のはっきりしない徘徊〔静坐・静止不能の自覚症状を欠く場合は仮性アカシジア〕
   2) 下肢（特に下腿）の異常感覚（ムズムズ感など），それによる苦痛は下肢の運動（特に歩行）によって軽減すること〔静坐・静止不能の自覚症状を欠く場合は restless legs syndrome〕
3. 焦燥感（イライラ感など）内的不穏感（落着かない気持ちなど）が，以下の 2 項目のいずれかを伴う場合
   1) 仮性アカシジアと明確な錐体外路性他覚所見（粗大な振戦，著明な筋強剛）
   2) restless legs syndrome

II．原因診断（薬原性の診断）
　以下の 2 項目の双方を満たすこと
1. アカシジア（症状と略）の出現前に，抗精神病薬またはその類似薬（薬物と略）を投与されており，著しい精神運動興奮状態または焦燥状態が先行していないこと
2. 投薬と発症・経過の間に以下のいずれかの関連が認められること
   1) 薬物（持効剤を除く）の投与または増量後，数週間以内に症状が出現し，数日以内に消失（または軽減）する〔早発性アカシジア〕
   2) 3 ヵ月以上の投薬中に症状が出現し，投薬中止（または減量）または抗コリン剤投与に反応せず（あるいは悪化し），1 ヵ月以上にわたって持続する〔遅発性ジスキネジア〕
   3) 投薬中に症状は認められず，投薬を中止して数日以内に症状が出現する〔遅発性アカシジア〕
   4) 数ヵ月以上の投薬中で，最近の薬物増量がないにもかかわらず症状が観察される場合〔便宜的に慢性アカシジア〕

D. 悪性症候群

　悪性症候群 neuroleptic malignant syndrome, syndrome malin（仏）は，抗精神病薬治療中に突発的に発症する意識障害・錐体外路症状・自律神経症状よりなる極めて重篤な状態である。1956 年 Ayd が「chlorpromazine 投与中の致死性異常高体温 fatal hyperpyrexia during chlorpromazine therapy」として発表して以来，疫学・臨床症状・病態・治療につき多くの研究がなされてきた[7,24,105,106]。山脇の著書[105]を参考として，悪性症候群の臨床症状と診断基準を**表32**, **表33**に一覧とした[24,51]。

　悪性症候群は抗精神病薬治療の全ての時期に発症するが，
①突発型：治療初期（投与後1～2日以内）に発症するもの（18.1％），
②早発型：治療早期（投与後5～15日目頃）に発症するもの（50.0％），
③遅発型：長期治療中に発症するもの（20.5％），
④離脱型：長期治療中の投与中断および急激な減薬時に発症するもの，

に分けることができる[105,106]。抗精神病薬の投与量を急速に増加していく治療初期5～15日目頃に発症する早発型の発症頻度が最も高いが，投与1～2日目頃から前駆症状を既に発症している症例が多いために，突発型と早発型は同一発症型と考えられる。一方，少量～中等量の抗精神病薬による長期治療中に，感冒・扁桃腺炎・転倒・外傷などの軽微な身体疾患を契機として発症する遅発型もあるため，抗精神病薬治療中の発熱を単なる発熱と軽視せず神経症候と全身状態を常時観察しておかねばならない[24]。

　悪性症候群を発症しやすい抗精神病薬の種類については，haloperidol との関連での報告が最も多いが[1]，fluphenazine enanthate[55]・chlorpromazine・levomepromazine などによる報告もある。また，悪性症候群を発症した症例の多くは抗精神病薬の多剤併用で治療されており[1,19,105]，加えて，その上に抗精神病薬の注射治療がなされている場合が多い[1]。一般的には，精神運動興奮の著しい緊張病型分裂病や非定型精神病への抗精神病薬筋肉注射を契機として発症する場合が多い[10,19,24,105,106]。

表 32. 悪性症候群の臨床症状一覧

	前駆症状または 軽症型　不全型	本症状または 重症型　典型型
発　熱	風邪，咽頭炎症状 または発熱原因不明	異常高体温 40°C 以上 解熱剤無効
精神症状	せん妄，感情不安定 無言症，緘黙	昏迷，昏睡
神経症候	無動症，筋固縮，筋攣縮	球麻痺，けいれん，重積
全身状態	頻脈，口腔内の分泌過多， 高血圧クリーゼ，褥瘡， 動揺性血圧	チアノーゼ，心不全 肺分泌物鬱滞，呼吸困難 脱水，虚脱
その他	血清 CPK・LDH・GOT・GPT・BUN 上昇 赤沈亢進，蛋白尿，糖尿，ミオグロビン尿	

表 33. 悪性症候群の診断基準 （Levenson[51]）

major symptom	a) 発　熱　b) 筋強剛　c) CPK 上昇
minor symptom	a) 頻　脈　b) 血圧異常　c) 呼吸促迫 d) 意識障害　e) 発汗過多　f) 白血球増多

major symp. 3つ，あるいは major symp. 2つ＋minor symp. 4つ

悪性症候群の発症機序については推測の域を出ないが，特徴的な臨床症状より，抗精神病薬が自律神経系と錐体外路系に過剰に作用したため，両神経系の極度な機能亢進または低下に陥っていると考えられる[30,105]。それゆえ，過剰反応を起こしやすい個体側の脆弱性や過敏性と抗精神病薬の中枢 monoamine におよぼす薬理作用の関連性が推測できる。緊張病性精神運動興奮・せん妄・振戦せん妄・妄想型分裂病の内的不穏・幻覚妄想の強いうつ病などが悪性症候群に陥りやすいが，これらの精神障害では発熱・血清 CPK 高値・血清 LDH 高値・脱水などの全身症状を抗精神病薬治療前より合併している症例が多い[97]。生化学的には，ラット視床下部への微細電極電気刺激により全身の筋肉細胞膜

の透過性が亢進するために筋肉酵素が湧出し血清CPK・LDH・ALD濃度が上昇する所見は[91]，悪性症候群の発症機序を示唆している．また，中枢serotonin系神経伝達機構の過活動は体温上昇を，中枢および末梢性norepinephrine系神経伝達機構の過活動は頻脈・発汗過多・筋痙攣・虚脱を，中枢dopamine系神経伝達遮断効果は錐体外路症状を発生させる．すなわち，悪性症候群にみられるakinetic-hypertonic-dystonicな錐体外路系運動異常は中枢dopamine機能不全に基づく臨床症状であるが，重篤な自律神経症状は抗精神病薬のdopamine受容体拮抗作用が視床下部および脊髄の自律神経中枢に直接的に作用しているのか，dopamine受容体拮抗作用に続発したnorepinephrine系機能亢進であるのか明言されていない[30]．また，錐体外路症状が先行し，二次的に肺換気障害やalkalosisが発生したために自律神経症状が惹起されたとの考え方もある．しかし，顕著な錐体外路症状を伴わず重症自律神経症状を主症状とする悪性症候群や，dopamine受容体拮抗作用を持たない抗うつ薬によっても悪性症候群類似の症状（広義の悪性症候群，serotonin症候群）[24,103,104]が見られることなどから，抗精神病薬および抗うつ薬の抗choline作用による異常反応仮説もある[105]．

一方，悪性症候群においては血清CPK・LDH・ミオグロビン値が上昇するがCPK-MM型やLDH$_5$値の上昇であることより[97]，筋肉細胞膜の透過性亢進を病態の一つと推測し得る．すなわち悪性症候群では，抗精神病薬の中枢dopamine受容体拮抗作用が錐体外路系のみならず視床下部や脊髄の自律神経中枢にまで作用し，血中norepinephrine異常高値を伴った中枢性および末梢性交感神経機能亢進状態に陥っている[20,30,103]．その結果，肺水腫・腎循環不全・末梢循環不全・イレウス・心伝導障害などの「多臓器不全 multiorgan failure」の極めて重篤な全身状態に陥っていると解釈できる[20,103]．しかし，悪性症候群の発症状況が一様でないことや，臨床症状と経過に非定型的な症例が多いことなどより，悪性症候群は同一原因に基づいた均一疾患でない可能性も高い．

悪性症候群の治療は，基本的には補液や強心剤・抗生物質・利尿剤などによる保存的治療である．異常高体温に対す解熱剤の効果は乏しく冷風や氷による全身冷却が有効であるが，利尿剤を併用しつつ3500～4500 ml/日の大量補液

により 37 °C 台への体温降下が期待できる[103]。抗精神病薬の急激な中断は悪性症候群をさらに悪化させるとの意見もあるが，悪性症候群が疑われる場合には抗精神病薬を直ちに中断せねばならない。抗 choline 作用の強い抗 parkinson 薬による悪化，ごく小量の haloperidol や levomepromazine による軽快，dantrolene・levodopa 製剤・bromocriptine・neostigmine の有効性が報告されている[105]。Dantrolene の静脈注射反復は最も有効な積極的治療法である。すなわち，悪性症候群の重症度に応じて，1回 20 mg〜40 mg を1日2回臨床症状が軽快するまで3〜7日間連続投与する。ただし，肝障害や静脈炎の発症頻度が高いために厳重な観察が必要である[24,103,105]。

なお，抗精神病薬の急性中毒[64]や抗精神病薬と抗脂血剤（prarastatin）との併用[34]により血清 CPK およびミオグロビンが異常高値を示す場合があるが，悪性症候群とは異なった発症機序による横紋筋融解症 rhabdmyolysis である[24]。

E. antipsychotics-induced depression, postpsychotic depression

抗精神病薬治療によって精神分裂病の陽性症状が改善される回復過程において，抑うつ状態 postpsychotic depression が出現する経験は多い[24,46,80,92]。すなわち，抗精神病薬が精神科医療に導入されたのを契機に，1952 年からと 1956 年からの各4年間に精神障害者の自殺が3倍に増加しており，「抗精神病薬による抑うつ状態 antipsychotics-induced depression」が推測されていた[33]。また，抗精神病薬治療開始後の 10 日間に 6.0 %（8/133 人）に抑うつ状態が見られているように[12]，抗精神病薬治療のいかなる時期にも抑うつ状態が発症する可能性がある。

うつ病の生化学的病態に dopamine・norepinephrine・serotonin などの脳内 monoamine 機能の低下が考えられている。加えて Parkinson 病・akathisia・dystonia・アルコール離脱症候群に抑うつ状態が合併しやすい臨床経験は，運動系と精神系の中枢性 dopamine 系神経伝達機構の機能低下が同時に発生している可能性を示唆している。すなわち，抗精神病薬の dopamine D_2 お

およびD$_3$受容体拮抗作用は，錐体外路症状と同時にうつ病類似の精神症状を惹起する可能性がある。「抗精神病薬起因性抑うつ状態」は dopamine D$_2$ 受容体拮抗作用の強い抗精神病薬，すなわち抗精神病作用・抗幻覚妄想作用・鎮静作用などの治療効果の強い zotepine・fluphenazine enanthate・fluphenazine decanoate・haloperidol・sulpiride・sultopride などで発症頻度が高い[24]。

Antipsychotics-induced depression または postpsychotic depression の臨床症状は概ね同質であり，抑うつ気分・過眠・好褥・意欲低下・活動性減退・離人感など内因性うつ病と酷似した臨床症状を示す。さらに，精神分裂病の自閉症・活動性低下・意欲発動性減退・感情低下とも類似している。抑うつ状態の特徴は，抑うつ思考の内容が極めて現実的であり（awakening），精神障害に罹患したことを嘆き，現状逃避や将来の悲観より自殺企図の頻度が高く，精神分裂病の抑うつ的妄想と鑑別困難な場合も多い。なお，筋強剛・手指振戦・前屈姿勢・parkinson性歩行・流涎などの錐体外路症状を伴い，血中プロラクチン濃度が上昇している症例も多い[24,97]。

Postpsychotic depression の治療に各種抗うつ薬を用いる場合もあるが，その治療効果は乏しい。抗精神病薬の変薬および減量が最も有効であるが，抗choline性抗parkinson薬が奏効する症例もある[24,76]。なお，抗精神病薬と三環系抗うつ薬の併用は，抗choline作用が増強され重篤な全身性副作用が惹起される場合があるために厳重な観察が必要である。もちろん支持的な精神療法による自殺の予防に努力を払わねばならないことは言うまでもない。

抗精神病薬により誘発されたと思う抑うつ状態の症例を呈示する。

【症例3】25歳，男性，妄想型精神分裂病

［病前性格］内気・温和だが神経質と言うほどでもなく，友人も多く仕事熱心。楽観的なところもある。

［現病歴］X年（22歳），幻聴・幻視・被害妄想・関係妄想などで初発。近医から haloperidol および chlorpromazine の治療を受け異常体験は消失したが，手指振戦・筋固縮・頻脈・発汗過多の錐体外路症状と自律神経症状が発生し日常生活に差し障るようになったため，某大学病院精神科を受診した。

症例 3

年月日	処　方		幻聴	錐体外路症状	抑うつ状態	解説
X+1. 8.26	Rp) sulpiride 　　cloxazolam 　　trihexyphenidyl 　　分3　食後 　　chlorpromazine 　　thioridazine 　　眠前	600 mg 6 mg 6 mg 12.5 mg 30 mg	＋	＋	－	解説 1
9.11	Rp) zotepine 　　sulpiride 　　cloxazolam 　　etilefrine 　　分3　食後 　　thioridazine 　　眠前	75 mg 300 mg 6 mg 6T 30 mg	＋	＋	－	
9.25	Rp) zotepine 　　sulpiride 　　cloxazolam 　　biperiden 　　etilefrine 　　分3　食後 　　thioridazine 　　眠前	75 mg 150 mg 6 mg 3 mg 6T 30 mg	＋	＋＋	－	解説 2
10. 9	Rp) zotepine 　　cloxazolam 　　biperiden 　　etilefrine 　　分3　食後	100 mg 6 mg 3 mg 6T	－	－	＋＋	
10.20	Rp) zotepine 　　chlorpromazine 　　cloxazolam 　　biperiden 　　etilefrine 　　分3　食後	50 mg 37.5 mg 6 mg 3 mg 6T	＋	－	±	
11.5	Rp) clocapramine 　　chlorpromazine 　　biperiden 　　etilefrine 　　分3　食後	75 mg 75 mg 3 mg 6T	＋	＋	－	解説 3

解説1：抗精神病薬治療を続けながら父親が経営する自動車修理業に欠勤なく勤めていた。「通りがかりの人が自分の名前を呼んでいる。事務所の窓の外から名前を呼ぶ。仕事中に着ていた麦藁帽子について批評する。」などの幻聴と被害妄想を時々体験していたが，切迫不安感が少ないために仕事はできていた。Sulpiride を主体とした薬物療法を行っていたが幻聴が消失せず，加えて錐体外路症状が発生しやすいために sulpiride を減量し zotepine を追加投与した。

解説2：Zotepine 投与後，幻聴と関係妄想の改善はなく，逆に手指振戦・筋強剛・手関節歯車現象の錐体外路症状が増悪したため biperiden を併用した。
　10月20日外来受診時，俯き加減に今迄にない小声で途切れがちに「仕事を休んでいます。会社内の人間関係で嫌になりました。ある従業員が，父親の前ではいいのですが，私一人になると私を困らせるようなひどいことを言うのです。この人との付き合い方をどうすれば良いかと悩んでいます。」「自分の病気は長いし，将来の身の振り方をどうしようかと思っています。方針が出せないので会社へ行けなくなりました。」「頭が疲れる。神経が疲れました。」「もう会社をやめて何処かへ行ってしまいたい気持ちです。」などと訴えた。これらの訴えは現実的であり (awakening)，全てを被害関係妄想とは診断できなかった。臨床症状・経過・抗精神病薬処方を考えあわせ antipsychotics-induced depression と診断し，直ちに zotepine を減量し chlorpromazine の少量を投与した。その後，幻聴は消失し錐体外路症状も見られなかった。

解説3：Zotepine を中止し，clocapramine と chlorpromazine の併用としたところ，11月9日には「いやな人のことは気にならなくなりました。あんな人かと思うだけで，深刻に考えないで今迄通りの付き合いをして行こうと思います。」「仕事には，また出ています。あの時は疲れていたのだと思います。」と活気ある声で話すようになり，抑うつ状態から脱していた。しかし，以前と同様に，幻聴と関係妄想を時々体験し，同時に軽度の錐体外路症状が持続していた。

F. 離脱症候群

　長期間にわたる抗精神病薬治療による身体的負担を軽減する目的で「休薬日 drug holiday」と呼ばれる短期間の抗精神病薬中断を推奨する報告がある[59]。また，身体疾患の発症・外科手術・妊娠・重症副作用などにより，抗精神病薬の治療中断や極度の減量が必要な場合もある。その際には，抗精神病薬中断により発症する臨床症状や薬理学的変化に関する知識が必要である。

　抗精神病薬の中断や極度の減量により発生する臨床症状は，①精神障害の再燃，②離脱症状としての一過性の精神神経症状，③離脱症状としての持続性の神経症状に大別できる。

　治療中断による精神障害の再燃については，抗精神病薬による再燃予防効果として既に述べたが，中断および極度の減量による精神分裂病の再燃率は60～70％と言われている[86]。

　抗精神病薬治療中断に伴う離脱症候群 withdrawal syndrome を否定する報告もあるが，精神症状と神経症状よりなる離脱症候群の発症は常識的である。抗精神病薬長期投与の臨床研究や動物およびヒト死後脳研究では，精神症状に関与すると考えられている中脳辺縁系での受容体変化は認められていない。また，錐体外路症状に関与する黒質線条体 dopamine D_2 受容体での denervation supersensitization は臨床的には推測可能であるが，receptor assay 研究では確認されていない[88,89,98]。すなわち抗精神病薬の中断は，分裂病症状の rebound 的増悪を招かないが錐体外路症状を発生させる可能性が高い。

　しかし，臨床的には抗精神病薬の治療中断あるいは極度の減量により，不眠・不安・焦燥・不快・脱力・倦怠感・せん妄・思考促進・発動性高揚などの精神症状[4,22,48,59,86]，発汗・悪心・下痢・嘔吐・食欲低下・顔面紅潮・頻脈・血圧上昇などの自律神経症状[48,59]，身体の軽くなる感じ・頭痛などの身体症状が一過性に発症する[24,86]。

　抗精神病薬離脱神経症状には，dyskinesia[24,26,48,98]・akathisia・restless legs 症候群[102] などの錐体外路症状，悪性症候群[22,24,105] などがある。抗精神病

薬治療の中断により誘発される dyskinesia と遅発性 dyskinesia の関連性に注目されている。すなわち，抗精神病薬治療中断により発生する dyskinesia は「covert dyskinesia または withdrawal dyskinesia」と呼ばれ可逆性で軽症の症例が多いが，一部では非可逆性経過をとる症例もあるため，遅発性 dyskinesia と同じ発症機序が推測されていると同時に，抗精神病薬治療中断は遅発性 dyskinesia の早期発見方法とされている[98]。抗精神病薬 withdrawal dyskinesia の発症頻度は 0.5～4.0％ と報告者により差異が大きく[13,48,98]，ほとんどすべての種類の抗精神病薬の治療中断により発症するが haloperidol に関する報告が多い[48,98]。閉経後の女性に発症頻度が高いため，女性ホルモン（エストロゲン estrogen）低下の関与も推測されている。

このように，抗精神病薬の急激な中断および極度の減量により離脱症候群が発症するが，一部には非可逆性の錐体外路症状や悪性症候群など危険な状態を引き起こす可能性もあるため，抗精神病薬中断時には漸減法によって中断するのが安全である。

G. 遅発性ジスキネジア，遅発性ジストニア

遅発性ジスキネジア tardive dyskinesia は，長期間にわたる抗精神病薬治療中に発症する不随意運動であり，非可逆性経過をとる症例が多いために精神科薬物療法の安全性と抗精神病薬の dopamine 受容体拮抗作用との関連で注目されている。モグモグ mogue-mogue 運動（宮本），遅発性 dyskinesia（風祭），非可逆性錐体外路症状（三浦）などとも呼ばれ，口周辺に限局した症状は oral dyskinesia と呼ばれる[24,98]。加えて，長期抗精神病薬治療中には，極めて難治性の遅発性 dystonia がまれに見られる[2,24,65,66,70,98]。

遅発性 dyskinesia の発症頻度は報告者により 0.5％～56％ と差異が大きく[75,98]，その理由には dyskinesia の重症度の差異が著しく，状況因・精神症状・精神活動で症状変化が大きいことがあげられる。発症頻度についての木下のまとめでは諸外国 7.7％・日本 7.6％ であるが[45]，坂本は日本 13.1％[75]，Kane は諸外国 15％ としている[40]。また，同一施設における 1982 年の発症頻

表 34. 遅発性ジスキネジアの分類[39,45]

臨床的分類
  Ⅰ. Lingual dyskinesia
  Ⅱ. Linguo-masticatory dyskinesia
  Ⅲ. Bucco-oral dyskinesia
  Ⅳ. Choreo-athetotic dyskinesia

木下の分類[45]
  Ⅰ. Bucco-linguo-masticatory dyskinesia
    a. Lingual dyskinesia
    b. Linguo-masticatory dyskinesia
    c. Bucco-linguo-masticatory dyskinesia
    d. Facio-bucco-linguo-masticatory dyskinesia
  Ⅱ. Choreo-athetotic or dystonic movements
    a. with bucco-linguo-masticatory dyskinesia
    b. without bucco-linguo-masticatory dyskinesia
  Ⅲ. Dyskinesia associated with akathisia-like syndrome
  Ⅳ. Coexistence of parkinsonian rigidity or tremor and dyskinesia

度は 3.7％, 1992 年の発症頻度は 12.2％ と報告されているように, 患者の高齢化や抗精神病薬の使用状況に伴って増加の傾向にある[56]。なお, 高齢者・閉経後の女性・感情障害[41]に発症頻度が高いために, 精神科慢性病棟および一般病院老人科病棟では 20％ と発症率が高く[6], 遅発性 dyskinesia を有する女性や 60 歳以上の高齢者では死亡率が高い[82]。

  遅発性 dyskinesia の臨床症状は, 病型分類 (**表 34**) と, abnormal involuntary movement scale (**表 35**) の症状項目のなかに見ることができる[39,98]。初期症状は, 顔面下半分, 特に口唇・舌・頬・下顎の間断ない常同的でグロテスクな不随意運動 (bucco-lingo-masticatory dyskinesia) である。Bucco-lingo-masticatory dyskinesia のなかでも舌が口腔内で左右に捻れるごとく小さく揺れる型や, 下顎が上下左右に揺れる臨床型が最も多い。症状の発展に伴って, また高齢者や脳器質性病変を伴う場合には, 四肢末端の choreoathetotic dyskinesia や軀幹～首の捻れ運動 (complex dyskinesia) が早期より見

表35. 遅発性ジスキネジアの評価表
(慶應大學医学部精神神経科臨床精神薬理研究班訳[39]より一部変更して引用)

		Circle One	CARD 01 (18—19)
FACIAL AND ORAL MOVEMENTS: 顔面および口の運動：	1. Muscles of Facial Expression a.g., movements of forehead, eyebrows, periorbital area, cheeks; include frowning blinking, smiling, glmacing 表情筋。眉をよせる，目をぱちぱちさせる，ほほえむ，しかめ面をする等ひたい・眉・眼窩周辺部・頬部の運動	0 1 2 3 4	(20)
	2. Lips and Perioral Area a.g., puckering, pouting, smacking 口唇と口周辺部。口をすぼめる，口をとがらす，舌打ちする等	0 1 2 3 4	(21)
	3. Jaw a.g., biting, clenching, chewing, mouth opening, lateral movemant 顎。嚙む，歯を食いしばる，もぐもぐさせる，口を開ける，側方運動	0 1 2 3 4	(22)
	4. Tongue Rate only increase in movement both in and out of mouth, NOT inability to sustain movement 舌。口の内外での運動の増加のみを評価すること。運動の停止が不能であることを評価するのではない	0 1 2 3 4	(23)
	5. Upper (arms, wrists, hands, fingers) Include choreic movements. (i. a., rapid objectively purposeless, irregular, spontaneous), athetoid movements (i. a., slow, irregular, complex, serpentine). Do NOT include tremor (i. a., repetitive, regular, rhythmic) 上肢（腕，手首，手，指）。舞踏病様運	0 1 2 3 4	(24)

EXTREMITY MOVEMENTS: 四肢の運動:	動（速く，他覚的に無目的で不規則な自発運動），アテトーゼ様運動（ゆっくりした，不規則でくねくねした運動）を含む。振せん（反復的な規則的，リズミカルな運動）は含まない			
	6. Lower (legs, knees, ankles, toes) a. g.,lateral knee movement, foot tapping, heel dropping, foot squirming, inversion and aversion of foot 下肢（脚，膝，踵，足趾）。膝を横に動かす，足をばたばたさせる，踵で床をとんとんさせる，足をくねらせる，足を内反・外反させる		0 1 2 3 4	(25)
TRUNK MOVEMENTS: 軀幹の運動:	7. Neck, shoulders, hips a. g., rocking, twisting, squirming, pelvic gyrations 頚，肩，腰。ゆらす，ねじる，のたうたせる，腰をくねらせる		0 1 2 3 4	(26)
GLOBAL JUDGMENTS: 総合判定:	8. Severity of abnormal movements 異常運動の重症度	None. normal なし，正常 0 Minimal 軽微 1 Mild 軽度 2 Moderate 中等度 3 Severe 高度 4		(27)
	9. Incapacitation due to abnormal movements 異常運動による能力減退	None, normal なし，正常 0 Minimal 軽微 1 Mild 軽度 2 Moderate 中等度 3 Severe 高度 4		(28)
	10. Patient's awareness of abnormal movements, Rate only patient's report 患者が異常運動を意識している程度 患者の報告のみを評価すること	No awareness 気づいてない 0 Aware, no distress 気づいているが，苦痛でない 1 Aware, mild distress 多少苦痛を思う 2 Aware, moderate distress 中等度に苦痛 3 Aware, severe distress 高度に苦痛 4		(29)

DENTAL STATUS: 歯の状態	11.Current problems with teeth and/or dentures 最近の歯および/または義歯の問題	No なし Yes あり	0 1	(30)
	12.Does patient usually wear dentures? 患者は義歯を常用しているか？	No してない Yes している	0 1	(31)

注意：評価を行う前に裏面に検査手順を施行すること
運動の評価：観察されたうちで最も程度のひどいものを評価すること
誘発された運動は自然におきた運動より一段階低く評価すること

Code: 0 = None　なし
1 = Minimal, 軽微
　　 may be（不確実）
　　 extreme normal
　　　 （概ね正常）
2 = Mild　軽度
3 = Moderate
　　　　　 中等度
4 = Severe　高度

られる。Complex dyskinesia はまれな症状であり，その発症機序には抗精神病薬と脳器質性病変の相乗効果が推測されている。これら遅発性 dyskinesia 症状は，患者が緊張する診察時に消失し自然な生活の中では症状化しやすいため，診察には誘発試験が必要である。すなわち，座位にて両上肢を前方水平に挙上させ手指微細運動に意識を集中させたり，爪先立ちにて両上肢を前方水平に挙上させると口周辺に不随意運動が誘発されやすい[24,98]。

抗精神病薬の長期治療および長期治療中の減量や中断が遅発性 dyskinesia を発症もしくは増悪させるとの考え方が一般的である[61,98]。このような臨床経験に基づいて，遅発性 dyskinesia の発症機序に関する疫学的および生化学的研究が進められてきた。Haloperidol は発症頻度が高く thioridazine や clozapine などの非定型抗精神病薬は低いと言われているが[9]，risperidone や olanzapine などの非定型抗精神病薬によっても発症頻度は低いものの遅発性 dyskinesia[9] および遅発性 dystonia[79] の発症が知られており，抗精神病薬の種類と発症頻度の関連性は明確ではない。持効性抗精神病薬の注射治療と遅発性 dyskinesia の関係を認める報告[15]と否定する報告[28]がある。

抗精神病薬の治療期間と総投与量の増加に伴って発症頻度も増加するが[56]，比較的少量かつ短期間の抗精神病薬治療で発症した症例も知られている[74]。中高齢者での発症頻度と非可逆性は抗精神病薬の治療期間と投与量に相関するが，若年者では可逆性症例が多く抗精神病薬投与量との関連性は少ない。基礎疾患との関連性は高く，高齢・多発性脳梗塞・脳動脈硬化症・頭部外傷後遺症・痴呆・アルコール症などの脳器質性障害を持つ症例や，抗精神病薬の治療初期に重症錐体外路症状の発症をみた症例では，発症頻度と重症度はともに高くなる傾向にある。なお，精神分裂病よりも感情障害での発症頻度が高い[21]。

脳組織病理学的には，黒質・中脳・脳幹・小脳の神経細胞の変性とグリオーシス gliosis が報告されており，とりわけ小脳歯状核のグルモース変性 grumose alteration が責任病巣と推測されている[98]。また，頭部 CT や MRI 検査での尾状核萎縮や側脳室拡大との関連性も疑われているが，特異的所見とは言い難い[98]。

遅発性 dyskinesia と抗精神病薬の関係は明確であるゆえに，抗精神病薬の dopamine D_2 および D_3 受容体拮抗作用を遅発性 dyskinesia の薬理学的・生化学的発症原因と考えるのは妥当であろう。すなわち抗精神病薬治療は，黒質線条体 dopamine D_2 および D_3 受容体を持続的に遮断し錐体外路症状を発症するが，長期治療中には線条体の神経細胞後膜 dopamine D_2 および D_3 受容体はホメオスターシスにより denervation hyper- or super-sensitivity の状態へ発展していく。このような状態において，dopamine D_2 および D_3 受容体拮抗効果の自然的な低下や人為的な抗精神病薬投与量の減量または中断は，synapse 間隙内への dopamine 分泌を促進させ，過敏性を獲得した受容体は相乗作用によって極度な過活動状態となり，その結果，遅発性 dyskinesia が発症するものと考えられている[24,61,98]。この仮説は，haloperidol 短期投与動物の線条体の ^{3}H-spiperone および ^{3}H-haloperidol 結合実験での dopamine 受容体数の増加より推測されているが，ヒト死後脳 ^{3}H-spiperone 結合研究[14]および [^{123}I] IBZM (benzamide) SPECT 研究[11,44]では否定的である。すなわち，抗精神病薬の薬理作用は dopamine 系機能のみが関与しているものではなく，また線条体を中心とした錐体外路系機能も dopamine のみが作動物質ではないため，遅発性 dyskinesia の発症機序を dopamine 系機能のみで説明する

表 36. 遅発性ジスキネジアに対する各種薬剤の作用

改善する可能性のある薬剤		悪化する可能性ある薬剤	
dopamine 拮抗剤	haloperidol sulpiride thiapride pimozide	抗 parkinson 薬	benzotropine trihexyphenidyl biperiden levodopa amantadine bromocriptine
amine 枯渇剤	reserpine oxypertine tetrabenazine	三環系抗うつ薬 その他	 amphethamine
choline 賦活剤	choline chloride physostigmine deanol		
GABA 賦活剤	sodium valproate baclofen Ca-hopantenate clonazepam diazepame		

ことには無理があり[52]，acetylcholine 系機能低下や GABA 系機能低下の関与も考慮せねばならない[98]。表 36 に遅発性 dyskinesia を改善させる可能性のある薬剤と悪化させる薬剤を一覧に示したが，これら薬剤の中枢 monoamine への薬理作用を考えると，遅発性 dyskinesia には dopamine 系機能過活動のみが関与しているのではないことが理解できるであろう。

遅発性 dyskinesia の根治的治療には，抗精神病薬治療を中断し線条体 dopamine 受容体過活動状態の自然消褪を待つ方法が考えられるが，精神症状の悪化や遅発性 dyskinesia の一過性増悪などのために実施不可能な場合も多い。逆に，抗精神病薬，とくに dopamine 受容体拮抗作用の強い haloperidol や sulpiride による治療も一時的に有効であるが，投与 1～2 週間で dopamine 受容体遮断効果が減弱消失し遅発性 dyskinesia が再燃増悪するために更なる投与量の増加が必要となり，最終的には遅発性 dyskinesia の重症化を招くことになる[98]。中等量以下の oxypertine は，前 synapse よりの norepinephrine

放出を増加させ，synapse 間隙内の norepinephrine 濃度を上昇させて遅発性 dyskinesia を改善する可能性がある[3,61]。同様に，catecholamine 枯渇剤である tetrabenazine も有効な薬剤であるが[72]，年余にわたる長期治療効果は検討されていない。GABA 系賦活剤である sodium valproate や，GABA 関連物質である calcium hopantenate の有効性も検討されている[98]。

遅発性 dyskinesia は非可逆性経過をとると考えられてきた。しかし，抗精神病薬治療中断により一過性に増悪するが，その後は軽症化する可逆性経過を示す症例も知られている[24,26,98]。なお，遅発性 dyskinesia の1病型として呼吸性ジスキネジア respiratory dyskinesia が極めてまれに見られるが，呼吸困難による生命的危機に陥る場合があるため，呼吸管理と diazepam 静脈注射などによる速急な治療が必要である[24,47,62]。

近年，抗精神病薬長期治療中に頸部や軀幹に発作性捻軸性不随意運動を発生する遅発性ジストニア tardive dystonia に注目されている[2,66,70,98]。発症頻度は 0.28〜4.0％ と低いが，難治性で患者に不安や疼痛などの苦痛を強く与えるために予防と治療の確立が切望されている[23,65,98]。しかし，抗 parkinson 薬の治療効果は乏しく，diazepam 注射の一過性効果が認められるにすぎない[42]。

遅発性 dyskinesia の治療方法が確立されていない現状では，その発症予防と非可逆的に陥らせないための対策が必要である。すなわち，3ヵ月毎に抗精神病薬治療を数日間中断するか投与量を減量し，潜在的な遅発性 dyskinesia の早期発見に努める方法が提唱されている[98]。一方，1日1回の抗精神病薬内服治療や休薬日などによる抗精神病薬血中濃度の大きな変動は，遅発性 dyskinesia には好ましい投与法ではない[26,27]。精神症状に応じた抗精神病薬の選択と投与量の適正化により，必要以上の過量投与や長期治療を避けることが重要である[27,98]。さらに，抗 parkinson 作用を目的として投与された promethazine およびその代謝産物の血中濃度が遅発性 dyskinesia では対照群よりも高かった結果は[8]，抗精神病薬による錐体外路症状の発症を予防する目的での抗 parkinson 薬の慢性的および過量投与や，遅発性 dyskinesia の治療を目的とした抗 parkinson 薬の投与は，遅発性 dyskinesia の誘発の可能性を示唆している。また，oral dyskinesia などの限局性遅発性 dyskinesia と，手指振戦や pill rolling 運動など錐体外路症状の合併した症例が時に見られるが，

かかる症例への漫然とした抗 parkinson 薬の投与は parkinsonism に対する効果が乏しいのみならず遅発性 dyskinesia を悪化させる[27,98]。なお，levodopa 製剤の抗精神病薬起因性 parkinsonism に対する治療効果は認められていない[31]。

H. 多飲症，多尿症，水中毒

抗精神病薬・抗うつ薬・lithium carbonate などの治療中に多飲症 polydipsia・多尿症 polyuria・水中毒 water intoxication が発症する頻度は高く，低ナトリウム血症性精神神経障害[24,97] を発症する症例もある。精神分裂病の多飲症と多尿症は抗精神病薬治療の導入以前から気付かれていた奇異な行動であったために抗精神病薬の副作用とは断定できないが，抗精神病薬治療の普及に伴って発症頻度は増加し，最近では抗精神病薬治療中の精神分裂病の 3～43 % に見られている[16,63,69,81,93]。長期入院・難治性・人格荒廃・chlorpromazine 換算 1000 mg 以上の抗精神病薬大量治療・抗うつ薬治療・lithium carbonate 併用の精神分裂病に多いが[16]，治療薬量や精神科基礎疾患との関連性を認めない報告もある[63]。

抗精神病薬治療中の精神障害者にみられる多飲症の発症機序には，①ストレスによる視床下部の機能不全，②大脳辺縁系の機能不全，③腎機能障害，④薬剤起因性，⑤抗利尿ホルモン不適合分泌症候群などがあげられる。また臨床的病型には，①単純性多飲症，②水中毒を伴う多飲症，③身体合併症の 3 病型に分類されているが[16,81]，精神分裂病の精神症状の部分症状や焦燥感への対応行動および薬剤起因性の症例が多い。多飲性多尿症の診断基準は設定されていないが，尿量増加・飲水量増加・1.2 % 以上の体重増加・尿中クレアチニン濃度低下・尿比重 1.009 以下・血清ナトリウム 132 mEq/l 以下・血清 vasopressin 濃度異常（多くの症例では増加）などの所見により診断するが[29,81,93,97]，6 時間以上の飲水量制限テストにより尿比重が正常化する場合は多飲性多尿症が考えられる[63,97]。なお，低ナトリウム血症を伴う多尿症では，血清 vasopressin 濃度は著明に増加している[29]。

多飲性多尿症では，尿中ナトリウム排泄増加に伴って血清ナトリウム濃度が低下し種々の精神神経症状が発症するが，悪性症候群類似の臨床症状を呈する症例もある[38,57]。すなわち，数時間以内に血清ナトリウム濃度が $10\,mEq/l$ 以上低下すると，下痢・流涎・嘔気・歩行失調・筋力低下・無欲状・昏迷・精神運動緩徐・血清 CPK 上昇・横紋筋融解症などの精神神経症状が発症するが[29,97]，血清ナトリウム濃度が緩徐に低下した症例や慢性低ナトリウム血症の症例では臨床症状が発症しない場合も多い。

水中毒ではナトリウム補正による全身状態の回復が第一選択治療法であるが，多飲性多尿症の治療には飲水量制限を目的とした行動制限が必須である。また，haloperidol あるいは clozapine[73,93] への変薬が奏効する場合もある。

I. 心電図変化，突然死

抗精神病薬治療のすべての時期に心電図変化が高頻度に惹起されることは常識的であり，大多数の症例は無症候性経過をとるが，極めてまれには重篤な臨床症状を呈する場合もある。抗精神病薬治療中に見られる心電図変化は，①ST 変化・QT 時間延長・U 波出現・T 波変形などの心筋膜の再分極完成期に正常膜静止電位に回復しないための所見と，②頻脈・徐脈・洞房ブロック・房室ブロック・期外収縮などの心刺激伝導系の異常所見に大別できる[68,97,99]（表37）。しかし，これら異常所見が心機能のいかなる状態を意味しているかは確定されておらず，更に抗精神病薬治療中の突然死との関連性も確立されていない。

図 16, 17 に抗精神病薬治療中の心電図を示した。図 16 右は，45 歳，破瓜型精神分裂病，男性で抗精神病薬治療を約12年間継続していた。Thioridazine 300 mg/日と promethazine 75 mg/日を服薬中の心電図であるが，ST 変化・T 波平坦・丸みをおびた T 波が見られる。図 17 は，33 歳の破瓜妄想型精神分裂病の男性で，各種抗精神病薬による治療を 15 年間継続し，現在の処方は levomepromazine 200 mg, promethazine 75 mg, haloperidol 10 mg/日である。完全（第II度）房室ブロックを呈している。

表37. 抗精神病薬による心電図変化

1. 再分極の障害
    T 波変形（平坦，2 峰性，陰転）
    ST 変形（上昇，低下）
    QRS 時間延長
    QT 時間延長
    U 波出現
2. 刺激発生の障害
    洞性頻脈
    洞性徐脈
    洞性不整脈
    期外収縮
3. 刺激伝導系の障害
    洞房ブロック
    房室ブロック
4. その他
    肺性 P 波

　抗精神病薬の種類・1 日投与量・治療期間・年齢などと心電図変化の関連について多くの研究がなされている。心電図変化の出現頻度は，判定基準の差異にもよるが 50〜70％と高い[49,99]。昭和 40 年代初期には phenothiazine 系抗精神病薬主体の薬物療法であったが，近年の butyrophenone 系抗精神病薬の使用頻度の増加に伴って心電図変化の出現頻度は減少している[49]。

　薬剤別には thioridazine による心電図変化の発症頻度が高く[49]，thioridazine 血中濃度と相関して QT 時間延長と心拍数増加が認められている[32]。全世界的に 1960 年代初期には thioridazine 使用症例が多かったことや，大量（3600 mg/日と 1500 mg/日）長期治療中に突然死した 2 女性症例の報告などがあり，thioridazine による心電図変化に注目された[49]。しかし，thioridazine 100 mg/日投与では心電図に変化がなく[49]，また butyrophenone 系抗精神病薬による刺激伝導系障害も認められ[53,83]，抗精神病薬による心電図変化は thioridazine に特異的な所見ではない。なお，一般的には phenothiazine 系抗精神病薬は butyrophenone 系抗精神病薬よりも心電図変化をきたす頻度が高い。

　抗精神病薬による心電図変化の発症機序は推測の域を出ないが，ST 変化・

左   右

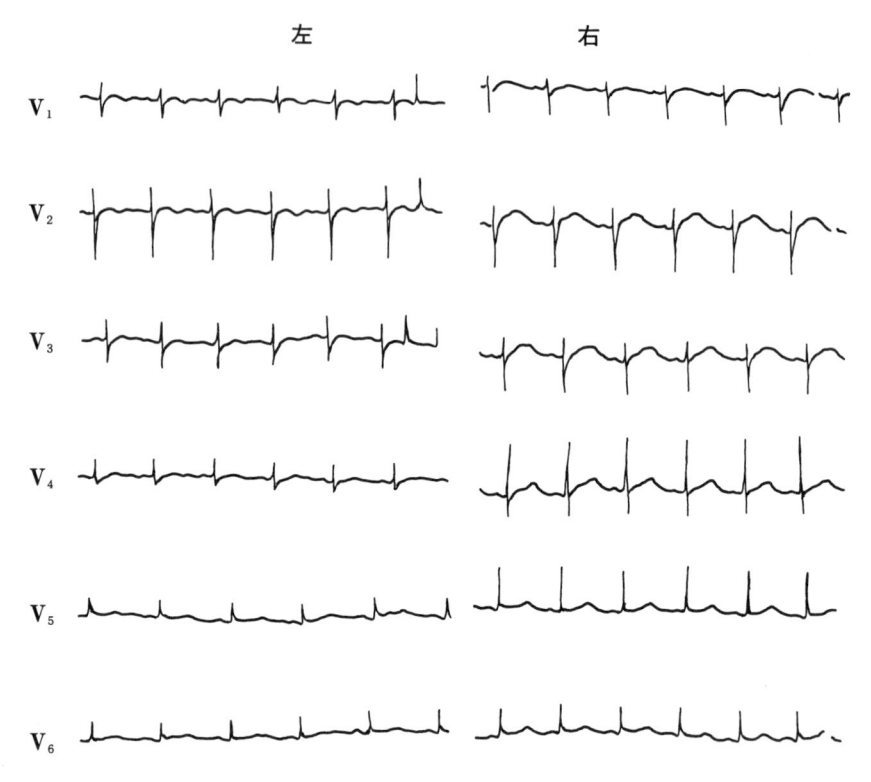

図16. 抗精神病薬長期治療中の心電図

左：34歳，女性，精神分裂病

　7年前より妄想気分，不安，亜昏迷状態を反復し，thioridazine 200 mg, chlorpromazine 100 mg, promethazine 75 mg の内服を続けている。

　心電図所見は，全体的に低電位であり，T波平坦，QT時間延長を示す。

右：45歳，男性，精神分裂病

　幻覚妄想は時に出現する程度であるが，人格荒廃が著しく無為な生活を送っている。現在 thioridazine 300 mg, promethazine 75 mg の内服中。

　心電図所見は，QT時間延長を伴った非特異的なSTとT波の変化を示しており，特にT波は丸味をおびた特徴ある波形を示す。

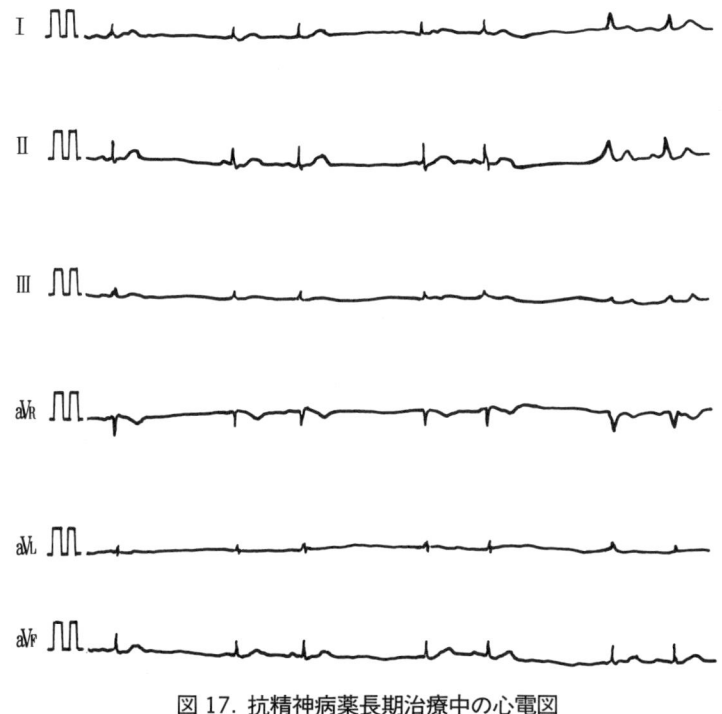

図 17. 抗精神病薬長期治療中の心電図

33歳，男性，精神分裂病

15年前より抗精神病薬治療を継続しているが，なお幻覚妄想，異常体験，不安などが続いている。現在 levomepromazine 200 mg, haloperidol 10 mg, promethazine 75 mg の内服中。

心電図所見は，STとT波には異常を認めないが，II度房室ブロックを示す。

T波変形・U波出現などは冠血流量の低下・心筋虚血状態・心筋内および血清カリウム濃度の低下を示唆する所見である。ラット心灌流実験では，thioridazine＞perphenazine＞chlorpromazine＞levomepromazine の順位で冠血流量が低下するが[50]，カリウム剤や冠拡張剤は心電図変化を改善しないために冠血流量低下が原因とは断定できない。Butyrophenone系抗精神病薬に比してphenothiazine系抗精神病薬は心筋内ミトコンドリアの細胞呼吸酵素 succinoxidase 活性を強く抑制し[43]，逆に udidecarenone（商品名：ノイキノン）

は心筋内細胞呼吸酵素活性の抑制状態に拮抗して心電図変化を回復させる可能性が報告されている[58]。また，抗精神病薬の副交感神経抑制作用による相対的な末梢性交感神経機能亢進により心拍数が増加するが，冠動脈分岐部は大動脈弁に隣接しているために頻脈では大動脈内への血液逆流が多くなり冠血流量が低下し，心電図上には心筋虚血性所見が惹起されるとも考えられている[58]。それゆえ，頻脈を是正し二次的に冠血流量を増やす β 遮断剤が有効な症例もある。

抗精神病薬治療中に見られる各種ブロックなどの伝導障害の発症機序については，抗精神病薬の心筋内蓄積による直接的心毒性が原因と考えられており，特に三環系抗うつ薬では心伝導障害の発症頻度は高く心筋内蓄積も多い。抗精神病薬治療中の突然死の原因についての確定的根拠は得られていないが，ST異常・刺激伝導系の障害・低血圧などが突然死と関連する可能性も否定できない。突然死の発症頻度は決して高くないが，抗精神病薬服用者に突然死の頻度が高いことは事実である[54]。

抗精神病薬治療中には心電図変化が惹起されやすいために，心疾患の既往歴をもつ患者への抗精神病薬治療は慎重になされねばならない[90]。そして，抗精神病薬の長期治療や大量治療になればなるほど，心電図検査を頻回に行う必要がある。心電図異常所見の中で，ST変化よりもP波・PQ時間・PR時間・QT時間・多巣性期外収縮などの異常所見は心停止（突然死）に発展する可能性があることに留意すべきである。

J. 肝機能障害

抗精神病薬による肝障害は，chlorpromazineが精神科薬物療法に導入された当初（1954年）より知られており，chlorpromazineはhaloperidolよりも肝障害の発症頻度が高いとされている[84]。

抗精神病薬による肝障害は二つの型に大別できる[97]。まず第一は，抗精神病薬治療初期2週間以内にアレルギー反応として発症し，食欲低下・嘔吐・黄疸・発熱などを中心とする急性肝炎の臨床症状をとり，病理学的には胆汁うっ

滞とび漫性肝炎の所見を示す型である。肝機能検査では，アルカリフォスファターゼ値と血清ビリルビン値は著明上昇，血清GOTとGPTは中等度上昇，血清膠質反応はわずかに上昇する[97]。抗精神病薬投与量とは関係なく，phenothiazine系抗精神病薬とりわけchlorpromazineで発症頻度が高くhaloperidolでは低い。第二は，抗精神病薬長期治療中に発症し，無症候性に経過し肝機能検査により発見されるものであり，肝内血流量低下・門脈周囲の細胞浸潤・肝実質細胞の変性崩壊などの病理所見がみられる肝実質肝炎型である。肝機能検査では，CCLF・GOT・GPT値・ICGの上昇およびコリンエステラーゼ低下がみられる[97]。

　アレルギー性肝炎においては，急性進行性に重症化し，まれには死亡する症例もあるために抗精神病薬治療を直ちに中止または変薬し，ステロイドおよび肝庇護剤などにより治療が必要である。慢性肝炎でも抗精神病薬の中止・減薬・変薬が要求されるが，急性増悪しない症例が多いために精神症状の治療が優先される。可能な限りの減薬・変薬や肝庇護剤の併用と詳細な経過観察が必要である。

　肝機能検査の長期経過をみると，肝硬変などの肝実質性肝炎（肝硬変）へ発展していく症例も極めてまれに見られるが，多くの症例では肝機能検査値が正常値と異常値の間を変動している[78,84]。すなわち，141人の肝機能検査の3年間の追跡調査では，まったく正常値であった者63.1％，正常と異常値の間を変動した者34.0％，異常値の持続した者5.7％，異常値より正常値へ回復固定した者19.9％とされている[84]。

　以上の結果は，抗精神病薬の治療初期には急性重症肝炎が発症する可能性があり，長期治療中には肝機能検査値が変動する無症候性症例が多いこと，肝実質障害へ慢性化していく症例もあることを意味している。それゆえ，抗精神病薬治療の開始2週間目頃に2回目の肝機能検査が必要であり，長期治療中にも1～3ヵ月間に1回程度の肝機能検査を施行し，肝機能の経過を把握しておく必要がある[97]。肝障害の既往歴がある精神障害者の抗精神病薬治療にあたっては，butyrophenone系抗精神病薬の少量投与が無難であろう。

K. 造血機能障害

　長期入院を継続している抗精神病薬長期治療中の精神分裂病には赤血球および白血球の減少が見られる場合あり，多くの症例では抗精神病薬の減量中止や血球減少症の特異な治療を必要としない場合が多い。その発症機序には，運動量減退や日光照射量減少などに加え，抗精神病薬による骨髄機能抑制が推測されている。すなわち，phenothiazine 系抗精神病薬の長期大量や多剤併用による治療の症例に小赤血球性貧血・白血球減少症・顆粒球減少症・血小板減少症・汎血球減少症・再生不良性貧血などの造血機能障害が発症する場合がまれにみられる[25,97]。なお本邦では未発売であるが，clozapine による治療中には顆粒球減少症が発症する頻度が高く，clozapine の治療初期2ヵ月間は週1回，6ヵ月までは月1回の血液検査が義務づけられている[5,17]。

文　献

1) Addonizio G, Susman Vl, Roth SD : Neuroleptic malignant syndrome ; Review and analysis of 115 cases. Biol Psychiatry, 22 ; 1004-1020, 1987.
2) Adityanjee Aderibigbe YA, Jampala VC, et al : The current status of tardive dystonia. Biol Psychiatry, 45 ; 715-730, 1999.
3) Akiyama K, Nagao T, Yamamoto M, et al : CSF monoamine metabolism in patients with tardive dyskinesia : Effect of oxypertine and hydroxyzine pamoate. Folia Psychiat Neurol Jpn, 37 ; 129-136, 1983.
4) Alder LA, Angrist B, Reiter S, et al : Neuroleptic-induced akathisia ; A review. Psychopharmacology, 97 ; 1-11, 1989.
5) Alivir JMJ, Lieberman JA, Safferman AZ, et al : Clozapine-induced agranulocytosis. Incidence and risk factors in the United States. New Engl J Med, 329 ; 162-167, 1993.
6) American College of Neuropsychopharmacology. Food and Drug Administration Task Force : Neurological syndromes associated with antipsychotic drug use. A special report. Arch Gen Psychiatry, 28 ; 463-467, 1971.

7) 秋本勇治：悪性症候群の臨床―精神病院における10年間（20例）の経験．精神科治療学，5；993-1008, 1990.
8) Bates GDL, Lopes O, Woer Rom AE, et al : Tardive dyskinesia : Probing abnormal metabolism with promethazine. Acta Psychiatr Scand, 99 ; 294-299, 1999.
9) Beasley CM, Dellva MA, Tamura RN, et al : Randomized double-blind comparison of the incidence of tardive dyskinesia in patients with schizophrenia during long-term treatment with olanzapine or haloperidol. Brit J Psychiatry, 174 ; 23-30, 1999.
10) Beradi D, Amore M, Keck PE Jr, et al : Clinical and pharmacologic risk factors for neuroleptic malignant syndrome. Biol Psychiatry, 44 ; 748-754, 1998.
11) Blin J, Baron JC, Cambon H, et al : Striatal dopamine D_2 receptors in tardive dyskinesia : PET study. J Neurol Neurosurg Psychiatry, 52 ; 1248-1252, 1989.
12) Bowers MB Jr, Swigar ME : Psychotic patients who become worse on neuroleptics. J Clin Psychopharmacol, 8 ; 417-421, 1988.
13) Crane GE : Persistent dyskinesia. Brit J Psychiatry, 122 ; 395-405, 1973.
14) Cross AJ, Crow TJ, Ferrier IN, et al : Chemical and structural changes in the brain in patients with movement disorders. Psychopharmacology, Suppl. 2, Dyskinesia-Research and treatment ; 104-110, 1985.
15) Csernansky JG, Grabowsky K, Cerbantes J, et al : Fluphenazine decanoate and tardive dyskinesia ; A possible association. Am J Psychiatry, 138 ; 1362-1365, 1981.
16) DeLeon J, Dadvand M, Canuso C, et al : Polydipsia and water intoxication in a long-term psychiatric hospital. Biol Psychiatry, 40 ; 28-34, 1996.
17) Dev VJ, Krupp D : Adverse event profile and safety of clozapine. Rev Contemp Pharmacother, 6 ; 197-208, 1995.
18) Dilsaver SC : Heterocyclic antidepressant, monoamine oxidase and neuroleptic withdrawal phenomena. Prog. Neuropsychopharmacol. Biol Psychiatry, 14 ; 137-161, 1990.
19) 江原　嵩，渡辺昌祐，福田賢司ら：リチウム中毒と悪性症候群．臨床精神医学，12 ; 1045-1051, 1983.
20) 江原　嵩，片山かほる，姫井 成：悪性症候群における尿中カテコラミン濃度の

臨床的意義．臨床精神医学, 17; 229-234, 1988.
21) 江原　嵩, 渡辺昌祐　著, 佐藤光源　監修: 老年期精神障害. 病態と薬物療法, 新興医学出版社, 東京, 1999.
22) Ferholt JB, Stone WN: Severe delirium after abrupt withdrawal of thiothixene in a chronic schizophrenic inpatient. J Nerv Ment Dis, 150; 400-403, 1970.
23) Friedman JH, Kucharski LT, Wagner RL: Tardive dystonia in a psychiatric hospital. J Nerv Ment Dis, 50; 801-803, 1987.
24) 舩阪和彦, 川村純一郎, 江原　嵩: 臨床医のための精神神経医学, 薬剤起因性精神障害・神経障害. 新興医学出版社, 東京, 1996.
25) 古田由紀子, 平安常良, 国元憲文ら: 抗精神病薬に起因すると思われる汎血球減少症を来たした1例. 精神医学, 32; 539-541, 1990.
26) Gardos G, Cole JO, Tarsy D: Withdrawal syndromes associated with antipsychotic drugs. Am J Psychiatry, 135; 1321-1324, 1978.
27) Gerlach J, Casey DE: Tardive dyskinesia. Acta Psychiatr Scand, 77; 369-378, 1988.
28) Goldberg SC, Shenny RS, Julis D, et al: Dose long-acting injectable neuroleptics protect against tardive dyskinesia? Psychopharmacol Bull, 18; 177-179, 1982.
29) Goldman MB, Robertson GL, Luchins DJ, et al: Psychotic exacerbations and enhanced vasopressin secretion in schizophrenic patients with hyponatrenia and polydipsia. Arch Gen Psychiatry, 54; 443-449, 1997.
30) Gurrera RJ: Sympathoadrenal hyperactivity and the etiology of neuroleptic malignant syndrome. Am J Psychiatry, 156; 169-180. 1999.
31) Hardie RJ, Lees AJ: Neuroleptic-induced Parkinson's syndrome: Clinical features and results of treatment with levodopa. J Neurol Neurosurg Psychiatry, 51; 850-854, 1988.
32) Hartigan-Go K, Bateman DN, Nyberg G, et al: Concentration-related Pharmacodynamic effects of thioridazine and its metabolites in human. Clin Pharmacol Ther, 60; 543-553, 1996.
33) Hussar AE: Effect of tranquilizers on medical morbidity and mortality in a mental hospital. JAMA, 198; 134-138, 1966.
34) 服部　功, 小野賢一, 松本　功ら: 抗精神病薬と抗脂血剤 (prarastatin) の長

期投与が関与したと思われる横紋筋融解症．精神医学，37；391-395, 1995.
35) 樋口　久，清水徹男，菱川泰夫：知覚変容体験を伴った反復性「発作症状」を呈した精神分裂病の2症例―「発作症状」の特徴とbiperidenの効果―．精神医学，30；1213-1219, 1988.
36) 堀　正士，鈴木利人，佐々木恵美ら：Zotepine投与中てんかん性痙攣発作をみた症例．臨床精神医学，20；1523-1529, 1991.
37) 堀川直史，山崎友子，小川雅彦ら：腎不全・人工透析患者への向精神薬療法．臨床精神医学，20；265-273, 1991.
38) 井上雄一，松崎太志，西川真理子ら：水中毒と悪性症候群の関係について．精神医学，37；1063-1070, 1995.
39) 伊藤　斉，八木剛平，荻田和宏ら：抗精神病薬治療の有効性と安全性についての国際協力比較試験に関する研究．第1報：AIMSによるTardive Dyskinesiaの症状評価．精神薬療基金研究年報，8；261-266, 1975.
40) Kane JM, Smith JM : Tardive dyskinesia ; prevalence and risk factors, 1959 to 1979. Arch Gen Psychiatry, 39 ; 473-481, 1982.
41) Keck PE, Macelroy SL, Strakowski SM, et al : Factors associated with maintenance antipsychotic treatment of patients with bipolar disorder. J Clin Psychiatry, 57 ; 147-151, 1996
42) Kiriakais V, Bhatia KP, Quinn NP, et al : The natural history of tardive dystonia. A long-term follow-up study of 107 cases. Brain J Neurol, 121 ; 2053-2066, 1998.
43) Kishi T : Inhibition of succinoxidase in myocardial mitochondria by the psychotropic phenothiazines and butyrophenones and prevention of inhibition by Coenzyme Q10. J Mole Med, 3 ; 185-193, 1978.
44) Klemm E, Grunwald F, Kasper S, et al : [^{123}I] IBZM SPECT for imaging of striatal D_2 dopamine receptors in 56 schizophrenic patients taking various neuroleptics. Am J Psychiatry, 153 ; 183-190, 1996.
45) 木下　潤：抗精神病薬の使い方と随伴症状．吉富製薬，東京，1979.
46) 越野好文：向精神薬による過鎮静・抑うつ状態―Post-psychotic depression・残遺症状との鑑別―．精神科治療学，6；37-45, 1991.
47) 黒田洋子，古塚大介，平山栄一ら：抗精神病薬減量中に生じた呼吸性ジスキネジアの1症例．精神医学，37；1099-1104, 1995.
48) Lacoursiere RB, Spohn HE, Thompson K : Medical effects of abrupt neurole-

ptic withdrawal. Compr Psychiatry, 17 ; 285-294, 1976.
49) Lapierre YD, Lapointe L, Bordeleau JM, et al : Phenothiazine treatment and electrocardiographic abnormalities. Cand Psychiat Ass J, 14 ; 517-523, 1969.
50) Langslet A : Changes in coronary flow and ECG in the isolated perfused rat heart induced by phenothiazine drugs. Acta Pharmacol, 27 ; 183-192. 1969.
51) Levenson JL : Neuroleptic malignant syndrome. Am J Psychiatry, 142 ; 1137-1145, 1985.
52) Lu Ru-B, Ko Huei-C, Lin Wen-L, et al : CSF neurochemical study of tardive dyskinesia. Biol Psychiatry, 25 ; 717-724, 1989.
53) Mehta D, Mehta S, Petit J, et al : Cardiac arrhythmia and haloperidol. Am J Psychiatry, 136 ; 1468-1469, 1979.
54) Mehtonen OP, Aranko K, Malkonen L, et al : A survey of sudden death associated with the use of antipsychotic or antidepressant drugs : 49 cases in Finland. Acta Psychiatr Scand, 84 ; 58-61, 1991.
55) Meltzer HY : Rigidity, hyperpyrexia and coma following fluphenazine enanthate. Psychopharmacol, 29 ; 337-346, 1973.
56) Miller CH, Simiomi I, Oberbauer H, et al : Tardive dyskinesia prevalance rates during a ten-year follow-up. J Nerv Ment Dis, 183 ; 404-407, 1995.
57) 前田正健, 前田 潔, 嶋田兼一ら : 水中毒にひき続いて悪性症候群様症状, 横紋筋融解症を呈した精神分裂病の1症例. 臨床精神医学, 25 ; 227-232, 1996.
58) 的場恒孝, 戸嶋裕特, 児玉英治ら : 向精神薬による心電図二峰性T波の出現とそれへのCoenzyme Q10の作用. 臨床と研究, 55 ; 468-472, 1978.
59) 三浦貞則, 鈴木 透, 桜井俊介 : 抗精神病薬の長期持続投与の再検討―主として薬物中断による研究資料からの考察―. 臨床精神医学, 3 ; 1313-1325, 1974.
60) 三宅 永, 須江洋成, 増茂尚志ら : 脳波で群発性徐波を示した精神分裂病の臨床的研究. 臨床精神医学, 25 ; 1199-1207, 1996.
61) 長尾卓夫 : 遅発性ジスキネジア―病態生理の立場から. 神経精神薬理, 3 ; 741-748, 1981.
62) 中村 純, 大塚みえか, 国芳雅広ら : Respiratory dyskinesiaの3症例. 臨床精神医学, 17 ; 1503-1510, 1988.
63) 中山温信, 不破野誠一, 伊藤 陽ら : 病的多飲水患者の疫学と治療困難性. 多施設におけるスクリーニング調査および「看護難易度調査表」による検討. 精神医学, 37 ; 467-476, 1995.

64) 西殿祥博, 矢野耕造, 雲財　敦ら：向精神薬過量服用によりrhabdmyolysisをきたした1症例. 臨床精神医学, 22 ; 201-208, 1993.
65) 西川　正：抗精神病薬による遅発性錐体外路症状の診断と治療. 精神科治療学, 6 ; 27-36, 1991.
66) 西川　正：遅発性錐体外路症状. 臨床精神医学, 25 ; 1163-1170, 1996.
67) 小口勝司：身体疾患を持つ患者への向精神薬療法, 向精神薬の体内動態と身体疾患（総論）. 臨床精神医学, 20 ; 255-263, 1991.
68) 小椋　力, 国元憲文, 岸本　朗ら：抗精神病薬長期使用時の心臓機能, 眼などの変化. 精神医学, 32 ; 228-235, 1990.
69) 小山田静枝：精神科患者における多飲の臨床的研究. 疫学と向精神薬との関連. 精神医学, 40 ; 613-618, 1998.
70) Raja M : Tardive dystonia : prevalance, risk factors, and comparison with tardive dyskinesia in a population of 200 acute psychiatric inpatients. Eur Arch Psychiat Clin Neurosci, 245 ; 145-151, 1995.
71) Sachdev P : The epidemiology of drug-induced akathisia : Part II. Chronic, tardive, and withdrawal akathisia. Schizophr Bull, 21 ; 451-461, 1995.
72) Schumm F, Dichgans J, Zeller E : Spontane orale Dyskinesien. Erfolgreiche Therapie mit Tetrabenazin (Nitoman). Arch Psychiatr Nervenkr, 230 ; 315-323, 1981.
73) Spears NM, Leadbetter RA, Shutty MS : Clozapine treatment in polydipsia and intermittent hyponatremia. J Clin Psychiatry, 57 ; 123-128, 1996.
74) Stimmel GL : Tardive dyskinesia with low-dose, short-term neuroleptic therapy. Am J Hosp Pharm, 33 ; 961-963, 1976.
75) 坂本　淳, 小田代司, 小高　晃ら：入院中精神疾患患者における遅発性ジスキネジアに関する研究. 精神医学, 29 ; 253-264, 1987.
76) 坂本暢典：抗精神病薬による「亜急性抑うつ反応」について. 精神医学, 31 ; 503-510, 1989.
77) 坂本暢典, 高森　宏, 天羽裕二ら：抗精神病薬の副作用として生じる分裂病的精神症状について. 精神医学, 33 ; 753-756, 1991.
78) 斎藤　雅, 内村英幸, 島崎福馬：向精神薬長期連用の副作用：肝障害について—向精神薬10年以上連用者103例の肝機能検査を中心に—. 精神医学, 13 ; 729-737, 1971.
79) 佐々木幸哉, 田中千賀, 小林淳子ら：Risperidone服用中に生じた遅発性ジスト

ニアの1症例. 精神医学, 41; 991-993, 1999.
80) 笹野友寿, 馬場信二, 渡辺昌祐:薬剤起因性うつ病. 臨床精神医学, 18; 1497-1504, 1989.
81) Tracy JI, Nematbakhsh MA, Leon JD, et al: Comparison of polydipsia prevalance among chronic psychiatric patients using three measurement approaches. Biol Psychiatry, 42; 1097-1104, 1997.
82) 高宮真樹, 八木剛平, 上田 聡ら:遅発性ジスキネジア発症者の死亡率. 精神経誌, 90; 559-569, 1988.
83) 玉沢 昭, 一ノ渡尚道, 中島節夫ら:Floropipamide (Propiran) により心臓障害を呈した3例. 精神医学, 17; 51-57, 1975.
84) 田中 潔, 小椋 力, 上田 肇ら:向精神薬療法時における肝障害の推移. 臨床精神医学, 4; 1478-1488, 1985.
85) 田中隆彦, 西川 正, 吉田眞美ら:ジアゼパムが著効した頭痛, 悪寒を合併する遅発性アカシジア. 精神医学, 38; 1297-1300, 1996.
86) 鶴田 聡:長期間症状の安定している慢性の精神分裂病患者に対する薬物減量の試み. 精神医学, 38; 929-937, 1996.
87) 寺尾 岳, 吉村玲児, 安松信嘉ら:向精神薬と Restless legs syndrome—A case report and review—. 精神科治療学, 6; 59-66, 1991.
88) 融 道男:精神分裂病死後脳の生化学. 神経進歩, 29; 916-926, 1985.
89) 融 道男, 清水浩光, 畑 典男:精神分裂病脳における神経伝達物質, 受容体および神経ペプチド. 神経進歩, 30; 721-735, 1986.
90) 内山 真, 一瀬邦弘, 田中邦明ら:心・循環系疾患患者への向精神薬療法. 臨床精神医学, 20; 285-291, 1991.
91) 植田啓嗣, 大原俊樹, 畑中良夫ら:視床下部の電気刺激後の血清酵素. 臨床神経学, 17; 506-512, 1977.
92) 上島国利, 津村哲彦, 大内美知枝ら:精神分裂病者の自殺について―既遂96例の分析から. 精神医学, 23; 893-902, 1981.
93) Verghese C, DeLeon J, Josiassen RC: Problems and progress in the diagnosis and treatment of polydipsia and hyponatremia. Schizophr Bull, 22; 455-464, 1996.
94) Wada JS, 佐藤光源:燃え上がり現象―てんかんと精神病への新しいアプローチ. 創造出版, 東京, 1981.
95) Walters AS, Hening WA, Kavery N, et al: A double-blind randomized

crossover trial of bromocriptine and placebo in restless legs syndrome. Ann Neurology, 24 ; 455-458, 1988.
96) Weiner WJ, Luby ED : Persistent akathisia following neuroleptic withdrawal. Ann Neurol, 13 ; 466-467, 1983.
97) 渡辺昌祐, 江原　嵩：精神神経科臨床検査マニュアル. 金原出版, 東京, 1989.
98) 渡辺昌祐, 江原　嵩 編：遅発性ジスキネジアの臨床. 新興医学出版社, 東京, 1991.
99) 渡辺昌祐, 枝末一安, 江原　嵩ら：向精神薬長期服用者の心電図. 臨床精神医学, 2 ; 369-375, 1973.
100) 渡辺昌祐, 融　道男：向精神薬・抗てんかん薬の副作用. 現代精神医学大系, 精神科治療II, 5巻B. P. 248-302, 中山書店, 東京, 1977.
101) 渡辺　憲：抗精神病薬使用中にみられる発作性の知覚変容を中心とする症候群―②臨床および薬理学的側面から. 精神科治療学, 6 ; 135-148, 1991.
102) 八木剛平, 稲田敏也, 神庭重信：アカシジアの診断と治療―とくに精神症状との関連について―. 精神科治療学, 6 ; 13-26, 1991.
103) 山下公三郎, 江原　嵩：悪性症候群の経過と予後. 精神科治療学, 4 ; 963-971, 1989.
104) 山下公三郎, 江原　嵩：抗うつ剤による悪性症候群の一例―脳波変化について. 精神医学, 31 ; 173-175, 1989.
105) 山脇成人：悪性症候群―病態・診断・治療―. 新興医学出版社, 東京, 1989.
106) 山脇成人：悪性症候群―わが国における実態. 精神科治療学, 4 ; 837-846, 1989.
107) Zubenko GS, Lipinski JF, Cohen BM, et al : Comparison of metopronol and propranolol in the treatment of akathisia. Psychiat Res, 11 ; 143-149, 1984.

各　論

　本邦で市販されている抗精神病薬には，phenothiazine 系誘導体 9 種類，butyrophenone 系誘導体 6 種類，iminodibenzyl 系誘導体 3 種類，reserpine を含むその他の抗精神病薬 8 種類，および持効性注射薬 3 種類があり（平成 12 年 5 月現在），非定型抗精神病薬の開発がすすみ精神科薬物療法の質的充実が図られている。

　これらの抗精神病薬以外で各種の精神障害の治療に応用される薬剤には，抗不安薬，抗うつ薬，lithium carbonate，感情調整作用のある抗けいれん薬 (carbamazepine, clonazepam, sodium valproate) などの気分安定薬 mood stabilizer があり，levodopa や tryptophan などの神経伝達物質の前駆物質が用いられる場合もある。本書では，これら薬剤の一般名・製品名・剤型・1 日使用量などは附表（巻末）に一覧にするにとどめ，日常臨床で使用頻度の高い抗精神病薬，薬理作用や臨床効果が特異な抗精神病薬，新しい抗精神病薬について説明を加える。

各論

1. クロルプロマジン chlorpromazine

1952年にフランスで開発され,今日の精神科薬物療法の基礎を作ったphenothiazine系抗精神病薬の代表的薬剤であり,日本では1953年頃より精神科治療に治験的に導入された。歴史的に最も古い抗精神病薬でありながら今日でもなお使用頻度は高く[3],新しい抗精神病薬の開発に際しての比較基準薬にされる最も基本的な抗精神病薬である。また,膨大な臨床的・薬理学的・生化学的研究結果が蓄積されており,最も信用にたる抗精神病薬でもある。化学構造的にphenothiazine系抗精神病薬の基本骨格となる薬剤であり,chlorpromazineの開発後に側鎖の一部を変更した多くの誘導体が商品化されたが,chlorpromazineに優る抗精神病薬は数少ない(表4,図1 ☞ p.8)。

受容体結合研究よりみた中枢薬理作用では,抗幻覚妄想作用に関与するとされている dopamine D_2 受容体拮抗作用はhaloperidolより弱く,鎮静作用を発揮する α_1-norepinephrine 受容体拮抗作用はhaloperidolより強くlevomepromazineより弱く,抗choline作用はhaloperidolよりも強くlevomepromazineよりも弱い[6,9](表11,図5,6,7 ☞ p.30)。

A. 適応症と有効性

精神分裂病各病型・感情障害(躁病とうつ病)・症候性精神障害・不眠症・神経症など多くの精神障害を対象に用いられ,その臨床効果は1950年から1960年代にかけて報告されている。

1. 精神分裂病

　幻覚・妄想・分裂病性思考障害・興奮性情動障害など急性期の陽性症状，無為・自閉・発動性減退・感情鈍麻などの陰性症状など広範囲の精神症状を対象にして応用されており，処方の基本をなす抗精神病薬である[3,10,11,12]。全般的有効率は 50～80 % であり，難治性症例にも有効な場合がある。

　急性期の治療では，破瓜型・緊張病型・妄想型・分裂感情型など全ての病型の精神分裂病に有効であり，症状別には攻撃性・興奮性・易刺激性・拒絶症・不安・焦燥などに対する情動安定作用がとりわけ強く，幻覚・妄想・作為体験・連合弛緩などの分裂病性思考障害を改善する作用は haloperidol に次いで治療効果が高い。また，自閉・無為・接触性障害などの破瓜型精神分裂病の陰性症状にも有効であるが，他の抗精神病薬と同様に治療効果はやや乏しい。緊張病性興奮や昏迷などの精神運動興奮が極度に著しい場合には，levomepromazine に比較して鎮静効果はやや劣る。

　慢性期の症例における幻覚・妄想・作為体験・パラノイド症状などの分裂病性思考障害には haloperidol に優り，攻撃性や易刺激性などに対する情動安定作用にも優れている。自発性低下や活動性減退など意欲情動面での陰性症状には，risperidone や clocapramine などの非定型抗精神病薬よりも治療効果が乏しい。

　急性期の治療には 100～300 mg/日，まれには 1000 mg/日前後の大量が用いられ，慢性期の治療には 50～200 mg/日，再燃予防のための維持療法には 50～150 mg/日が用いられる[10,11,12]。

2. うつ病，抑うつ状態

　Chlorpromazine が精神科治療に導入された当初より，精神分裂病の抑うつ状態をはじめ，内因性うつ病や各種精神障害の抑うつ状態に対する有用性が調

べられてきた．その結果，抑うつ気分・不安・焦燥・不眠には抗不安作用と鎮静作用が期待できるが，全身倦怠感・食欲低下・意欲低下・意志発動性低下・興味減退などの抑制症状に対しての精神賦活作用は弱く，全般改善率は chlorpromazine に遅れて開発された三環系抗うつ薬に優るものではなかった．

内因性うつ病・初老期うつ病・老年期うつ病などの一部の症例では，関係被害妄想・妄想気分・幻聴などの精神分裂病類似の思考障害（mood-congruent delusion）を伴う場合や，不安・焦燥・自殺念慮・内的不穏が極めて強く「激越うつ病」と呼ばれる臨床症状を示す症例がある．このような症例における情動安定作用と抗精神病作用は，抗うつ薬よりも chlorpromazine の有用性が優っており，chlorpromazine 単独投与により激越症状が軽減された後に抗うつ薬に変薬するが，一時的に抗うつ薬と併用する場合もある．ただし，chlorpromazine や levomepromazine などの抗 choline 作用の強い抗精神病薬と三環系抗うつ薬の併用は，抗 choline 作用が相乗的に増強されるために口渇・視力低下・食欲低下・低血圧・便秘・麻痺性イレウス・排尿障害などが発症しやすい．特に高齢者や脳器質性病変を有する症例では抗 choline 作用が強く現れ，感情失禁・仮性痴呆・せん妄・夜間せん妄・失見当識・歩行失調・構音障害・粗大振戦・myoclonus などを招きやすい．

遷延うつ病や難治性うつ病など抗うつ薬の治療効果が十分に得られない症例においては，三環系抗うつ薬の漸減中止後に chlorpromazine 30〜75 mg/日を1〜2週間投与し，引き続き抗うつ薬を再投与する治療法があり，かなりの治療効果が見られている[4,15]．この定式療法の中枢薬理学的説明として，遷延うつ病や難治性うつ病は抗うつ薬の大量長期治療のために synapse 前膜の autoreceptor および後膜受容体の感受性が低下しているため，抗うつ薬を中断し chlorpromazine 投与することにより臨床的には不安・焦燥・不眠などを治療すると共に，生化学的には synapse 後膜の感受性を一時的に抑制し synapse 前膜よりの monoamine 放出を促進させた状態を作り，この後の抗うつ薬再投与によって神経伝達を促進させ治療効果が得られると言われている．なお，躁病治療における投与量は精神分裂病に対する投与量と概ね同等である．

3. 躁病，躁状態

　Chlorpromazine をはじめとする多くの抗精神病薬は，躁病・分裂感情障害・前頭葉障害・脳炎・薬物中毒など各種の躁状態に有効である[2,14)]。
　躁病および各種躁状態の急性期の治療には lithium carbonate や carbamazepine が用いられる場合が多いが[14,15,16)]，これらの薬剤は鎮静催眠作用が弱く遅効性であるために抗躁作用が発現するまでに4～14日間を必要とし，攻撃性・易刺激性・不眠・精神運動興奮などによる行動異常を急速に鎮静させることができない。それゆえ，興奮性精神症状の強い躁状態では，一時的に chlorpromazine 注射あるいは経口投与を併用する場合が多い[14,15)]。但し，chlorpromazine は鎮静効果が強いために過量投与や長期投与によって抑うつ状態や情動発動性低下を惹起する場合が多く，治療期間を遷延させると共に患者が治療継続を拒否することもある。躁病急性期には chlorpromazine の単独投与もしくは lithium carbonate や carbamazepine との併用療法を行い，精神症状の改善に従って lithium carbonate あるいは carbamazepine 単独による維持予防療法に変更する[14,15,16)]。

4. 症候性精神障害

　頭部外傷後遺症・てんかん・脳血管障害・脳炎および後遺症・痴呆・中枢刺激薬やアルコールの依存症および離脱症候群・産褥期および内分泌疾患・膠原病・精神発育遅滞などの脳器質性疾患や内科的疾患，婦人科的疾患に伴う分裂病症状や情動障害，すなわち「症候性精神障害」に対して chlorpromazine は有効である。しかし，症候性精神障害ではせん妄などの意識障害やけいれん発作を伴っている症例やその準備状態にある症例が多く，一方 chlorpromazine は中枢神経系抑制作用や抗 choline 作用が強いため，中枢神経機能が低下している症例への chlorpromazine 治療はせん妄・昏睡・過眠などの意識障害を誘

発増悪する可能性がある。また，chlorpromazine は脳波上に spike を惹起し，かつ全般化させるために，けいれん閾値を低下させけいれん発作を誘発させる可能性がある[8]。それゆえ，けいれん発作の既往歴のある症例やてんかん性律動異常波を持つ症例への chlorpromazine 投与に際しては，臨床診断や経過観察のための脳波検査と carbamazepine などの抗けいれん薬の併用が必要である。

症候性精神障害への chlorpromazine 投与は副作用の危険性が高いため，抗choline 作用・催眠作用・けいれん誘発作用の比較的少ない butyrophenone 系抗精神病薬を用いるのが好ましい。

前頭葉上部萎縮においては，活動性低下・心気症・抑うつ状態・焦燥・不安などを訴え抗不安薬や抗うつ薬の治療効果が乏しい症例が多い。このような前頭葉症候群に対しては chlorpromazine 20～60 mg/日が患者の苦悩症状を軽減する場合が多い。

B. 投与法と投与量

市販されている製品剤型には，散剤・顆粒・錠剤・内服用液剤・注射用液剤があり，経口・筋肉内注射・静脈内注射によって投与する。

筋肉内注射は，注射剤が pH 4.0～6.5 の弱酸性であるために局所の刺激作用が強く，臀部筋肉などの大きな筋肉内に深く注射する。しかし，局所の疼痛・発赤・腫脹が強く，反復投与により化膿・壊死・潰瘍形成になる場合があるため，大量反復投与を避けねばならない。静脈内注射投与は，chlorpromazine 10～50 mg を生理食塩水など 200～500 ml に希釈し，2～4 時間を要して点滴注射する。急速な鎮静催眠効果が期待できるが，静脈炎・低体温・低血圧・昏睡などの危険性があり，また急速な鎮静催眠効果を必要とする精神運動興奮の強い症例では長時間の姿勢保持を必要とする点滴静脈内注射は困難であるため，臨床的に使用困難な場合が多い。それゆえ，主に経口内服投与を行い，急速な鎮静催眠的治療が必要な症例では levomepromazine 筋肉内注射や haloperidol 静脈内注射を用いる場合が多い（表 21 ☞ p.84）。

薬剤調合をする薬局員が粉剤に接触するとアレルギー性に皮膚炎・結膜炎・鼻炎を発症する場合が多いため，錠剤あるいは顆粒剤が一般的に用いられる。

投与量は年齢・体重・身長・全身的一般状態・精神症状の重症度・chlorpromazine 治療経験などにより決定するが，症例毎の個人差が著しい。人種差もあり，アメリカ人は薬耐能が最も強く，ヨーロッパ人・日本人の順位で弱くなり，日本人の1日量はアメリカ人の 1/2～1/3 量である。ちなみに，アメリカでの入院中精神分裂病患者における抗精神病薬1日総量は chlorpromazine 換算で 734±63 mg であり[1]，日本での平均投与量は 400 mg 前後である。また，アメリカでの chlorpromazine の投与量と症例数の分布は，少量（400 mg 以下）41.3％，中等量（401～800 mg）33.2％，大量（801～1200 mg）19.5％，極く大量（1200 mg 以上）6.0％ となっている[5]。しかし，400～1200 mg/日の大量治療の有用性は必ずしも確立されていない[11]。

Chlorpromazine の血中濃度研究によると，1日投与量と血中濃度の相関性は高く，投与量の増加に伴って血中濃度も上昇する。しかし，1日投与量と血中濃度の関係は個人差が大きく，かつ同一個人内でも血中濃度の変動が大きく，治療効果と血中濃度の相関性は認められていない。ただし，血中濃度の上昇に伴って副作用が増加するため，有効血中濃度は 20～300 ng/ml であり "therapeutic window" 型をとると考えられている[7,13]。なお，中毒症状は 750 ng/ml 以上で発症する場合が多い[13]。実際の投与量の決定は，漸増法により chlorpromazine 投与量を増やしていき，治療効果がみられた投与量を1週間～1ヵ月間固定し，その後に漸減しつつ維持量を決める方法が基本的手段となる。

文　献

1) Davis JM : Comparative doses and costs of antipsychotic medication. Arch Gen Psychiatry, 33 ; 858-861, 1976.
2) Goodwin FK, Jamison KR : Medical treatment of manic episodes. in "Manic depressive illness" P.603-629, Oxford University Press, New York, 1990.
3) 石塚雄太，黒崎　毅，戸松良孝ら：慢性分裂病患者に対する薬物療法の現状．宮崎県内の多施設における調査．精神医学，41 ; 1347-1353, 1999.
4) Kielholz R : Treatment for therapy-resistent depression. Psychopathol, 19

(Suppl. 2) ; 194-200, 1986.
5) Mason AS, Nerviano V, DeBurger RA : Patterns of antipsychotic drug use in four southeastern state hospitals. Dis Nerv Syst, 38 ; 541-545, 1977.
6) Meltzer HY, Matubara S, Lee J : Classification of typical and atypical antipsychotic drugs on the basis of dopamine D-1, D-2 and serotonin-2 pKi values. J Pharmacol Exp Ther, 251 ; 238-246, 1989.
7) Midha KK, Hawes EM, Hubbard JW, et al : The search for correlations between neuroleptic on plasma levels and clinical outcome ; A critical review. in "Psychopharmacology. The third generation of progress" ed Melter HY, P.1341-1351, Raven Press, New York, 1987.
8) 宮本侃治：てんかん．加藤伸勝，西村　健，中嶋照夫ら編著，生化学的精神医学．P.380-414，星和書店，東京，1986.
9) 小川紀雄：脳のレセプター．世界保健通信社，大阪，1986.
10) 大月三郎，原田俊樹：精神分裂病の臨床．新興医学出版社，東京，1986.
11) Rifkin A, Siris S : Drug treatment of acute schizophrenia. in "Psychopharmacology. The third generation of progress" ed. Melter HY, P.1095-1101, Raven Press, New York, 1987.
12) 融　道男：精神科治療の解説．薬物療法，抗精神病薬．臨床精神医学，8月増刊号；60-64, 1995.
13) 渡辺昌祐：精神神経科領域における薬物血中濃度と臨床．大日本製薬，大阪，1985.
14) 渡辺昌祐，江原　嵩：躁病の診断と治療．新興医学出版社，東京，1986.
15) 渡辺昌祐，江原　嵩：躁うつ病．世界保健通信社，大阪，1994.
16) 渡辺昌祐，假屋哲彦，江原　嵩 編著：リチウム療法の実際．医歯薬出版，東京，1990.

各論
2. レボメプロマジン levomepromazine

　Chlorpromazine より約4年間遅れて開発された phenothiazine 系抗精神病薬であり，日本では chlorpromazine と同様に精神科薬物療法の基本的薬剤の一つであるが諸外国での使用頻度は低い。すなわち日本での1983年の抗精神病薬処方の実態調査では，levomepromazine 服用者は haloperidol 服用者と同じく精神障害者の47.1%であり，chlorpromazine 服用者39.1%よりも多い[3]。しかし，最近では haloperidol の使用頻度の増加と鎮静作用の強い非定型抗精神病薬の開発に伴って levomepromazine の使用頻度は減少傾向にあるが，慢性分裂病では1997年においても haloperidol に次いで使用頻度の高い薬剤である[2]。

　Chlorpromazine との臨床効果の差異は，幻覚妄想や分裂病性思考障害に対する有効性は同等であるが，levomepromazine は鎮静催眠作用と情動安定作用が強い。しかし抗 choline 作用が chlorpromazine より強いために[4,5,9]，重症症例に用いられる場合が多い。

　中枢薬理作用の特徴は，haloperidol よりは当然ながら chlorpromazine や thioridazine に比べて serotonin $5HT_2$ 受容体拮抗作用が強く，α_1-noradrenaline 受容体拮抗作用がやや弱い[4,9]。Dopamine D_2 受容体拮抗作用は haloperidol と chlorpromazine よりも弱く，dopamine D_1 受容体拮抗作用は殆ど認められない（図7 ☞ p.36）[5,10]。この中枢薬理作用は clozapine や zotepine と類似しており，極めて強い鎮静催眠作用と情動安定作用，および弱い抗幻覚妄想作用と錐体外路症状惹起作用の臨床効果を示す[4]。それゆえ，levomepromazine は古典的抗精神病薬ではあるが，非定型抗精神病薬に含める分類もある[8]。

A. 適応症と有効性

1. 精神分裂病

　分裂感情障害を含む全ての病型の精神分裂病に有効である。Levomepromazine は鎮静催眠作用が強いため，急性期および慢性期に挿間的に発症する精神運動興奮・易刺激性・攻撃性・気分易変性などの情動障害，緊張病性昏迷，不安や焦燥などの激越症状に対して有効である。また，精神運動興奮や睡眠障害に対しては急速な鎮静催眠作用が要求されるため，筋肉内注射投与が好んで用いられる[6,11]。

　慢性分裂病に対する chlorpromazine との二重盲検比較試験では，幻覚・妄想・対人接触・作業療法への適応性などの項目で同等の治療効果が示されている[6]。

2. うつ病，抑うつ状態

　不安・焦燥・不眠・自殺念慮・幻覚・被害関係妄想の強い内因性うつ病・老年期および初老期うつ病・激越うつ病に対する鎮静催眠効果・情動安定作用・抗幻覚妄想作用を期待しての 50〜200 mg/日経口投与は，300 mg/日以上の imipramine 治療よりも有効である[1,12]。しかし，抑制症状に対する治療効果は殆ど期待できないため，不安・焦燥・激越症状が改善された後には抗うつ薬への変薬が必要である。三環系抗うつ薬との併用治療も見られるが[3]，levomepromazine は抗 choline 作用がとりわけ強いために三環系抗うつ薬の抗 choline 作用が相乗的に増強され，口渇・胃部不快感・食欲低下・便秘・麻痺性イレウス・尿閉・緑内障・瞳孔調節障害・低血圧・起立性低血圧・意識障害・せん妄・仮性痴呆・不随意運動・脳症などの副作用を発症する頻度が高い。

特に，高齢者では重篤な副作用が発症しやすいために厳重な注意が必要であると共に，併用療法は極力控えるべきである。

神経症性うつ病（抑うつ神経症）には，抗不安効果と睡眠効果は期待できるが，全身倦怠感を増悪させる場合が多いために臨床的有用性は低い。

3. その他の精神障害

躁病[13]，思春期適応障害や不登校児に見られる攻撃性・暴力行為・易怒性・気分易変性などの情動障害，強迫神経症や恐怖神経症など不安症状の強い神経症，てんかんや脳器質性疾患に見られる情動障害などに有効である。特に，思春期適応障害や境界例など性格偏奇と衝動的暴力行為の強い症例においては，levomepromazine 300〜600 mg/日の大量投与による情動安定と，精神分析療法による自我の形成を目的とした治療（依存的薬物精神療法）が有効と言われている[6,7]。

抗うつ薬の中毒状態に見られる頻脈・発汗過多・高血圧・顔面紅潮・chorea様不随意運動・意識障害の改善を目的とし，levomepromazine 1 回量 5〜10 mg 筋肉内注射が用いられ，劇的な効果を示す場合がある。

アルコール離脱症候群（振戦せん妄）・老年期せん妄・ICU 症候群・各種疾患に伴うせん妄などにおいて，不安と自律神経症状が極度に強い症例や haloperidol や chlorpromazine で鎮静作用が得られない重篤な症例では levomepromazine 25〜50 mg の筋肉内注射が奏効する場合が多い。

B. 投与法と投与量

経口内服用の散剤・顆粒剤・錠剤，筋肉内注射用液剤が市販されている。精神運動興奮・不安・焦燥・不眠などに対する急速な鎮静催眠作用が要求される精神分裂病や躁病では，1 回量 25 mg〜50 mg（まれに 75 mg）の筋肉内注射を反復して行う。Chlorpromazine ほどではないが局所刺激作用が強いため，

注射部位の十分なマッサージや冷湿布が必要である．また，注射後に血圧降下が発症しやすいため，血圧測定反復と急激な体位変換を避ける指導が必要である（表21）．

精神分裂病における経口内服投与では，1日量300 mgが最高投与量とされているが，重症例では500 mg～800 mg，まれには1000 mg以上もの大量が用いられることもあるが治療効果は乏しい．

鎮静催眠作用が強いために自発性減退や昼間好褥的となり作業療法やレクリエーション療法への導入困難となる症例では，朝や昼間の内服を控え夕方や就眠前の投与量を増やすなどの投与法の考慮が必要である．なお，levomepromazineの生物学的半減期は6～15時間であるために1日2～4回の分割内服とする．

抗choline作用とα_1-およびα_2-noradrenaline受容体拮抗作用が強いために，低血圧・口渇・舌炎・尿閉・便秘・麻痺性イレウス・胃腸障害・食欲低下・傾眠と脱力による歩行失調や転倒・嚥下障害などの副作用の発症頻度がchlorpromazineやhaloperidolよりも高い．特に高齢者では抗choline性の重症副作用が発症しやすいため，投与量を減じると共に厳重な臨床観察が必要である．かかる副作用はphenothiazine系抗精神病薬に共通しているが，levomepromazineではとりわけ多い．

文　献

1) 江原　嵩：うつ病の診断と治療．新興医学出版社，東京，1987.
2) 石塚雄太，黒崎　毅，戸松良好ら：慢性分裂病患者に対する薬物療法の現状．宮崎県内の多施設における調査．精神医学，41；1347-1353，1999.
3) 伊藤　斉，藤井康男：向精神薬の併用—Polypharmacyの実態とメリット・デメリットの論議をめぐって．神経精神薬理，5；149-184，1983.
4) 木下　潤：精神薬理学の進歩（上巻）．P.200，吉富製薬，東京，1990.
5) 中安信夫，平松謙一，岡崎祐士ら：脳内モノアミン作動系への作用比に基づく抗精神病薬の分類—抗ノルアドレナリン作用，抗セロトニン作用，および抗ノルアドレナリン作用に対する抗セロトニン作用比の有する臨床効果の検討．神経精神薬理，6；45-56，1984.

6) 西園昌久：薬物精神療法（第2版）．医学書院，東京，1970．
7) 西園昌久：依存的薬物精神療法の開発とそれがもたらしたもの．精神医学，42；205-209, 2000.
8) 大月三郎：非定型抗精神病薬．Clin Neurosci, 12；916-918, 1994.
9) 大月三郎，原田俊樹：精神分裂病の臨床．新興医学出版社，東京，1986．
10) Tamminga CA, Gerlach J: New neuroleptics and experimental antipsychotics in schizophrenia. in "Psychopharmacology. The third generation of progress" ed Meltzer HY, P.1129-1140, Raven Press, New York, 1987.
11) 融　道男：精神科治療の解説．薬物療法，抗精神病薬．臨床精神医学，8月増刊号，60-64, 1995.
12) 渡辺昌祐，横山茂生；抗うつ薬の選び方と用い方．新興医学出版社，東京，1983．
13) 渡辺昌祐，江原　嵩：躁病の診断と治療．新興医学出版社，東京，1986．

各論

3. チオリダジン
thioridazine

　1956年にchlorpromazineよりわずかに遅れて臨床的有用性が確認されたphenothiazine系抗精神病薬である。1960年代には，日本では薬理作用と臨床効果が類似するlevomepromazineが繁用されていたのに対し，アメリカではthioridazineが多く用いられていた。とりわけ難治性（慢性）分裂病に対して極く大量（5000 mg/日以上）の長期投与が試行された時期もあったが，致死性心血管系副作用のために大量投与は戒められると共に使用頻度も低くなり，精神科薬物療法の基本薬剤からはずれた時期があった。しかし最近，非定型抗精神病薬の概念の発展とthioridazineの穏和な鎮静的治療効果を目的として，選定した症例で使用される頻度が増加しつつある。

　中枢神経系への薬理作用では，dopamine D_2 受容体拮抗作用はchlorpromazineと同程度にあり，levomepromazineよりも強くhaloperidolよりも弱い。またserotonin $5HT_2$ 受容体とα_1-norepinephrine受容体の拮抗作用はchlorpromazineとlevomepromazineの中間であり，haloperidolよりも弱い[16]。すなわち，levomepromazine・zotepine・clozapineと類似の薬理作用を持っているために，古典的抗精神病薬ではあるが非定型抗精神病薬に分類される場合もある[10]。この薬理作用からも推測できるように，thioridazine 100～200 mg/日は同量のchlorpromazineよりも抗不安作用と情動安定作用が強く同等の抗幻覚妄想作用を持つと推測される[9,10]。

A. 適応症と有効性

1. 精神分裂病

　精神分裂病の急性期に対しては，chlorpromazine と同等もしくは優る全般的改善率を示し，特に内的不穏・不安・焦燥・妄想気分・抑うつ状態の諸症状に有効である。しかし，効果発現に要する日数は chlorpromazine より長く[10]，催眠作用も弱いため，精神運動興奮や情動障害の顕著な症例には不適当である。一方，錐体外路症状・傾眠状態・過鎮静・postpsychotic depression の発症頻度が低いために，興奮症状が軽症の症例や急性期の chlorpromazine 療法に引き続き，亜急性期および慢性期の維持療法に 100～200 mg/日を用いる。

2. うつ病，抑うつ状態

　幻覚妄想や妄想気分を伴ううつ病への1日量 75～200 mg の単独投与は chlorpromazine と同程度に有効であり，とりわけ過鎮静・催眠作用・全身倦怠感が少ない利点がある。不安焦燥の強いうつ病や激越うつ病に対して，抗不安作用を期待して 20～50 mg/日を抗うつ薬と併用投与する場合があるが[12,13]，thioridazine は抗 choline 作用の強い薬剤であるために三環系抗うつ薬の抗 choline 作用が相乗的に増強されて重篤な抗 choline 性副作用が発症する場合がある。なお，うつ病性抑制症状に対しても有効と言われているが，抗うつ薬に優る治療効果は期待できない。

3. 躁病，躁状態，その他

躁病に対する有用性も報告されているが[14]，抗躁効果はその後に開発された各種抗躁薬や chlorpromazine および haloperidol に優るものではない。

高齢者の分裂病様精神障害や抑うつ状態では不安・焦燥・激越・内的不穏が強く幻覚妄想や錯乱興奮を呈する症例があり，一方，高齢者の抗精神病薬療法においては錐体外路系副作用やせん妄が発生しやすい。それゆえ，高齢者躁病・脳器質性情動（感情）障害・痴呆に伴う感情障害においては，抗不安焦燥作用・鎮静作用・情動安定作用・抗幻覚妄想作用があり，錐体外路系副作用を発生しにくい thioridazine 25～100 mg/日が好まれる場合も多い[13]。しかし，抗 choline 作用のためにせん妄や仮性痴呆を惹起する可能性もあり，少量の haloperidol 治療が好まれる症例もある[7]。

Thioridazine 治療者の 60％に射精障害や勃起不全がみられるが[6]，逆に神経症性早漏症に極く少量が有効と言われている。

B. 副作用

Thioridazine 血中濃度と臨床効果の関連性については，精神分裂病の急性期および慢性期では thioridazine の活性型代謝産物である mesoridazine や sulforidazine 血中濃度と治療効果の相関性を認める報告もあるが[2,11,15]，否定的な報告もあり[17]，結果の一致を見ていない。

近年 thioridazine の使用症例数が減少している原因の一つに，突然死や心電図変化と thioridazine の関係が報告されたことが考えられる[4,5,8]。Thioridazine 治療中の精神分裂病では QT 時間の延長・ST 変化・T 波変形・U 波出現などの心電図変化と thioridazine 代謝産物の血中濃度には相関性が認められているが[1]，健常者への thioridazine 50 mg 投与では収縮期血圧上昇・心拍数増加・QT 時間延長が認められるが thioridazine 代謝産物の血中濃度には相関

性が認められていない[3]。突然死は thioridazine 1000 mg/日以上の大量を長期服用していた症例であり，また thioridazine 治療者に高頻度にみられる心電図変化と突然死の関連性の明確な結論は出されていない。

【症例 4】 62 歳，女性，被害関係妄想を伴う周期性うつ病

[既往歴と現病歴] 高等女学校を卒業し，19 歳時結婚，子供 2 人。26 歳時に 5 ヵ月間，34 歳時に 6 ヵ月間，52 歳時に 3 ヵ月間抑うつ状態となり入院歴がある。過去のうつ病相では抑うつ気分・抑制症状・自殺念慮が目立っていたが幻覚妄想は見られなかった。

X 年 12 月（62 歳），「元気が出ない。仕事や家事ができない。東京在住の息子（30 歳，歯科医）が不幸に陥っている。死にたい。」などと訴えて来院。抗うつ薬治療を行ったが抑うつ症状は顕著には改善されず，不安・焦燥・不眠が増悪軽快を繰り返す経過であった。

X＋1 年 10 月，nortriptyline 30 mg・amitriptyline 30 mg・cloxazolam 6 mg による治療中に「元気が出ない。家事ができない。」など抑うつ症状を訴え，「東京在住の息子に悪い女がついて同棲している。下宿の管理人の電話から，『息子は下宿の娘と肉体関係があり結婚することになっていたのに，3 年間も結婚話を保留にしたままにしている』『同棲中の女とうまく行っていないらしく，まもなく別れるだろう』とわかった。」「同棲中の女に財布を握られていて小遣いに不自由しているらしい。女は月 30 万円も使っている。」など，息子の嫁（同棲中ではない）に対する不満不信感に妄想的解釈を加えて執拗に述べていた。2〜3 日前に不安・焦燥感が強くなり，入水自殺を企てている。口周辺 dyskinesia が見られた。

内的不穏・焦燥が強い抑うつ状態のために同年 11 月 11 日より thioridazine 30 mg・nortriptyline 30 mg・cloxazolam 6 mg に処方変更したところ，2 週後の再来受診時には「息子と今の女が一緒に暮らすと言うならば仕方が無い。子供でもできたら仕方がない。東京へ行って息子と女に会ってみたい。」と話し，不安焦燥も殆ど見られなくなった。それに伴って会話の執拗さは消失し，感情的にならずに話していた。

同年 12 月 9 日には「息子と嫁が別れるようにとは，よう言わん。いやな嫁

だが仕方がない。」「息子はサラ金から大金を借りていたが，今はその心配はないらしい。」など，息子と嫁に対する妄想は消失していた。同時に「身体の具合もよく，家事もできるし田畑へも出られるようになりました。」と，抑制症状の改善も話してくれた。

　この症例は成年期よりうつ病を反復していたが，初老期に再発したために息子の生活状況に被害関係妄想的解釈を行っていた。ために不安焦燥が顕著となり，自殺企図におよんだと考えられる。三環系抗うつ薬では鎮静的治療効果が得られず，少量のthioridazineと抗うつ薬の併用で妄想・抑うつ気分・不安・抑制症状のほとんど全てが消失した。口周囲dyskinesiaも消失した。

文　献

1) Axelsson R, Aspenstrom G : Electrocardiographic changes and serum concentrations in thioridazine-treated patients. J Clin Psychiat, 43 ; 332-335, 1982.
2) DeJonghe FERER, Van der Helm HJ, Schalken HFA, et al : Therapeutic effect and plasma level of thioridazine. Acta Psychiatr Scand, 49 ; 535-545, 1973.
3) Hartigan-Go K, Bateman DN, Nyberg G, et al : Concentration-related pharmacodynamic effects of thioridazine and its metabolites in humans. Clin Pharmacol Ther, 60 ; 543-553, 1996.
4) Huston JR, Bell GE : The effect of thioridazine hydrochloride and chlorpromazine on the electrocardiogram. JAMA, 198 ; 134-138, 1966.
5) Kelly HG, Fay JE, Laverty SG : Thioridazine hydrochloride (Mellaril) ; Its effect on the electrocardiogram and a report two fatalities with electrocardiographic abnormalities. Canad Med Ass J, 89 ; 546-554, 1963.
6) Kotin J, Wilbert DE, Verburg D, et al : Thioridazine and sexual dysfunction. Am J Psychiatry, 133 ; 82-85, 1976.
7) 岸根協一郎，青葉安里：高齢者の精神薬物療法の問題点．森　温理，長谷川和夫　編，精神科Q＆A．金原出版，東京 1988.
8) Mehtonen OP, Aranko K, Malkonen L, et al : A survey of sudden death associated with the use of antipsychotic or antidepressant drugs : 49 cases in

Finland. Acta Psychiatr Scand, 84 ; 58-64, 1991.
9) 中安信夫, 平松謙一, 岡崎祐士ら : 脳内モノアミン作動系への作用比に基づく抗精神病薬の分類―抗ノルアドレナリン作用, 抗セロトニン作用, および抗ノルアドレナリン作用に対する抗セロトニン作用の作用比の有する臨床効果の検討. 神経精神薬理, 6 ; 45-56, 1984.
10) 大月三郎 : 非定型抗精神病薬. Clin Neurosci, 12 ; 916-948, 1994.
11) Papadopoulos AS, Chand TG, Crammer JL, et al : A pilot of plasma thioridazine and metabolites in chronically treated patients. Brit J Psychiatry, 136 ; 591-596, 1980.
12) Plotkin DA, Gerson SC, Jarivik LF : Antidepressant drug treatment in the elderly. in "Psychopharmacology. The third generation of progress" ed Meltzer HY, P.1149-1158, Raven Press, New York, 1987.
13) Salzman C : Treatment of agitation in the elderly. in "Psychopharmacology. The third generation of progress" ed Meltzer HY, P.1167-1176, Raven Press, New York, 1987.
14) Shopsin B, Georgotas A, Kane S : Psychopharmacology of mania. in "Manic Illness". ed Shopsin B, P.189-190, Raven Press, New York, 1979.
15) Smith RC, Baumgartner R, Ravichandran GK, et al : Plasma and red cell levels of thioridazine and clinical response in schizophrenia. Psychiat Res, 12 ; 287-296, 1984.
16) Tamminga CA, Gerlach J : New neuroleptics and experimental antipsychotics in schizophrenia. in "Psychopharmacology. The third generation of progress" ed Meltzer HY, P.1129-1140, Raven Press, New York, 1987.
17) Vanderheeren FA, Muusze RG : Plasma level and half lives of thioridazine and some of its metabolites. 1. High doses in young acute schizophrenics. Eur J Clin Pharmacol, 11 ; 135-140, 1977.

各論
4. フルフェナジン
fluphenazine, fluphenazine enanthate, fluphenazine decanoate

Fluphenazine は perphenazine（商品名：ピーゼットシー，トリオミンなど）と同様に piperazine 群に属する phenothiazine 系抗精神病薬であり，WHO 必須専門委員会より必須向精神薬の指定を受けている有用性の高い抗精神病薬である。散剤・錠剤・持効性注射用液剤が市販されているが，内服薬はエステル型のマレイン酸 fluphenazine（フルメジン）であり，持効性注射薬にはエナント酸 fluphenazine enanthate（アナテンゾール デポー，アナテナジン デポー）とデカン酸 fluphenazine decanoate（フルデカシン）がある[7]（図18）。非エステル型 fluphenazine hydrochloride が精神科医療に導入されたのは1958年（日本では1960年）であるが，現在は抗精神病作用が強く錐体外路系副作用の発症頻度が低いエステル型のマレイン酸 fluphenazine が日本では使用され，エナント酸 fluphenazine も日本では1970年から市販されている。また fluphenazine は phenothiazine 系抗精神病薬の中でも生物学的半減期が長い（約14時間）薬剤であり，さらにエナント酸およびデカン酸 fluphenazine を油性溶媒に混和して吸収を遅らせることにより有効時間を延長できるために fluphenazine enanthate や fluphenazine decanoate の持効性注射薬が開発された。

Fluphenazine enanthate と fluphenazine decanoate の単回および反復投与後の fluphenazine 血中濃度は，最高血中濃度と経時的濃度変化に個人差が見られるものの，fluphenazine enanthate では1回注射後の7日目頃に最高血中濃度に達し，14日目頃には最高血中濃度の1/2～1/10濃度に低下する。反復投与では，生体内代謝が促進されるためか初回投与時ほどの急峻な血中濃度の上昇はみられない（図8 ☞ p.61)[18]。一方，fluphenazine decanoate では，1回注射後の4～6時間後に最高血中濃度を示す症例もあるが，fluphenazine enanthate に比べて単回でも反復投与後でも血中濃度の経時的変動は少なく，概ね4週間は定常濃度が持続する（図9 ☞ p.62)[8,12,19,20]。このような血中濃度

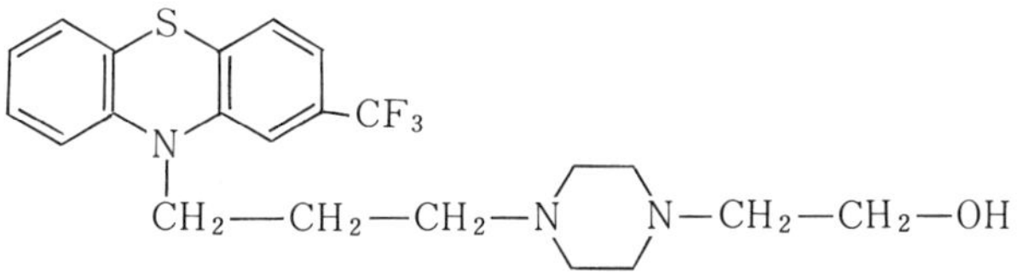

4. フルフェナジン fluphenazine, fluphenazine enanthate, fluphenazine decanoate

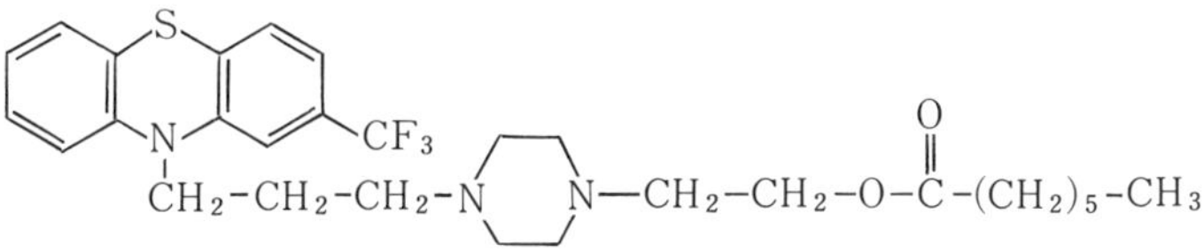

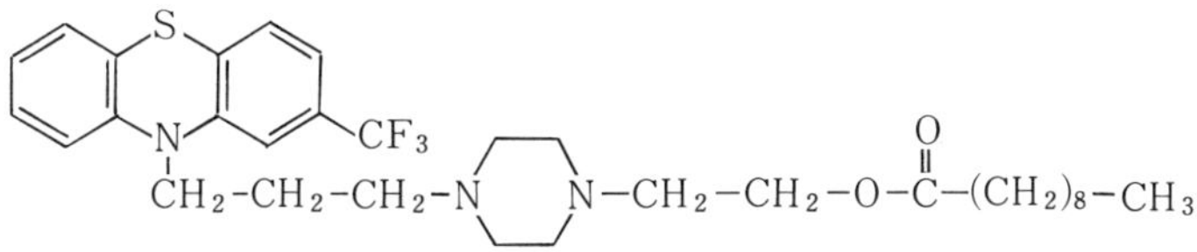

図 18. fluphenazine の化学構造

の経時的変化は，持効性 fluphenazine の反復投与間隔を決定する上で重要であり，治療効果や副作用の発現機序を理解するための一つの指標となる。

受容体結合研究による中枢薬理作用では，dopamine D_2 受容体拮抗作用は chlorpromazine よりも強いが haloperidol よりも弱く，dopamine D_1 受容体拮抗作用は両薬剤よりも強い（図5, 7 ☞ p.31）[13,16]。Fluphenazine decanoate の 10 週間投与後では dopamine D_1・dopamine D_2・α_1-norepinephrine・serotonin $5HT_2$ 受容体，とりわけ dopamine D_1 受容体の遮断率に減衰的変化がみられないことより[4,17]，薬剤耐性を惹起する投与量はきわめて高く薬理作用が長期間持続すると推測できる。

内服薬と持効性注射薬は，ともに精神分裂病・躁病・心因反応・初老期精神障害に有効である。人格障害や慢性脳器質性精神障害には比較的効果が乏しいが，この傾向は他の抗精神病薬と同様である。最近の臨床研究では，抗幻覚妄

想作用は chlorpromazine と同等もしくは強く[3,13]，催眠鎮静作用は弱いために妄想型精神分裂病や妄想性障害に好んで用いられる[13]。なお，マレイン酸 fluphenazine の内服では効果発現が遅いが，持効性注射薬は速効性である。

　精神分裂病治療における内服投与量は，一般的には 10 mg/日程度までが用いられている。錐体外路系副作用を発症しやすい抗精神病薬であるが，1 日量 10〜20 mg の大量投与では錐体外路系副作用の発生頻度が減少する paradoxal 現象が認められる。本邦ではマレイン酸 fluphenazine 単独治療の症例は少なく chlorpromazine との併用症例が多い。抗幻覚妄想作用・情動安定作用・鎮静作用を目的とする精神分裂病急性期の治療には fluphenazine enanthate あるいは decanoate を使用し，慢性期にはマレイン酸 fluphenazine 10 mg までを経口投与する場合もある。

　Fluphenazine enanthate と fluphenazine decanoate は抗幻覚妄想作用がマレイン酸 fluphenazine よりも強いために，妄想型精神分裂病・破瓜型分裂病の幻覚妄想や作為体験など精神分裂病の陽性症状を対象にし，急性期および慢性期症例の急性増悪状態に，単回あるいは連続で筋肉内注射投与する。さらに，分裂病性思考障害に基づく拒薬・拒絶症・興奮症状などの鎮静を目的として用いられる場合も多いが[6,7,8,17,19]，間歇的な筋肉内注射投与で治療効果が得られるために抗精神病薬の内服が不規則な外来通院症例の維持療法にも好んで用いられる[4,7,8,12,20]。Fluphenazine decanoate および enanthate 維持療法中の精神分裂病者において，その中断により 90 % の症例で精神症状が再燃した結果は[8,14,15]，持効性 fluphenazine 注射による維持療法が精神分裂病の再燃予防に極めて有用であることを物語っている。また，口腔および消化管などの外科手術のために薬剤内服が不可能な症例において，手術前および手術後に間歇的に用いられている。なお，fluphenazine による精神分裂病の再燃予防療法における再燃率と投与量の関係について，fluphenazine decanoate および enanthate のいずれにおいても，1.25〜5.0 mg/2 週間投与では 12.5〜50 mg/2 週間投与よりも明らかに再燃率が高いが[8]，5.0 mg/2 週間投与と 25 mg/2 週間の 2 年間経過観察では差異が認められておらず[5]，再燃予防には各症例に応じたできる限り少量での投与量の設定が必要である。

　精神分裂病急性期治療が終了した後，再燃を予防するためには年余にわたる

維持療法が必要である。Benkert & Hippius は，抗精神病薬の維持療法の必要性と適応を次のようにまとめている[1]。
①急性期の精神症状が一般的な方法で消失した後に，抗精神病薬の減薬によって再燃する症例。
②過去に精神症状の再燃を繰り返している症例。
③各種治療にかかわらず精神症状の一部が持続している症例。

すなわち，このような症例は規則的な抗精神病薬の内服を続けなければ精神症状が再燃する可能性が高い。それゆえ，抗精神病薬の内服を拒絶する症例や不規則となる症例に対しては，持効性抗精神病薬の注射投与による維持療法が必要である（**表23** ☞ p.89）。

Fluphenazine は抗精神病作用が強い反面 postpsychotic depression あるいは drug-induced depression を発症させる場合もあり[1,8,10,15]，また持効性 fluphenazine の注射投与後は fluphenazine が代謝排泄されるまでの2～4週間以上にわたり錐体外路性副作用が続く場合もある。そこで，注射直後から長期間，あるいは注射後5日間のみ抗 parkinson 薬の併用を勧める報告もある[2,9]。また，fluphenazine enanthate により発症した悪性症候群が知られている[11]。なお，持効性抗精神病薬の使用に際しては，患者と家族に治療効果と副作用についての充分な説明を行い，人権を尊重する態度で望まねばならない。

【症例5】29歳，男性，破瓜妄想型精神分裂病
［現病歴］大阪の私立大学を卒業したが就職をせず，アルバイトと親よりの仕送りによる無計画な生活を送っていた。X-3年夏，友人の運転する自動車に同乗していたところ大型トラックと接触事故を起こし，友人は死亡，本人も前頭部に外傷を受け約1.5ヵ月間入院している。神経学的後遺症は無かったが，外傷性網膜剝離による視力低下（矯正視力0.1以下）に陥っている。

X年（27歳），定職もなく無計画・無目的な日々を送っていたころ，自宅近所にある喫茶店の女性従業員に恋愛感情を持ったが片思いの失恋に終っている。この後，自宅に引き籠りがちとなり「町へ出ると単車が追いかけてくる。監視されている。」などと父母に訴え，同年9月に某精神病院を受診し10月8日より12月26日まで入院加療を受けている。入院時，表情に乏しく，自閉・好褥

症例5

年月日	内服用抗精神病薬	fluphenazine enanthate	解説
X+2. 5.20	Rp) haloperidol 27 mg 　　　fluphenazine 3 mg 　　　biperiden 3 mg		解説1
5.23	不規則内服	25 mg	
6. 2		25 mg	
6		25 mg	
11		25 mg	
15		25 mg	解説2
24		25 mg	
7. 4		25 mg	
15	Rp) haloperidol 12 mg	25 mg	解説3
22	haloperidol 6 mg 　　　biperiden 3 mg	25 mg	

的で，関係妄想・被害妄想・注察妄想がみられ，時に幻聴も出現していた。Haloperidol 12 mg/日の投与により分裂病性思考障害は急速に消失したが，無為・自閉・好褥性・不関性・不潔などの陰性症状が退院するまで持続した。

退院後，X+1年4月より鍼灸学校へ入学したのに伴い学生寮へ入所し，外来通院は規則的で学生生活を楽しんでいるようであった。しかし，同年夏頃より「時間の都合がつかない。」との理由で外来通院を中断し，抗精神病薬治療も途切れていた。

X+2年2月，自分の名前を女性が呼んでいる内容の幻聴や学校内で同級生が自分を注目しているとの妄想が出現し，内的不穏のために学校に出席できなくなり，同年4月28日に再入院となっている。

解説1:「自分は天才だ。解放病棟の患者達は程度が低いので，自分の方を見ている。『あれは天才だ』と聞こえる。」など関係妄想・注察妄想・幻聴があり，誇大的に解釈していた。同時に，「薬があわない。薬を飲むとよけい具合いが

悪くなる。」と訴え，主治医が注意をしても易怒的・攻撃的となり，処方の変更要求と拒薬傾向が続いた。「ぼくがここへ来たのは環境をチェンジするためで，病気だからというわけではない。はっきり言うと，女の子から逃避してきたのです。」と話し，日常生活は全くの無為・自閉的・好褥的であった。病棟内でも被害関係妄想が出現し，内的不穏が絶えず続いていた。歯の治療に行っても5分間も待てず，処置を受ける前から「歯科医が自分を殺そうとしている。」と訴えて処置を受けずに病棟へ帰ってきたり，他患者とグループで散歩に出ると「先生はあの人に私のことで合図を送ったでしょう。早く帰りましょう。」などと訴えていた。

解説2: 表情は温和で豊かになり，ピンポンに参加したり，看護婦や実習生と楽しそうに語らい，自主的にレクリエーションに参加するようになった。時に，拒薬傾向（内服を渋る程度）が見られたが，概ねは内服するようになった。しかし，「他人の声や周囲の雑音が自分に関係があるように思えるのです。○○先生の薬の時にもあったのですが，今の薬の方がひどいんです。だから，薬を変えてください。今のはイヤです。私は取り越し苦労をする性格なのです。」と，関係妄想・被害妄想・幻聴は時に出現するが，それに対する誇大的な解釈と易怒性・易刺激性の感情障害は見られなくなった。6月16日より20日まで外泊したが，自宅に籠りがちな生活であった。

解説3: 7月6日から9日まで外泊，自宅ではレコードを聞いたり，母親と買物に外出することができた。病院から往復のバスも，今までは一番うしろの座席に座っていたが，今回は「誰も自分を注目していなかったので，一番前に座れました。」と注察妄想が消失したことを話していた。しかし，猫背のように常に俯き加減の姿勢については「人前ではなんとなく緊張するのです。」と話していた。外泊後「将来のことを考えていると不安になるのです。『学校が続けられるか』『社会でやって行けるか』と生きて行くのが大変だなーと思われてきます。それで，気分が沈み気味になります。」と現実的な内容を主体とした抑うつ思考 awakening を訴えていたため，postpsychotic depression もしくは drug-induced depression と判断し haloperidol を減量した。

被害関係妄想などは消失したが，なお活動性の低下・無気力・自己中心的な考え方・心気症・全身倦怠感を訴える状態で，7月22日退院となった。

退院後も fluphenazine enanthate 25 mg を2週間に1回筋肉注射を続けているが，錐体外路症状はみられていない。

本症例は，haloperidol では治療効果が不十分であったが，fluphenazine enanthate 投与で急速に関係妄想・被害妄想・幻聴などの分裂病性思考障害が改善された症例である。Fluphenazine enanthate を，投与初期には3〜5日毎に投与し，精神症状安定後は2週間毎にと注射間隔を広げていった。

文　献

1) Benkert O, Hippius H : Psychiatrische Pharmakotherapie.3 Auflage. Springer Verlang, Berlin, 1980.
2) Chien CP, Cole JO : Depot phenothiazine treatment in acute psychosis ; A sequential comparative clinical study. Am J Psychiatry, 130 ; 13-18, 1973.
3) Goldberg SC, Mattsson N, Cole JO, et al : Prediction of improvement in schizophrenia under four phenothiazines. Arch Gen Psychiatry, 16 ; 107-117, 1967.
4) Hogarty GE, Schooler NR, Ulrich R, et al : Fluphenazine and social therapy in the after care of schizophrenic patients ; Relapse analyses of a two-year controlled study of fluphenazine decanoate and fluphenazine hydrochloride. Arch Gen Psychiatry, 36 ; 1283-1294, 1979.
5) Hogarty GE, McEroy JP, Munetz M, et al : Dose of fluphenazine, familial expressed emotion, and outcome in schizophrenia. Results of a two-year controlled study. Arch Gen Psychiatry, 45 ; 797-805, 1988.
6) 原岡陽一，塚本隆三：治療関係安定剤としてのデポ剤—Fluphenazine enanthate (FE) と Fluphenazine decanoate (FD) の使用経験—．臨床精神医学，19 ; 2082-2091, 1990.
7) Itil TM, Keskiner A : Fluphenazine hydrochloride, enanthate, and decanoate in the management of chronic psychosis. Dis Nerv Syst, 31 (Suppl. 9) ; 37-42, 1970.

8) Kane JM, Lieberman JA : Maintenance pharmacotherapy in schizophrenia. in "Psychopharmacology. The third generation of progress" ed Meltzer HY, P.1103-1109, Raven Press, New York, 1987.
9) Kline NS, Simpson GM : A long-acting phenothiazine in office practice. Am J Psychiatry, 120 ; 1012-1014, 1964.
10) McGlashan TH, Carpenter WT Jr : Postpsychotic depression in schizophrenia. Arch Gen Psychiatry, 33 ; 231-239, 1976.
11) Meltzer HY : Rigidity, hyperpyrexia and coma following fluphenazine enanthate. Psychopharmacol, 29 ; 337-346, 1973.
12) 恩田光信, 長山恵一, 中村吉伸ら：精神分裂病に対する持効性 Fluphenazine decanoate の臨床効果および血中フルフェナジン濃度の検討. 臨床精神医学, 19 ; 2023-2032, 1990.
13) 大月三郎：合理的抗精神病薬の選択. 精神科治療, 8 ; 3-10, 1993.
14) Ravaris CL, Weaver LA, Brooks G : Further studies with fluphenazine enanthate ; II. Relapse rate in patients deprived of medication. Am J Psychiatry, 133 ; 248-249, 1976.
15) Rifkin A, Quitkin F, Rabiner CJ, et al : Fluphenazine decanoate, fluphenazine hydrochloride given orally, and placebo in remitted schizophrenics. I. Relapse rates after one year. Arch Gen Psychiatry, 34 ; 43-47, 1977.
16) Seeman P : Brain dopamine receptors. Pharmacol Rev, 32 ; 229-313, 1980.
17) 武田俊彦, 原田俊樹, 大月三郎ら：慢性分裂病治療における血中 D_1, D_2, $α_1$, $5HT_2$ 受容体遮断率の測定―Fluphenazine decanoate による維持療法の可能性. 臨床精神医学, 19 ; 1965-1972, 1990.
18) 立山萬理, 田上 聡, 中嶋誠一郎ら：フルフェナジン・デポ剤の血中濃度（Ⅰ）, エナンテート筋注とデカノエート筋注の比較. 臨床精神医学, 12 ; 771-781, 1983.
19) 山下謙二, 小山 司, 市川淳二ら：Fluphenazine decanoate の臨床効果と薬理学的検討(1)―単回投与と連続投与における体内動態―. 臨床精神医学, 19 ; 1954-1964, 1990.
20) 山下謙二, 小山 司, 松原良次ら：Fluphenazine decanoate の臨床効果と薬理学的検討(2)―長期外来臨床試験と体内動態, 受容体結合実験―. 臨床精神医学, 19 ; 1973-1983, 1990

各論
5. ハロペリドール
haloperidol, haloperidol decanoate

　ベルギーの Janssen 研究所で開発された一連の butyrophenone 系抗精神病薬の中で最も古く且つ有用性の高い薬剤であり（図19 ☞ p.199），後日開発された haloperidol decanoate と共に今日の精神科薬物療法の基本薬剤の一つである。すなわち，haloperidol は精神分裂病の急性期の60％以上の症例で使用されているのみならず，慢性分裂病においても使用頻度の最も高い薬剤の一つである[8]。

　1958年に精神分裂病に対する有用性がベルギーで報告され，ヨーロッパ各地で有効性が確認された後，日本においては1963年頃より精神科治療に応用されている。Haloperidol decanoate はデカン酸 haloperidol を油性溶媒に混和して吸収を遅延させた持効性注射液剤であり，日本では1987年より市販されている。そして今日では，WHO 必須薬専門委員会が必須向精神薬の一つに指定している。

　Haloperidol と chlorpromazine の臨床効果の差異は，haloperidol は抗幻覚妄想作用が強いが抗不安作用と鎮静催眠作用が弱く，錐体外路系副作用を発症させやすいとまとめ得る[5,19,20]。

　Haloperidol の代謝産物は抗精神病作用を持たないために，抗精神病作用を持つ未代謝 haloperidol の血中濃度と治療効果や副作用の関係が調べられている。すなわち，血中濃度 2.5〜15 ng/ml の範囲内で臨床的有用性が認められる"theapeutic window"型，あるいは血中濃度が上昇するに従って有用率が低下する曲線的相関性が認められている[9,32]。ただし，入院患者にあっても血中濃度の個体差は 6.5〜8.1 倍と大きく，haloperidol 単剤治療でも 3〜4 倍の血中濃度の差異がある[26]。なお，精神分裂病急性期の治療には 12 ng/ml 以上の血中濃度が必要とされている[30]。

　中枢薬理作用においては，dopamine および serotonin 受容体結合研究で ^{3}H-haloperidol を ligand として受容体に結合させた研究が多く，今日の抗精

神病薬のdopamine受容体拮抗作用と抗精神病作用，すなわち精神神経薬理学と臨床治療学の橋渡しをしたのはhaloperidolであると言っても過言ではない。すなわちhaloperidolはsulpirideやbromperidolと共にdopamine D_2 受容体拮抗作用の強い薬剤であり，chlorpromazineの約100倍の親和性を持っている[19,21,23]。Haloperidolによるdopamine受容体拮抗作用は全脳的な作用であり，臨床効果は①中脳-辺縁系と中脳-皮質系でのdopamine D_2 受容体拮抗作用は抗幻覚妄想作用を発揮し，②黒質-線条体系でのdopamine D_3 受容体拮抗作用は錐体外路症状を惹起し，③視床部隆起-漏斗系でのdopamine D_4 受容体拮抗作用は血中プロラクチン濃度上昇となって表現される。Haloperidolはbutyrophenone系抗精神病薬の一般的薬理作用である抗serotonin $5HT_2$ 作用をわずかに持っているが，抗norepinephrine作用は極めて弱い（図7）。

A. 適応症と有効性

各種病型の精神分裂病に奏効するが，とりわけ妄想型分裂病・妄想性障害・分裂病性興奮・分裂感情障害の躁状態に有効である[19,22]。破瓜型分裂病やうつ病などの自発性減退には無効であるが幻覚妄想には有効であるように，臨床診断には関係なく各種精神障害の幻覚妄想に奏効する。

精神分裂病以外の精神障害では，精神発育遅滞児・情動障害児・思春期適応障害児・不登校児などに見られる行動過多・暴力行為・攻撃性・興奮性・落ち着きのなさ・気分易変性・被刺激性などの情動障害と行動異常に有効である[1,2]。躁病や分裂感情障害の躁状態にも奏効する[3,6,33]。なお，躁病治療においてはhaloperidolとcarbamazepineが併用される場合が多いが，carbamazepineのcytochrome P450の3A4・2D6の誘導作用により，haloperidol血中濃度が低下し，治療効果が減弱するとの報告もある[7]。また，phenothiazine系抗精神病薬にくらべて抗choline作用が少ないために口渇・便秘・視力障害・尿閉・意識障害・仮性痴呆などの副作用が少なく，老年期の精神障害にも応用できる[24]。同様の理由により，振戦せん妄・脳器質性疾患に伴うせん妄・

脳器質性精神障害・症候性精神障害・Gilles de la Tourette 症候群・tic 症・coprolalia 症にも有効である。夜間せん妄や各種せん妄の治療には haloperidol・benzodiazepine 系睡眠薬・phenothiazine 系抗精神病薬の優劣が常に討議されているが[14,17]，Moore の定式療法では，60 歳以下の症例では 1 回 2.5～5.0 mg 総投与量 20 mg まで，60 歳以上の症例では 1 回 1.25～2.5 mg 総投与量 10 mg までを，症状が消失するか睡眠状態になるまで反復投与する[16]。

けいれん発作を伴う脳器質性疾患・てんかん性精神障害・てんかんに伴う情動障害・てんかん性律動異常波を伴う精神障害においては，haloperidol は phenothiazine 系抗精神病薬よりけいれん誘発作用が少ないため，抗けいれん薬と併用して用いる場合が多い。

Methamphetamine による幻覚妄想に著効を示すため，haloperidol の dopamine 系神経伝達遮断作用を中心とした中枢薬理作用と methamphetamine の dopamine を含む catecholamine 過剰状態により惹起される分裂病様症状との関連に興味がもたれている[12,25]。

神経疾患では，脳血管障害性および小脳性 choreoathetosis・hemiballism・Hunchington's chorea・遅発性 dyskinesia・levodopa-induced dyskinesia などの錐体外路系機能亢進による運動過多 hyperprexia に 0.5～3.0 mg/日の少量投与が有効である[5]。Haloperidol は chlorpromazine と比較して催眠作用が弱く dopamine D_2 および D_3 受容体拮抗作用が強いため，dopamine 系機能亢進の生化学的病態を持つ運動過多性神経疾患に使用しやすい。

B. 投与法，投与量，副作用

粉剤・顆粒剤・錠剤・内服用液剤・注射液剤・持効性注射液剤があり，経口投与・筋肉内注射投与・静脈内注射投与・静脈内点滴注射投与などで使用する。

精神運動興奮や感情障害の強い症例では，臀部大筋内へ 1 回 5～10 mg 1 日 1～3 回の反復投与，あるいは 5～10 mg を生理食塩水 20 ml に希釈し 1 日 1～3 回の反復静脈内注射する（表 21 ☞ p.84）。また，静脈内点滴注射では 10～20 mg を生理食塩水 100～500 ml に希釈し 1 日 1～2 回の反復投与するが，

精神運動興奮の極度に強い症例では体位保持が不可能な場合がある。難治性精神分裂病に対しては，40 mg/日の大量静脈内点滴注射により改善がみられる症例もある[28]。

経口投与では haloperidol の生物学的半減期が 12〜24 時間と長いために，1日 1〜2 回投与が可能である。

持効性注射液剤である haloperidol decanoate は，4 週間にわたって血中濃度の変化が少ない定常状態を保つために（図 10, 11 ☞ p.63）[10,11,27]，2〜5 週間毎に 50〜100 mg を臀部大筋肉内へ注射する（表 21 ☞ p.84）。Haloperidol decanoate は精神分裂病急性期の治療のみならず[11,13,18,27,37,38]，再燃予防のための維持療法にも有用である[4,10,18]。経口投与から haloperidol decanoate へ変更する場合には，経口投与を中止し経口投与量の 10〜20 倍量を 4 週間毎に使用する方法と，治療効果の確認と副作用の予防のために少量を 1〜2 週間毎に経口投与と併用しながら漸次変更する方法がある[18,31]。精神分裂病急性期に haloperidol decanoate 単独で治療する場合には，毎週 100 mg を 4 回投与し，続いて 2 週毎に 100 mg を 2 回投与し，以後 4 週間に 1 回 100 mg を投与する定式療法が報告されている[18,31]。この方式では，血中濃度は 3〜4 回の注射後に定常状態になる。ただし haloperidol は錐体外路系副作用の発症頻度の高い薬剤であるために，初回投与量 30〜50 mg，1 週間後 50〜100 mg とし，以後は臨床症状に応じて投与間隔を設定するのが安全である。

初発の精神分裂病における dopamine D_2 受容体占拠率を指標とした haloperidol の有用性の研究では，50〜60％の占拠率での有効性が最も高く，80％以上の占拠率では錐体外路症状の発症頻度が高くなっている。そして，前者における haloperidol 血中濃度は 0.6〜1.5 ng/ml であり，1 日投与量は 5 mg 以下とされている[36]。

Haloperidol の投与初期には，錐体外路系副作用が chlorpromazine よりも高頻度に発症する。まれに顔面・頸部・口腔内・舌・眼筋・四肢および軀幹の筋緊張異常亢進を示す急性 dystonia が発生し，患者を不安に陥れ，以後の薬物療法を拒否する場合がある[5,34]。錐体外路系副作用に対しては抗 choline 性抗 parkinson 薬 biperiden（商品名：アキネトン，タスモリン）の注射投与が速効的に有効であり，錐体外路症状が持続反復する症例では抗 choline 性抗

parkinson 薬の経口連続投与が必要となる。Haloperidol decanoate により錐体外路系副作用が発症した場合には，長期にわたる抗 parkinson 薬の連用が必要である。また，haloperidol decanoate による錐体外路症状は筋肉内注射後5日以内に発症しやすいために，注射後5日間のみの抗 parkinson 薬投与も推奨されている。

一方，内分泌系・造血系・肝障害・心血管系などの副作用は chlorpromazine よりも少ないので，chlorpromazine 治療中に上記副作用が発生した症例では haloperidol 単独投与に変更するのが好ましい。遅発性 dyskinesia の発症頻度が haloperidol 長期大量投与中に高くなる可能性は否定されていない[5,34]。

Haloperidol は精神障害に対する治療効果が高い反面，過量投与による過鎮静や postpsychotic depression[5,15,29] および悪性症候群[5,35] の発症頻度も高いために，臨床観察を充分に行わねばならない。

【症例6】57歳，女性，妄想型精神分裂病

［生活歴と現病歴］30歳頃より慢性肝炎のために入退院を反復している。夫は兄弟達と会社を経営しており，経済的に恵まれた状況にあった。

X年（53歳），夫が肺癌で死亡した後，財産問題や会社経営で親族内トラブルが絶えなくなり，人間関係に不信を抱き一人でマンション住まいをするようになった。しかし，「一人住まいのマンションに本人が知らないうちに親族が入り込んでいる。」「自分に毒を盛って殺そうとしている。」「嫁が金庫の中を覗いていた。」などの被害関係妄想を訴え，同時に「以前から信仰していた神様が自分に乗り移り，自分にいろいろ喋らせる。」などの状態になったために某大学病院精神科に入院した。

解説1：急性錯乱状態を示し，「誰かが自分に成り変わって話をさせている。」と言い，周囲の人々や医師の問いかけに奇妙な口振りで物まね的・オウム返し的な返答を喋り続けていた。気分は易変性・易怒的・被刺激的で，「持ち物がなくなった。○○が盗った。ここはドロボウの集団だ。医者じゃない。病院じゃない。」と大声で口汚く周囲の人々を罵ったり，手当り次第に近くにある物

症例6

年月日	抗精神病薬			解説
X. 5.10 11 12 13	inj)	haloperidol +biperiden 4日間連用	5 mg 5 mg×2	解説1
14 15 16 17	inj) inj)	haloperidol +biperiden haloperidol +biperiden 4日間連用	5 mg 5 mg×1 10 mg 5 mg×1	
18 19 20 21	inj)	haloperidol +biperiden 4日間連用	10 mg 5 mg×2	解説2
22 23 24	inj)	haloperidol +biperiden 3日間連用	5 mg 5 mg×2	
25	Rp)	haloperidol biperiden	9 mg 3 mg	解説3
6. 8	Rp)	haloperidol biperiden	9 mg 3 mg	
15	Rp)	haloperidol biperiden	3 mg 1 mg	

を投げるなどの粗暴な行動を示し，親族内不和や不信感については何も述べようとはしなかった。Haloperidol 筋肉内注射を連用し精神運動興奮の鎮静を図った。

解説2：Haloperidol 注射に対して拒絶的で，「お前は何者じゃ。医者じゃありゃせん。注射をする必要はない。このバカ者が。」と言ったり，「わしは神じゃ。みんなこの部屋から出て行け。○○さんを呼べ。」と表情険しく奇妙な神

憑り的な口振りで話していた。しかし，haloperidol の注射反復投与により徐々に攻撃性・易怒性・衝動性は軽減し，夜間睡眠時間と昼間の離床時間も長くなり，デイルームでテレビを見る余裕も見られた。

解説 3：表情は温和となり，離床時間は長くなりデイルームで他の患者の間に座りテレビを見たり，洗濯や部屋の片付けなどを自ら行うようになったが，他患と話し合う機会は少なかった。神憑り的な奇妙な問答は見られなくなり，家族に対する不平不満や今後の生活の心配などを主治医に話すようになったが，憑依状態に対する病識は持てず「わからなくなっていた。神がついていた。」などと話していた。Haloperidol を減量し 6 月 24 日退院となった。

【症例 7】44 歳，女性，症候性精神障害躁状態（汎発性紅斑性狼瘡）
　［生活歴と現病歴］X－8 年，首側面と鼠径部に疼痛を伴うリンパ腺腫大が発生し発熱が続くために内科を受診し，約 6 ヵ月間の加療で治癒している。X－3 年 1 月にも同様症状が発症し，続いて X 年 2 月より首側面と両鼠径部のリンパ腺が疼痛を伴って腫大し，全身の関節痛・発熱・顔面紅斑も出現した。血清 γ-globulin 高値・CRP（＋＋＋）・抗核抗体反応陽性などより膠原病と診断され，ステロイド剤投与を受けた。Predonisolone 30 mg/日投与 14 日目頃より，多弁・多動・不眠などの精神症状が発症したために精神科に転科している。

解説 1：感情は爽快気分にあり，膠原病の心配を全く感じていないかのような好調な身体感情となっていた。多弁ではあるが，行動面での運動過多は少なく，むしろ好褥的であった。観念奔逸と誇大思考がみられ「先生，○○食べに行こう。上野動物園へパンダを見に行こう。うちの主人より良い人が○○に居るから，先生連れて行って。」などと次々に欲求を述べていた。夜間には，人・場所・時間に対する失見当識が見られた。
　躁状態に改善を目標とし，脳波検査後に zotepine を投与した。

解説 2：Zotepine 200 mg/日投与の当日より就眠障害や夜間覚醒は改善された。

症例 7

年月日	抗精神病薬		解説
X. 4.25	Rp) zotepine haloperidol promethazine	50 mg 1.5 mg 25 mg	解説 1
5. 1	Rp) zotepine promethazine	200 mg 75 mg	解説 2
4	Rp) thioridazine promethazine	150 mg 75 mg	解説 3
9	Rp) haloperidol biperiden	3 mg 3 mg	
13	Rp) haloperidol biperiden	6 mg 3 mg	
6. 1	Rp) haloperidol biperiden	8 mg 3 mg	
12	Rp) haloperidol biperiden	10 mg 3 mg	解説 4
27	Rp) haloperidol biperiden	17 mg 3 mg	
7.18	Rp) haloperidol biperiden	15 mg 6 mg	
8. 2	Rp) haloperidol biperiden	15 mg 6 mg	

また，多弁・観念奔逸ではあるが，気分易変性・攻撃性・衝動性は見られなくなった。Zotepine 200 mg/日投与 4 日目から，全身の筋固縮・振戦・構音障害・嚥下障害・歩行失調・腱反射亢進・Babinski や Chaddock 病的反射などの錐体外路症状が見られるようになった。精神症状は感情失禁・抑うつ気分と多弁・欲求過多の混合状態となった。血液検査において，治療初期には 4400 であった白血球数が 2300 に減少したため，zotepine の副作用と判断して投薬を中止した。

解説3：Thioridazine に変薬し，同時に重篤な錐体外路症状に対して biperiden を併用したところ，錐体外路症状はわずかに改善し食物摂取は可能となったが，なお筋固縮・小股歩行・腱反射亢進・運動緩徐は続いていた。一方，感情亢進・易怒性・被刺激性が再度増悪し，混合状態から躁状態へ移行したため haloperidol を使用した。一過性に舌と口唇の dyskinesia も見られた。

解説4：Haloperidol を徐々に増量したが錐体外路症状の増悪は認められなかった。しかし仮面様表情・手指振戦・筋固縮が持続し，易刺激性・衝動性・易怒性は見られなくなったが，多弁・観念奔逸・誇大的思考・欲求過多の爽快躁病の臨床症状が持続した。躁症状は徐々に改善され，7月9日から2日間外泊したが問題行動なく過ごせている。Haloperidol を減量したが精神症状の再燃は見られなかった。なお predonisolone 30 mg/日は全期間を通じて同量投与した。

　本症例は汎発性紅斑性狼瘡による症候性精神障害であり，動脈炎などの脳微細血管障害による脳機能障害が強く疑われたため，せん妄誘発を危惧して抗 choline 性抗 parkinson 薬の併用を極度に制限したために錐体外路系副作用が発症遷延したと考えられる。

【症例8】 38歳，男性，覚醒剤誘発性幻覚妄想状態
　［生活歴と現病歴］中学校生より素行が乱暴で，高等学校へ進学したが欠席が多いために2年生で退学している。その後定職なく，競艇のノミ屋・麻雀・パチンコなどで生計を立てており，暴力行為などにより刑事罰を受けている。
　X−3年頃より覚醒剤を連用していたところ，X年5月18日「警察から呼ばれた。」と言って自ら警察へ出頭し，注射痕より覚醒剤常用者として逮捕されている。短期間の拘留後に釈放されたが，いろいろな音が小声で自分に「早くせえ，早くせえ。」とささやきかけるような幻聴が続いていた。その不安に耐えきれず同年7月2日某精神病院へ入院した。

解説1：幻覚妄想が多彩にみられ，幻覚と現実の区別ができず不安が顕著であ

症例 8

年月日	抗精神病薬			解説
X. 7. 2	Rp)	haloperidol biperiden	3 mg 2 mg	解説 1
13	Rp)	haloperidol biperiden	9 mg 6 mg	解説 2
23	Rp)	haloperidol biperiden	4 mg 6 mg	
8. 1	Rp)	haloperidol sulpiride biperiden	4 mg 300 mg 3 mg	

った。すなわち,「家の周囲に誰か来ている。」「自分に何かをするために監視している。」「部屋の中までいろんな人間が入り込んでくる。戸締りをしていても入って来る。」「誰かに襲われて殺されるに違いない。恐ろしい。」と訴えていた。

外来通院で haloperidol を処方していたが服薬していなかったらしい。

解説 2：前日の 7 月 12 日に覚醒剤を注射したところ,「誰かが部屋に入ってきた。外から自分を狙っている。」状態となり, ガラス窓に目張りをし, 毛布をカーテン代わりに吊していた。「火をつけられる。助けてくれ。」と自分から 119 番に電話し救急隊が駆けつけたときには「助けてくれ。殺される。」とすがりつくため, 覚醒剤常用者として警察を通じて某精神病院へ入院となった。

入院後も出入口を見廻し, 窓鍵を締め, 幻聴に支配され「出て来い, 出て来い。」と外に向かって大声で叫んでいた。Haloperidol 増量後に口渇・全身倦怠感・眠気などを訴えていたが, 10 日目頃には幻聴と妄想は完全に消失した。

以後, haloperidol を減量したが幻覚妄想の再燃はなく, 一時的に多弁・多動・干渉が多い脱抑制状態となったがやがて消失した。

【症例 9】72 歳, 男性, 幻覚妄想を伴う周期性うつ病

症例9

年月日	抗精神病薬		妄想	P症状	解説
X+17.12.23	Rp) maprotiline	60 mg	−	−	解説1
X+18. 1.16	Rp) lofepraminre	75 mg	++	−	
	chlorpromazine	20 mg			
2. 5	Rp) chlorpromazine	50 mg			
12	Rp) chlorpromazine	75 mg	++	+	解説2
19	Rp) chlorpromazine	100 mg			
26	Rp) chlorpromazine	120 mg			
3. 5	Rp) chlorpromazine	120 mg			
	haloperidol	8 mg			解説3
13	Rp) haloperidol	6 mg	++	−	
29	Rp) haloperidol	10 mg			
4.20	Rp) haloperidol	6 mg	−	++	
27	Rp) haloperidol	6 mg			解説4
	trihexyphenidyl	6 mg			
5. 3	Rp) moperone	30 mg	−	++	
	trihexyphenidyl	6 mg			解説5
10	Rp) thioridazine	30 mg	−	−	
	promethazine	30 mg			

P症状：錐体外路症状

　［生活歴と現病歴］高等中学校卒業後，国鉄事務系職員として勤務し，真面目で責任感の強い人として認められていた。

　X年9月（55歳），行動抑制と抑うつ気分を中心症状とした抑うつ状態となり，外来治療を受け6〜7ヵ月間で寛解している。

　X+8年（63歳），胸がつかえる・身体がだるい・取り越し苦労をする・寝つけないなどの自覚症状を訴える抑うつ状態となり，外来通院約6ヵ月間で寛解状態となった。X+11年9月にも同様の抑うつ状態となり，1ヵ月間の入院治療に引続きX+13年3月まで外来通院治療を受けた。

　X+17年11月末（72歳）より，心配事があり一人で考え込む時間が多くなり，口数も少なく外出もしなくなった。夜も寝付けず苦し気に寝返りを打った

りするため，家族もうつ病の再発と思い，12月末に某大学病院精神科を受診した。

解説1：表情は抑うつ的で，口数は少なく，俯き加減にボソボソと自分の苦しい心境を話していた。「テレビや新聞を見ても，よく解らん。何が書いてあるのか理解できない。普段は本が好きなのに全く読めない。」「自分がつまらないことをしてきたようで心配だ。思い出すと眠れない。」「苦しく辛いので死んだ方がましだ。」などと抑うつ気分・精神運動抑制・罪業念慮・自殺念慮を訴えていたが，被害関係妄想などは見られなかった。72歳の高齢のために入院加療を勧めたが，正月前のこともあり外来治療で経過を見ることになった。

解説2：「家族が自分を何処かへ連れて行こうと相談しているのが聞こえる気がする。家族や家の中の雰囲気が堅くなって息が詰まりそうだ。」「こうなったのは，昨年，わが家に入り込んでいた隣家の木の枝を切ったためだ。国鉄優待乗車券を家族に貸して不正乗車したためだ。」などと，不安焦燥の強い被害関係妄想と罪業妄想を訴え，「国鉄には金銭では弁償できない。死んで償いをせねばならないが，先祖に申し訳が立たない。我が家系はこれで途絶えてしまう。」など，罪業妄想・微小妄想・自殺念慮を訴えるために入院治療となった。不安焦燥が強い妄想を伴う周期性うつ病の老年期再発と診断し，chlorpromazine を漸増した。

　Chlorpromazine 増量後，睡眠はやや改善されたものの，抑うつ気分と妄想状態には全く変化なく，拒食・服薬拒否・無口・終日臥床の状態で，主治医に「どうしたらよろしいか。」と断片的な会話を交わす状態が続いた。

解説3：妄想の改善を目的として haloperidol を投与した。投与量漸増の2週間目頃より全ての妄想は消失し，「自分の考えであったが，何故あんな恐ろしいことを考えたのでしょうか。本当に死んでもええと思った。気が狂とったんですね。」と照れ笑いをしながら妄想について追想をするようになった。Haloperidol は，妄想症状・抑うつ気分・不安焦燥に著効したと判断できた。

解説 4：Haloperidol 10 mg/日投与 25 日目頃より，小股歩行・流涎・構音障害・嚥下障害・手指振戦・筋固縮などの錐体外路系副作用が強くなったため，haloperidol を減量しつつ抗 choline 性抗 parkinson 薬を併用した。また，haloperidol よりも錐体外路症状が少ないと言われている moperone に変薬したが錐体外路系副作用は完全には消失せず，加えて抗 parkinson 薬による尿閉や口渇が強くみられるようになった。

　この期間の精神症状は，妄想や不安の再燃はみられず，むしろ脱抑制状態であった。

解説 5：Butyrophenone 系抗精神病薬を中止して thioridazine に変薬と同時に抗 parkinson 薬も変薬するに伴って，最後まで残っていた錐体外路系副作用の流涎・嚥下障害・手首の筋固縮は消失し，6 月 8 日退院となった。

　退院後，thioridazine と promethazine の同量を 2 年間服用しているが精神症状と錐体外路症状の再燃を見ていない。

　初老期以降のうつ病では幻覚妄想を合併する症例が多い。このような症例には三環系抗うつ薬よりも phenothiazine や butyrophenone 系抗精神病薬が有効であるが，本症例のように錐体外路系副作用の発症頻度が高い。また，薬剤起因性錐体外路症状の改善のための抗 choline 性抗 parkinson 薬は尿閉・便秘・せん妄・歩行障害・仮性痴呆などの副作用を発症することも多く，厳重な臨床観察と処方の調節が必要である。

【症例 10】 34 歳，女性，妄想型精神分裂病
　[生活歴と現病歴] 高等学校卒業後に父親が経営する木材店の事務員として勤務していた X 年頃，「神様が命令する。親戚の○○さんが泣いているので行ってあげなければならない。」と夜間に電車に乗って遠方の親戚宅まで出かけて行ったために某総合病院精神科を初診している。以後，haloperidol 3〜9 mg/日により精神症状は改善されたが，内服が不規則になるたびに幻聴・不安・感情不安定・行動異常が発症していた。

症例 10

年月日	抗精神病薬	解説
X＋3.12.15	Rp) haloperidol　5 mg 　　biperiden　3 mg	
X＋4. 2. 1 　　 2. 8 　　 2.22 　　 3. 9 　　 4. 8	inj) haloperidol decanoate　17 mg 　　 haloperidol decanoate　17 mg 　　 haloperidol decanoate　25 mg 　　 haloperidol decanoate　50 mg 　　 haloperidol decanoate　50 mg	解説 1
	50 mg/4 週間連用	
X＋10. 8.10 　　　 9.16 　　　10.30	haloperidol decanoate　50 mg haloperidol decanoate　50 mg haloperidol decanoate　50 mg	解説 2

解説 1：病識が乏しく内服が不規則になりやすいためにX＋4年より haloperidol decanoate 治療に導入した。併用されていた biperiden も中止したために錐体外路系副作用を危惧し初回投与量を 17 mg（1/3 アンプル）とし，1 週後に 17 mg を再投与した。引き続き 2 週後に 25 mg を投与し，更に 2 週後に 50 mg を投与し，投与間隔を長くし投与量を漸増した。血中濃度は 6 ng/ml であったが錐体外路系副作用は発症せず，幻覚妄想も認められなかった。

解説 2：投与量は 50 mg に固定し，投与間隔を漸次延長した。注射当日に軽度の全身倦怠感を訴えるが錐体外路系副作用は発症せず，以後 10 年間にわたって精神症状の再燃を認めていない。なお投与間隔 10 週間における血中濃度は 2.0 以下〜2.8 ng/ml の低濃度であった。

　本症例の精神症状は重篤ではなく haloperidol の少量内服が奏効していたが，病識が乏しく内服が不規則になるために精神症状の再燃を反復していた。そこで持効性抗精神病薬を選択したが，極めて少量の haloperidol で良好な経過をとることができた。なお，低濃度で再燃予防ができている症例ではhaloperidol 有効血中濃度（2.5〜15 ng/ml）に上昇させる必要はない。

文　献

1) Burk HW, Menolascino FJ : Haloperidol in emotionally disturbed mentally retarded individuals. Am J Psychiatry, 124 ; 1589-1591, 1968.
2) Cunningham MA, Pillai V, Rogers WJB : Haloperidol in the treatment of children with severe behaviour disorders. Brit J Psychiatry, 114 ; 845-854, 1968.
3) Dunner DL, Clayton PJ : Drug treatment of bipolar disorder. in "Psychopharmacology. The third generation of progress" ed Meltzer HY, P.1077-1083, Reven Press, New York, 1987.
4) Eklund K, Forsman A : Minimal effective dose and relapse. double-blind trial : haloperidol decanoate vs. placebo. Clin Neuropharmacol, 14 (Suppl. 2) ; S7-S15, 1991.
5) 舩阪和彦, 川村純一郎, 江原　嵩：臨床医のための精神神経医学. 薬剤起因性精神障害・神経障害. 新興医学出版社, 東京, 1996.
6) Goodwin FK, Jamison KR : Medical treatment of manic episodes. in "Manic depressive illness". P.603-629, Oxford Universitry Press, New York, 1990.
7) Hesslinger B, Normann C, Langosch M, et al : Effects of carbamazepine and valproate on haloperidol plasma levels and on psychopathologic outecome in schizophrenic patients. J Clin Psychopharmacol, 19 ; 310-315, 1999.
8) 石塚雄太, 黒崎　毅, 戸松良孝ら：慢性分裂病患者に対する薬物療法の現状. 宮崎県内の多施設における調査. 精神医学, 41 ; 1347-1353, 1999.
9) 伊藤　斉：抗精神病薬. 田村義蔵 編, 臨床検査 MOOK 17 ; 薬の使い方と体液中濃度. 金原出版, 東京, 1984.
10) 伊藤　斉, 八木剛平, 開沢茂雄ら：Haloperidol decanoate の後期臨床試験―特に長期使用例を中心として―. 神経精神薬理, 7 ; 961-969, 1985.
11) 伊藤　斉, 八木剛平, 神定　守ら：Haloperidol decanoate に関する臨床薬理学的研究―特に Haloperidol の血中濃度について―. 神経精神薬理, 7 ; 855-865, 1985.
12) 加藤伸勝：覚醒剤精神病と精神分裂病. 神経進歩, 29 ; 950-963, 1985.
13) 工藤義雄, 川北幸男, 市丸精一ら：Haloperidol decanoate の精神分裂病に対する多施設治療経験. 神経精神薬理, 7 ; 947-960, 1985.

14) Liston EH : Delirium in the aged. Psychiatr Clin North Am, 5 ; 49-66, 1982.
15) McGlashman TH, Carpenter WT Jr : Postpsychotic depression in schizophrenia. Arch Gen Psychiatry, 33 ; 231-239, 1976.
16) Moore DP : Rapid treatment of delirium in critically ill patients. Am J Psychiatry, 134 ; 1431-1432, 1977.
17) 三山吉夫：老年期の幻覚・妄想症．森　温理，長谷川和夫　編，精神科Q＆A．金原出版，東京，1988.
18) 三浦貞則　監修：抗精神病薬，持効性抗精神病薬適用上の諸問題．星和書店，東京，1996.
19) 大月三郎：合理的抗精神病薬の選択．精神科治療，8 ; 3-10, 1993.
20) 大月三郎，原田俊樹：精神分裂病の臨床．新興医学出版社，東京，1986.
21) Peroutka SJ, Snyder SH : Relationship of neuroleptic drug effects at brain dopamine, serotonin, α-adrenergic, and histamine receptors to clinical potency. Am J Psychiatry, 137 ; 1518-1522, 1980.
22) Rifkin A, Siris S : Drug treatment of acute schizophrenia. in "Psychopharmacology. The third generation of progress" ed Meltzer HY, P.1095-1102, Reven Press, New York, 1987.
23) Seeman P : Brain dopamine receptors. Pharmacol Rev, 32 ; 229-313, 1980.
24) Salzman C : Treatment of agitation in the elderly. in "Psychopharmacology. The third generation of progress" ed Meltzer HY, P.1167-1176, Reven Press, New York, 1987.
25) 佐藤光源，柏原健一：覚せい剤精神病―基礎と臨床．金剛出版，東京，1986.
26) 染矢俊幸，広兼元太，尾関祐二ら：ハロペリドール血中濃度モニタリングの現状の問題点．服薬採血スケジュールと併用薬剤の影響について．精神医学，38 ; 835-842, 1996.
27) 寺内嘉章，渡　幸子，石川晶子ら：Haloperidol decanoate 筋肉内投与後のヒトにおける血清中未変化体および Haloperidol 濃度．神経精神薬理，7 ; 849-854, 1985.
28) 寺山賢次，金子元久，熊代　永ら：難治性慢性精神分裂病に対するハロペリドール大量点滴静注の効果について．精神医学，27 ; 71-77, 1985.
29) 上島国利：Haloperidol の副作用―drug-induced depression について―．精神医学，22 ; 1239-1243, 1980.
30) Volavka J, Cooper TB, Czobor P, et al : Plasma haloperidol levels and

clinical effects in schizophrenia and schizoaffective disorder. Arch Gen Psychiatry, 52 ; 837-845, 1995.
31) Wei FC, Jann MW, Lin HN, et al : A practical loading dose method for converting schizophrenic patients from oral to depot haloperidol therapy. J Clin Psychiatry, 57 ; 298-302, 1996.
32) 渡辺昌祐：精神神経科領域における薬物血中濃度と臨床．大日本製薬，大阪，1985.
33) 渡辺昌祐，江原　嵩：躁病の診断と治療．新興医学出版社，東京，1986.
34) 渡辺昌祐，江原　嵩 編著：遅発性ジスキネジアの臨床．新興医学出版社，東京，1990.
35) 山脇成人：悪性症候群―病態・診断・治療―．新興医学出版社，東京，1989.
36) Zhang-Wong J, Zipursky RB, Beiser M, et al : Optimal haloperidol dosage in first-episode psychosis. Can J Psychiatry, 44 ; 164-167, 1999.
37) Zissis NP, Psaras M, Lyketsos G : Haloperidol decanoate, a new long-acting antipsychotic, in chronic schizophrenics. double-blind comparison with placebo. Curr Ther Res, 31 ; 650-655, 1982.
38) Zuardi AW, Giampietro AC, Grassi ER, et al : Double-blind comparison between two forms of haloperidol ; An oral preparation and a new depot decanoateb in the maintenance of schizophrenic inpatients. Curr Ther Res, 34 ; 253-261, 1983.

各論
6. ブロムペリドール
bromperidol

　Haloperidol の Cl の位置を Br に置換した化学構造であり，1985 年に吉富製薬において製品化された最も新しい butyrophenone 系抗精神病薬の一つである（図 19）。
　受容体結合研究による中枢薬理作用では，ラット線条体での ^{3}H-haloperidol 結合を haloperidol と同程度に阻害するために，dopamine D_2 受容体拮抗作用は haloperidol と同等であり chlorpromazine の約 10 倍の強さである（図 7）。Butyrophenone 系抗精神病薬は，一般的に phenothiazine 系抗精神病薬よりも弱い serotonin $5HT_2$ 受容体拮抗作用も持っているが，bromperidol は serotonin $5HT_2$ 受容体が豊富な前頭葉（ラット）での ^{3}H-spiperon 結合

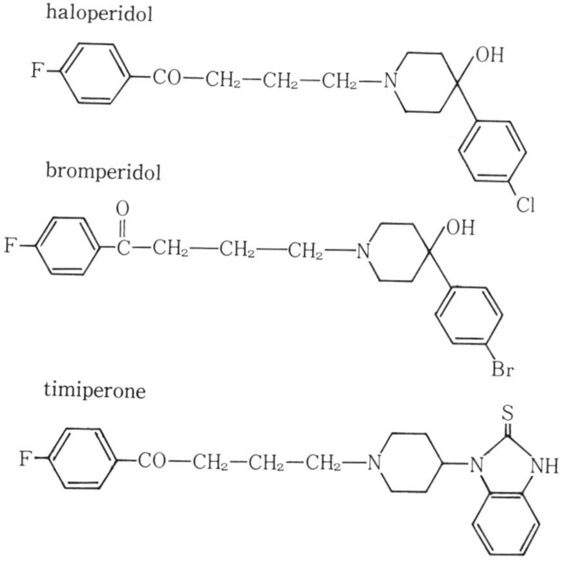

図 19. haloperidol, bromperidol, timiperone の化学構造

を，chlorpromazine より著しく弱く阻害し haloperidol と同等あるいはやや弱く阻害する[4]。加えて haloperidol との比較において，錐体外路系副作用に関連する線条体よりも精神症状と関連する辺縁系での homovaniline 酸の顕著な増加を示し，また dopamine D_3 および D_4 受容体拮抗作用と α_1-norepinephrine 受容体拮抗作用が著しく弱いかあるいは殆どない[4]。このような薬理作用から臨床効果を推測すると，抗幻覚妄想作用は haloperidol と同等であり，鎮静催眠作用と錐体外路系副作用の発症頻度は haloperidol より同等か低いと考えられる[9]。

適応対象となる精神障害や精神症状は haloperidol と概ね同じであり，幻覚妄想などの分裂病性思考障害に有効である[9]。衝動行為や被刺激性などの情動障害にも奏効するが，haloperidol よりも情動安定作用と鎮静作用が弱く，注射用液剤がないために精神運動興奮の顕著な症例には適当でない。Chlorpromazine 換算で血中濃度 50 ng/ml 以下の少量投与では，活動性減退などの分裂病陰性症状にも有効である[3]。

臨床的抗精神病力価は haloperidol とほぼ同等と考えられており（表 22 ☞ p.87），一般的には 1 日量 3～36 mg を用いる。諸外国での haloperidol を対照薬にした精神分裂病での二重盲検比較試験では[1,2,10]，最終全般改善率は同等であり副作用発症頻度には差異が見られていないが，bromperidol の効果発現日数が優位に短い。Perphenazine との比較では，幻覚妄想と緊張病症候群に対しては bromperidol の改善率が高く，かつ速効的であり，最終全般改善率も bromperidol で高い傾向が見られている[14]。本邦での非比較試験でも精神分裂病への有効性が確認されている[6,8,13]。それゆえ，bromperidol の適応となる症例は，haloperidol が適応となる症例とほぼ同じであるが，錐体外路系副作用と過鎮静が haloperidol より発症しにくいので幻覚妄想・興奮性情動障害・躁状態を示す高齢者には haloperidol より安全である。

双極性感情障害躁状態や躁病，特に躁病性興奮状態に対する有用性も認められている[15]。

細粒と錠剤が市販されており経口投与で用いる。生物学的半減期は haloperidol の 15～25 時間に対し bromperidol は 34 時間と長く，約 1 週間で血中濃度は定常状態に達するために 1 日 1 回投与が可能である[7,8]。精神分裂病におけ

る血中濃度は個体差が大きく約6〜8倍の差異があり，投与量から血中濃度は推測できない[5,11,12]。なお，血中濃度が12 ng/mlまで上昇しても治療効果が認められない症例では，それ以上の血中濃度に上昇させても精神症状の改善は得られないとの報告があり[5]，大量投与は慎むべきである。

文　献

1) Bures E, Pöldinger W : Einleitende, Worte zum Austausch der Erfahrungen uber die klinische Wirkung von Bromperidol. Mitteilung uber eigene Ergebnisse im offenen und Doppelblindversuch. Int Pharmacopsychiat, 13 (Suppl. 1) ; 45-52, 1978.
2) Denijs EL : Clinical evaluation of bromperidol versus haloperidol in psychiatric patients. Int Pharmacopsychiat, 15 ; 309-317, 1980.
3) Hirano M, Nakahara T, Matsumoto T, et al : Clinical significance of serum neuroleptic levels by radioreceptor assay in schizophrenics. in "Neurotransmitters and disease ; Psychotropic and neurotropic drugs and neurotransmitter receptors" ed Takahashi R, P.74-83, Excerpta Medica, Amsterdam, 1987.
4) 原田俊樹：精神分裂病．3. 合理的薬物療法の開発．大月三郎編，精神医学の進歩と動向．P.43-52, 文光堂，東京，1992.
5) 広兼元太，染矢敏幸，柴崎守和ら：ブロムペリドール代謝の個体差と臨床症状改善度との関連．臨床精神医学，25 ; 1227-1237, 1996.
6) 市丸精一，川北幸男，工藤義雄ら：新しいButyrophenone系抗精神病薬Bromperidolの精神分裂病に対する効果・安全性の検討―予備臨床試験．診療と新薬，2 ; 1281-1295, 1984.
7) 金子元久，熊代 永：ブロムペリドール（インプロメン）．神経精神薬理，9 ; 160-161, 1987.
8) 笠 正明，東谷則寛，下和田英洋ら：新しいButyrophenone系抗精神病薬Bromperidolの血中濃度および臨床的研究．新薬と臨床，33 ; 797-813, 1984.
9) 大月三郎：合理的抗精神病薬の選択．精神科治療，8 ; 3-10, 1993.
10) Pöldinger W : Clinical experiences in an open and double-blind trial. Acta Psychiatr Belg, 78 ; 96-101, 1978.
11) 染矢俊幸，柴崎守和，高橋三郎ら：ブロムペリドール血中濃度測定におけるEIA法の開発と検討．神経精神薬理，18 ; 29-36, 1996.

12) 高木哲郎, 渡辺健一郎, 猪山 茂ら：精神分裂病に対するBromperidolの治療効果と血中濃度. 臨床と研究, 66; 2670-2676, 1989.
13) 豊田純三, 高橋信介, 宮崎知博ら：国立武蔵療養所式精神症状評価表によるBromperidol細粒の臨床評価. 薬理と治療, 12; 3117-3126, 1981.
14) Woggen B, Angst J : Double-blind comparison of bromperidol and perphenazine. Int Pharmacopsychiat, 13 ; 165-176, 1978.
15) 渡辺昌祐, 江原 嵩：躁病の診断と治療. 新興医学出版社, 東京, 1986.

各論

7. チミペロン
timiperone

　図19の化学構造をもつbutyrophenone系抗精神病薬であり，第一製薬で開発され1985年から市販されている。中枢薬理作用はbutyrophenone系抗精神病薬に共通した強い dopamine D_2 受容体と弱い serotonin $5HT_2$ 受容体への拮抗作用を持ち，両受容体拮抗作用ともにhaloperidolの2～2.5倍の強さである[1]。一方，$α_1$-norepinephrine 受容体拮抗作用はbromperidpolと同等でありhaloperidolより弱い[1]。それゆえ臨床的には，抗幻覚妄想作用はhaloperidolの概ね2.5倍に強く[6]，鎮静催眠作用と情動安定作用はhaloperidolと同等かより強くbromperidpolより強いと推測できる。そして，全般的抗精神病作用力価はhaloperidolよりもやや強いと推測できる。

　精神分裂病に対する臨床効果について，haloperidol[4]・clocapramine[5]・perphenazine[8]を対照薬とした二重盲検比較試験がなされている。その結果を総括すると，幻覚・妄想・自我障害・分裂病性思考障害などの分裂病陽性症状に対しては各対照薬と同等もしくは優る治療効果が認められており，被刺激性・易怒性・興奮・衝動性などの情動障害に対しても同等の治療効果である。さらに，接触性の改善・作業療法やレクリエーション療法への導入参加・精神賦活作用など陰性症状に対する有効性においてもtimiperoneが対照薬よりも優っている[6]。それゆえ，各種病型の精神分裂病や老年期精神障害の急性期における幻覚妄想と精神運動興奮を鎮静する目的[9]，および慢性精神分裂病の自発性減退の改善を目的として使用されている。

　情動安定作用と鎮静催眠作用がhaloperidolよりも強いために，躁病の被刺激性・易怒性・興奮などにも奏効する[3,7,10]。なお，情動障害が顕著な精神分裂病・分裂感情障害・躁病・適応障害などにおいて，急速な鎮静催眠作用が要求される症例では筋肉あるいは静脈注射が有用である。

　なお open study ではあるが，強迫神経症・境界例・赤面恐怖・醜形恐怖などの強迫症状への有効性が検討されている。

経口内服用の錠剤と顆粒剤および注射用液剤が市販されており，経口内服では一般的には 12 mg/日までを用いるが，最重症例ではまれには 20 mg/日まで投与する場合もある．注射治療は，精神分裂病や躁病の精神運動興奮に対して筋肉注射で用いる[2,7,10]．また，生理食塩水 20～100 ml に timiperone 4～8 mg を希釈し，5～30 分を要しての静脈注射も可能である．興奮性精神症状に対する注射投与による全般改善率は 77％ と高い[2,10]．

筋肉内注射では 0.5～1 時間後に最高血中濃度となり，精神運動興奮の激しい症例では 1 日 2 回以上の筋肉内注射が必要である．経口投与における生物学的半減期は 1.1～16.2 時間と個体差が大きいが平均 10 時間前後であり，haloperidol よりやや短く 1 日 2 回以上の分割投与が必要である．

副作用は，眠気・脱力感・全身倦怠感・血圧低下・口渇・錐体外路症状などが比較的多く見られ，注射投与により急速な鎮静催眠作用を期待する場合ほど多くみられる．ときに akathisia を呈する症例がある[6]．

【症例 11】33 歳，女性，破瓜妄想型精神分裂病

［生活歴と現病歴］高等学校卒業後，3 年間事務系従業員として就職した後，以前より希望していた音楽学校へ X 年（21 歳）に入学した．同年 2 学期に幻聴・幻視・作為体験・連合弛緩・無為・自閉の状態となり学校へ行けなくなったため，11 ヵ月間某精神病院へ入院している．

X＋10 年（29 歳）結婚し翌年に妊娠したが，妊娠 5 ヵ月の頃に精神変調をきたし 3 ヵ月間某精神病院へ入院した後，健康男児を出産した．以後，外来通院治療を続けていたが X＋12 年 8 月には薬物療法を中断している．

同年 10 月末頃より，「身体がだるい」を理由にして家事育児をせず臥床時間が長くなると共に，時に廊下や部屋内をイライラした様子で歩き回り，独語と空笑を示すようになった．また，隣家の鍵を金槌で叩くなどの行動異常を主人が注意したところ，殴りかかったために再度入院となっている．

解説 1：入院時，顔貌は硬く無表情であり，医者を避けるように顔を横に向けたり，問診に対して口を開かず，イライラとして診察室から出て行こうとする不安拒絶状態であった．家族が病状経過を説明したり注意を喚起すると，急に

症例11

年月日		抗精神病薬		解説
X＋12.10.12	Rp)	haloperidol biperiden	9 mg 6 mg	
28	Rp)	haloperidol biperiden	27 mg 6 mg	解説1
11. 4	Rp)	haloperidol chlorpromazine biperiden	9 mg 450 mg 6 mg	
12	Rp)	chlorpromazine biperiden	800 mg 6 mg	
12. 5 6	inj)	timiperone ×2(朝・夕)	4 mg	
7 8	inj)	timiperone ＋biperiden	4 mg 5 mg(朝)	解説2
9 10 11	inj)	timiperone ＋biperiden	8 mg 5 mg(夕)	
12	Rp)	timiperone trihexyphenidyl	20 mg 6 mg	

大声で攻撃的な言葉を浴びせ殴りかかるような動作を示した．横を向いて理解できない独語をしていた．

　感情は被刺激的・易怒的・衝動的で内的不穏が著しく，思考は支離滅裂で幻覚妄想や作為体験が多彩に存在し，それに全人格が支配されている状態と考えられた．入院後に「恐ろしい．組の者が殺しにくる．自分を操っている．」などの被害妄想や作為体験が強く認められ，「オリンピックが来る．入場券を3枚買っておかねばならない．お茶が欲しい．茶色もいいですね．黒色も好きです．外国人は金髪です．」などの連合弛緩が強く，「私は帝国大学を一番で卒業したのですよ．私を扱うのは，なかなか難しいですよ．」などの誇大妄想もあった．

　Haloperidolの漸増治療を行ったが，緘黙・拒絶・易怒性・自閉の精神症状

は全く改善されず，主治医や看護者が暴力的被害に会うことも再々であった．感情安定と思考障害の改善を期待して phenothiazine 系抗精神病薬の大量投与に変薬したが治療効果は殆どみられず，わずかに催眠効果が得られたにすぎなかった．

解説2: 分裂病性思考障害と感情障害の強い精神運動興奮が持続し，抗精神病薬の内服治療では治療効果が得られないため，鎮静作用と抗精神病作用を期待して timiperone 12 mg/日の7日間連続注射治療を採用した．

Timiperone 注射1週間目頃より，表情はやや温和となり，入院来の拒絶・緘黙・衝動行為を示した心理的状況を話すようになった．しかし，不安・焦燥・不機嫌・易怒的な不安定な状態は時々見られていた．Timiperone 注射4日目頃より akathisia による不安焦燥が発症したが biperiden 10 mg/日の筋肉注射併用で消失した．

注射治療に引き続き timiperone 内服治療としたが，1週間目頃より，表情は豊かになり，「聞こえて来ることはなくなりました．早く帰って子供の面倒を見てやらねばなりません．おばあちゃんも年ですから，大変なんですよ．」など，入院来初めて子供や家庭に思いやりを示すようになった．

この後2回の外泊をした後，翌年1月6日に退院となり，外来通院で timiperone 内服量を減量したが経過は良好であった．

【症例12】 51歳，男性，双極性感情障害躁状態

［生活歴と現病歴］高等学校卒業後，電鉄会社事務系職員として勤務してきた．X年に躁状態となり，某精神病院で3ヵ月間の入院治療を受けたが，引き続き2ヵ月間のうつ状態を経過した後に職務復帰している．電鉄会社の規模縮小に伴って兄弟が経営する電気工事会社に再就職していたが，X+10年にも同様の躁状態となり3ヵ月間の入院治療を受けている．本人は「X年の初発以来，調子は良かった．病気らしい病気はしていない．」と述べているが，多弁・外出勝ち・落ち着きの無さ・身勝手・我儘・軽佻・会社の人々や家族への傍若無人な態度などを示す時期が周期的に複数回あったために，妻や兄弟から愛想をつかされ会社でも閑職につかされていた．この期間に精神科治療は受

症例 12

年月日	抗精神病薬		解説
X+17.12.18	inj) timiperone	4 mg	
19	inj) timiperone	8 mg×2	
20	中　断		解説 1
21			
22	inj) timiperone	4 mg（朝）	
23	inj) timiperone	8 mg（夕）	
24			
25	Rp) timiperone	6 mg	解説 2
	lithium	800 mg	
	trihexyphenidyl	6 mg	

けていなかった。

　X+17 年 11 月初旬より，言葉数が増え，些細なことで腹を立て，無責任な言動が増え，兄弟が注意すると食ってかかる態度を示すようになり，1 ヵ月後の同年 12 月 18 日に某大学病院精神科を受診し入院となっている。

解説 1: 入院時，気分は爽快で，易怒的・被刺激的で情動不安定が強く，嗄声で家族兄弟に対する愚痴を早口に喋り続け，家族兄弟が病状説明のための口をはさませない状態であった。

　Timiperone 注射治療により睡眠障害は投与第 1 日目より改善された。しかし，注射投与初期より全身倦怠感・眠気・頭がフワーとなる感じの副作用を強くを訴えるため，3 日目には注射治療を一時中断した。注射中断により，たちまち睡眠障害が出現し，入院させられたことを口汚く罵り，看護者の指示に反抗し，易怒的・衝動的となったために timiperone 注射を再開した。再開 4 日目頃，全身倦怠感・口渇・舌もつれ・眠気を訴え，午前中および午後の注射後に 1〜2 時間眠る状態であったが，易刺激性・興奮性は著明に改善され病棟生活に適応した。しかし，思考過程は観念奔逸であり，思考内容は誇大的であり，気分は爽快気味であった。

解説2: 注射治療による躁状態の軽症化に伴って拒絶的・一方的な態度も軽減し，加えて眠気・倦怠感などの副作用を強く訴えるため，timiperone 6 mg と lithium carbonate の併用経口治療とした。「○○代議士の秘書と約束してあるので，○○ホテルへ行かねばならない。」「私が長く病院にいると会社の運営が行き詰まる。」など誇大的な内容の話をしたり，卑猥な話を誰彼なしにするなど脱抑制状態が続いたが，内服10日目頃には気分も安定し，今までとは全く異なるニコニコした状態となった。リチウム血中濃度は 0.41 mEq/l の治療濃度内にあった。

　本症例は，抗躁薬である lithium carbonate を併用したが，躁病急性期の興奮状態の鎮静の目的には速効性の鎮静作用が期待できる timiperone が有効であったと判断できる。

文　献

1) 原田俊樹：精神分裂病．3. 合理的薬物療法の開発．大月三郎編，精神医学の進歩と動向．P.43-52, 文光堂，東京, 1992.
2) 堀井　茂，大月三郎，高橋　良ら：新しい butyrophenone 系抗精神病薬 timiperone 注射剤の精神分裂病に対する臨床効果の検討．臨床と研究，60；3798-3811, 1983.
3) 堀井　茂，西紋孝一，大月三郎ら：新しい butyrophenone 系抗精神病薬 timiperone 注射剤の躁病に対する臨床効果の検討．臨床と研究，61；1707-1716, 1984.
4) 假屋哲彦，島薗安雄，山下　格ら：二重盲検法による timiperone と haloperidol の精神分裂病に対する薬効比較．臨床精神医学，10；1281-1301, 1981.
5) 中沢恒幸，大原健士郎，澤　温ら：精神分裂病に対する timiperone と clocapramine の二重盲検法による薬効比較．臨床精神医学，11；101-115, 1982.
6) 島薗安雄：DD-3480 (timiperone) の開発．薬理と治療，8 (Suppl. 1)；1-2, 1980.
7) 島薗安雄，森　克巳，宮坂松衛ら：Timiperone (DD-3480) 注射剤の精神分裂病と躁病に対する多施設治療経験．臨床精神医学，13；477-491, 1984.
8) 高橋　良，稲永和豊，鮫島　健ら：多施設二重盲検試験による新しい butyro-

phenone 系抗精神病薬 timiperone と perphenazine との薬効比較. 臨床と研究, 59 ; 939-951, 1982.
9) 融　道男：精神科治療の解説. 薬物療法, 抗精神病薬. 臨床精神医学, 8月増刊号 ; 60-64, 1995.
10) 渡辺昌祐, 江原　嵩：躁病の診断と治療. 新興医学出版社, 東京, 1986.

各論

8. クロカプラミン
clocapramine

　Iminodibenzyl系抗精神病薬であるcarpipramine（商品名：デフェクトン）にCl基のついた化学構造であり，三環系抗うつ薬であるimipramineと類似の化学構造を持つ抗精神病薬である（図20）。両薬剤ともに吉富製薬で開発され，carpipramineは1967年，clocapramineは1974年より市販されている。

　受容体結合研究などによる中枢薬理作用では，dopamine感受性adenylate cyclase活性を抑制し，dopamine D_1受容体拮抗作用はchlorpromazineと同等でありhaloperidolより強い。ラット線条体を用いてのdopamine受容体結合研究では，haloperidol結合部位にchlorpromazineよりも高い親和性を示すために，dopamine D_2受容体拮抗作用はchlorpromazineと同程度あるいは強く，haloperidolと同等あるいはやや弱いと考えられる[3,6]。また，血中プロラクチン濃度上昇より視床下部隆起-漏斗dopamine D_4受容体拮抗作用が推測できるが，その作用はchlorpromazineよりも弱い[5,10,12]。このように，phenothiazine系およびbutyrophenone系抗精神病薬と同様にdopamine D_2受容体拮抗作用をもつために，臨床的には抗幻覚妄想作用を有すると考えられる。加えて，α_2-norepinephrine受容体に対して四環系抗うつ薬であるmianserinと同等の拮抗作用をもち，α_1-norepinephrine受容体拮抗作用はchlorpromazineより著しく弱くhaloperidolおよびsulpirideよりも強い。それゆえ臨床的には，精神賦活作用がα_2-norepinephrine受容体拮抗作用とα_1-norepinephrine受容体拮抗作用の比率で惹起されるものならば，clocapramineはsulpirideと同様に精神賦活作用が強いと推測される。なお，serotonin $5HT_2$受容体拮抗作用はchlorpromazineとhaloperidolの中間的力価であり，臨床的には情動安定作用が期待できる。以上の薬理学的特徴より，dopamine D_2受容体拮抗作用を主作用とする定型抗精神病薬とは異なって，dopamine D_2受容体拮抗作用に加えてserotonin $5HT_2$受容体拮抗作用とα_2-norepinephrine受容体拮抗作用を示すために非定型抗精神病薬に分類されている[4,13]。

clocapramine

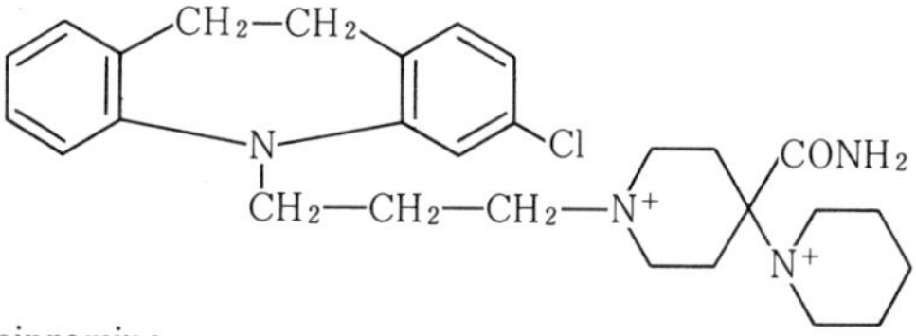

carpipramine

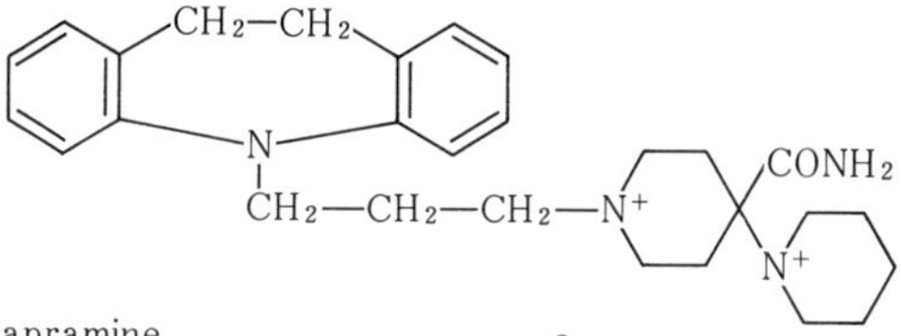

mosapramine

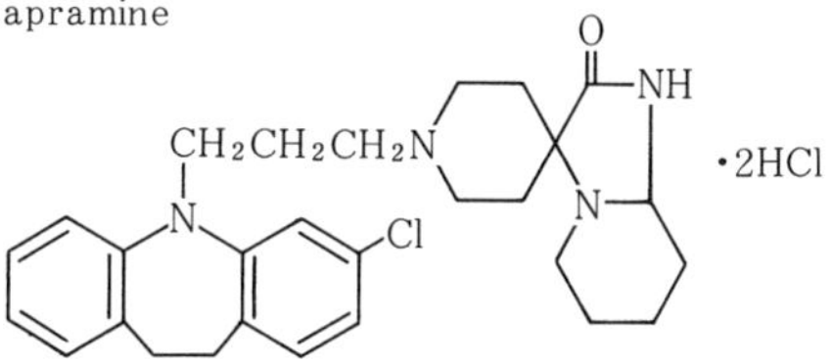

imipramine

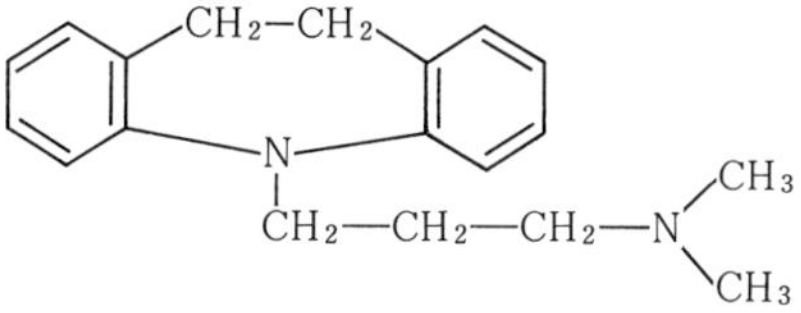

図 20. clocapramine, carpipramine, mosapramine の化学構造

以上の薬理作用より臨床効果をまとめると，抗幻覚妄想作用・抗精神病作用・精神賦活作用・情動安定作用に加えて，抗うつ薬類似の抗うつ作用があり，鎮静催眠作用は弱いと考えられている[4]。それゆえ，近年の精神賦活作用を持つ抗精神病薬の開発に際しての比較基準薬として用いられる場合が多い。

Clocapramine の適応疾患は精神分裂病であるが，うつ病や分裂感情障害にも有効な場合がある。精神分裂病に対する clocapramine・perphenazine・haloperidol 投与量 25：3：1 の 8 週間二重盲検比較試験においては，最終全般改善率には 3 薬剤群間に差異がみられず，動きの減少・奇妙な行動と動作・思路の障害・疎通性・幻覚および自我障害・妄想・病識・身の回りの処理の項目で clocapramine は haloperidol よりも優れた改善率を示し，奇妙な行動と動作・幻覚および自我障害で perphenazine より優っていた[8]。すなわち，clocapramine は無為自閉などの分裂病性陰性症状に対する精神賦活作用と，幻覚・妄想・自我障害などの陽性症状に対する抗精神病作用を有するものと考えられる[7]。また，非比較試験ではあるが，情動不穏・不機嫌状態・気分変調などに対する感情安定作用も知られている[14]。それゆえ，情動障害を伴う精神分裂病や妄想構築を伴わない精神分裂病への中等量～大量投与により情動安定作用や抗幻覚妄想作用が期待できる。すなわち clocapramine は非定型抗精神病薬に分類されているように，定型抗精神病薬の治療効果が乏しい non-dopamine psychosis[2] に奏効する薬剤と考えられる。近年開発が進んでいる serotonin-dopamin antagonist[9,11] と clocapramine の精神賦活作用および抗精神病作用の優劣はつけがたい。

難治性（慢性）うつ病の不安や抑制症状，各種精神障害に伴う不機嫌などにも有効と考えられる。ただし，不安焦燥を増悪させ，自殺念慮を行動化する可能性もあるため症例の選択と臨床観察が重要である。

顆粒剤と錠剤が市販されており，抗精神病作用・情動安定作用・鎮静作用を目的とする場合には 200 mg/日前後までの大量～中等量が必要であり，抗うつ作用・精神賦活作用を期待する場合には 30 mg～60 mg/日の少量を用いる。睡眠障害や錐体外路症状を訴える症例が時にあるが，錐体外路系副作用の発症頻度は chlorpromazine や haloperidol よりも著しく低い。

症例 13

年月日	抗精神病薬		解説
X＋16. 3.25	Rp) haloperidol levomepromazine promethazine	5 mg 150 mg 75 mg	解説 1
X＋20. 9.14	Rp) haloperidol levomepromazine promethazine biperiden	15 mg 200 mg 50 mg 3 mg	
10. 1	Rp) clocapramine levomepromazine biperiden	150 mg 200 mg 3 mg	解説 2
X＋21. 7.25	Rp) clocapramine chlorpromazine perphenazine biperiden	100 mg 75 mg 24 mg 3 mg	

【症例 13】37 歳，男性，分裂感情障害

［生活歴と現病歴］高等学校 2 年生在学中に学校へ行くのを嫌がり自室に閉じ籠るようになった．父母が注意すると，殴りかかったり，物を投げつけ，大声を出すなどの精神運動興奮が頻回に見られるために某精神病院へ入院した．同級生や父母への被害関係妄想を持ち，不平不満を一方的に喋り続けるが，連合弛緩のために纏まりのない会話内容であった．気分は易変的・被刺激的であり，攻撃性が強い躁状態であった．

各種抗精神病薬治療により寛解退院したが，外来通院は不規則で服薬は不完となっていたために分裂病性思考障害を伴った躁状態やうつ状態を反復し，5 回の入退院を繰り返していた．X＋16 年 3 月，前回同様の不機嫌状態の強い躁状態となり某精神病院に入院した．

解説 1：気分変調・不機嫌状態・易怒性・被刺激性・衝動性・攻撃性の強い情動障害と，多弁・焦燥・暴力行為・暴言・自分の首を手で絞めるなどの行動異

常,「有給と無給はどう違うか。」「女は一からできるのか。女は一から出直しますと歌に出てくる。」「自分の先祖は忍者だ。自分も忍者になる。」「鯉と話ができる。自分が考えているように鯉が動く。」などの Dolittle 現象[1] を含む支離滅裂な思考を有する躁状態と,「頭がボケた。悪い考えが頭に浮かぶ。」「他人が語りかけてくる話やテレビがピンと来ない。」と離人感や思考途絶を訴えて終日ベッドに横臥して過ごす抑うつ状態とを反復して経過していた。

解説2：支離滅裂な思考を有する躁状態の時に clocapramine に変薬したところ,その日の夜より睡眠良好となり,3日目には気分変調や易怒性は消失し,「鯉は自分の心が解らなくなったらしい。」と照れ笑いをするようになった。しかし,「昼間少し眠たすぎる。身体がだるい。」と訴えていたが,思考途絶・抑うつ気分・離人感は見られなかった。同じ抗精神病薬を投与していたところ6ヵ月後に全身倦怠感を強く訴え過眠状態を示す抑うつ的になったために levomepromazine の過鎮静と判断し phenothiazine 系抗精神病薬を減量変薬した。以後4年間にわたり精神症状の再燃は見られていない。

文　献

1) Dening TR, West A : The Dolittle phenomenon : Hallucinatory voice from animal. Psychopathology, 23 ; 40-45, 1990.
2) Garver DL, Zemlan F, Hirschowitz J, et al : Dopamine and non-dopamine psychoses. Psychopharmacol, 84 ; 138-140, 1984.
3) Hirano M, Nakahara T, Matsumoto T, et al : Clinical significance of serum neuroleptic levels by radioreceptor assay in schizophrenics. in "Neurotransmitters and disease ; Psychotropic and neurotropic drugs and neurotransmitter receptors" ed Takahashi R, P.84-83, Excerpta Medica, Amsterdam, 1986.
4) 原田俊樹：精神分裂病．3．合理的薬物療法の開発．大月三郎編,精神医学の進歩と動向．P.43-52, 文光堂, 東京, 1992.
5) 井上　寛, 小林文明, 松林　実ら：各種抗精神病薬のプロラクチン分泌能．精神医学, 24 ; 989-992, 1982.
6) Kurihara M, Tsumagari T, Setoguchi M, et al : A study on pharmacological

and biochemical profile of clocapramine. Int Pharmacopsychiat, 17 ; 73-90, 1982.
7) 梶 鎮夫, 塚田浩治, 長谷川清一ら: 二重盲検比較試験による Clocapramine と Perphenazine の陳旧性分裂病に対する薬効比較. 臨床精神医学, 3 ; 867-874, 1974.
8) 栗原雅直, 伊藤 斉, 加藤伸勝ら: 精神分裂病に対する clocapramine (Clofecton®) の臨床評価—haloperidol と perphenazine を標準薬とした二重盲検比較試験—. 臨床精神医学, 12 ; 519-538, 1983.
9) 黒木俊秀, 田代信維: セロトニン・ドパミン・アンタゴニスト. 抗精神病薬の臨床的課題. 精神医学, 40 ; 692-702, 1998.
10) 三船和史, 盛政忠臣, 小林清史ら: 精神分裂病患者における血中 Chlorpromazine 濃度と Prolactin 値との関係. 臨床精神医学, 9 ; 1361-1376, 1980.
11) 村崎光邦: SDA 系抗精神病薬への期待. 精神経誌, 101 ; 169-177, 1999.
12) 中川一広, 中原俊夫, 吉原昌子ら: ラジオレセプターアッセイで測定した抗精神病薬の血中濃度と血中 PRL 値の関係. 臨床精神医学, 12 ; 453-460, 1983.
13) 大月三郎: 非定型抗精神病薬. Clin Neurosci, 12 ; 916-918, 1994.
14) 山上 栄: 交叉法による clocapramine と haloperidol の精神分裂病に対する薬効比較. 臨床精神医学, 9 ; 1391-1403, 1980.

各論

9. モサプラミン
mosapramine

　Mosapramine は clocapramine および carpipramine と同じ iminodibenzyl 系抗精神病薬に属し，iminodibenzyl 骨格にスピロ環を導入した化学構造をもち（図 20 ☞ p.211），立体構造ならびに脳内各種受容体に対する親和性の検討から抗精神病作用が見いだされた[11]。本邦では 1991 年より市販されており，その特異な薬理作用と臨床効果より精神分裂病の薬物療法の将来を左右する可能性を秘めた抗精神病薬と期待されている。

　受容体結合研究による中枢薬理作用は，dopamine D_2 受容体に対する親和性は haloperidol の約 4 倍，sulpiride の約 170 倍であり，chlorpromazine よりも極めて強い[4,11]。なお抗 dopamine 作用は dopamine 受容体の直接的刺激薬である apomorphine 投与ラットに見られる行動異常を用量依存的に抑制することからも明らかであり[2]，dopamine 代謝回転に及ぼす作用では，錐体外路症状の中枢である線条体よりも抗精神病作用と関連がある側坐核において抗 dopamine 作用を強く示す[10]。一方，serotonin $5HT_2$ 受容体に対する親和性は clocapramine と同様に haloperidol の約 20 倍と強く[4,11]，また serotonin 投与ラットにみられる行動異常を用量依存的に抑制する[2]。さらに，iminodibenzyl 系抗精神病薬に共通する強い α_1-norepinephrine 受容体拮抗作用とやや弱い α_2-norepinephrine 受容体拮抗作用も持っている。それゆえ臨床的には，haloperidol に類似した抗幻覚妄想作用と iminodibenzyl 系抗精神病薬に特有な精神賦活作用および情動安定作用があるものと推測できる。なお dopamine D_3 受容体拮抗作用は極めて弱く，錐体外路系副作用の発症頻度は haloperidol や chlorpromazine よりも低い。Mosapramine は，dopamine D_2 受容体拮抗作用・α_2-norepinephrine 受容体拮抗作用・serotonin $5HT_2$ 受容体拮抗作用を持っているために非定型抗精神病薬に分類されている[4,8,9]。

　経口投与後の mosapramine 血中濃度は 6〜7 時間で最高濃度に達し，生物学的半減期は 25 mg 投与で約 15 時間であるため，経口治療における投与回数

は1日1〜2回が好ましい。

　臨床試験は1985年より開始されたが，精神分裂病に対するmosapramine・clocapramine・haloperidolの非比較試験では，mosapramineの治療効果が優る傾向にあり，精神症状の改善に相関する血漿MHPG濃度がmosapramine投与群で優位に低下していた[3]。なお3薬剤で治療効果の認められた症例では，血漿HVA濃度が1週目では上昇し3週目では低下しており，臨床的有効性の指標になる可能性が示唆されている[3]。また血中プロラクチン濃度は3薬剤群で共に上昇していた[3]。予備試験の結果では，比較的速やかな効果発現が認められ，抗幻覚妄想作用と陰性症状の改善など広範な症状の改善があると評価されている[6]。

　二重盲検比較試験はhaloperidol[7]およびclocapramine[5]を対照薬として行われている。精神分裂病に対するmosapramine 25 mgとhaloperidol 1.5 mgの比較では，最終全般改善率は両薬剤で同等であり，副作用などを加味した有用度ではmosapramineが優っていた。なお，罹病期間20年以上の症例ではmosapramineが優る傾向がみられている。Mosapramine 15 mgとclocapramine 25 mgの精神分裂病に対する比較では，最終全般改善率・概括安全度・有用性で有意差がみられておらず，同等の治療効果が得られるものと期待できる[5]。

　長期（24週間）投与試験では，61％の症例で中等度以上の改善が認められており，副作用による投与中断症例は認められていない[1]。

　以上の結果よりmosapramineの精神分裂病に対する臨床効果は，効果発現はやや遅いが，幻覚妄想や分裂病性思考障害などの陽性症状に対する治療効果と，情動安定作用・疎通性改善・抗自閉作用などの陰性症状に対する精神賦活作用を持つとまとめることができる[4,9,12]。ただし，幻覚妄想を賦活し奇異な行動異常や精神運動興奮を誘発する症例もあるために臨床症状の厳重な観察が必要である。

　一般臨床試験も含めた多くの臨床経験では，1日投与量は30 mg〜300 mgであり，中でも150 mg/日の症例数が最も多く1/3を占めている。

　副作用は，parkinsonismやakathisiaなどの錐体外路症状と眠気がまれに見られるが，mosapramine治療を中断するほどに重篤な症例は極めて少ない。

症例 14

年月日	抗精神病薬の処方		解説
X. 5.30	Rp) haloperidol 　　 propericiazine	3 mg 20 mg	解説 1
6. 3	Rp) haloperidol 　　 propericiazine	6 mg 20 mg	
6.12	Rp) haloperidol 　　 propericiazine	9 mg 20 mg	
6.19	Rp) haloperidol 　　 clocapramine 　　 trihexyphenidyl	9 mg 100 mg 4 mg	解説 2
6.26	Rp) haloperidol 　　 clocapramine 　　 trihexyphenidyl	12 mg 100 mg 4 mg	
7.17	Rp) sulpiride 　　 moperone 　　 trihexyphenidyl 　　 cloxazolam	800 mg 20 mg 8 mg 4 mg	解説 3
7.24	Rp) mosapramine 　　 haloperidol 　　 biperiden 　　 hydoxyzine	50 mg 6 mg 4 mg 50 mg	解説 4
7.31	Rp) mosapramine 　　 biperiden 　　 hydoxyzine	50 mg 4 mg 50 mg	

【症例 14】26 歳，男性，精神分裂病

［現病歴］X 年 3 月頃より不眠を苦痛に思っていたが，治療は受けていなかった。間もなく「追われている」気分となり，追跡妄想・関係被害妄想を主とした妄想気分・不安に陥っている。同じ頃より，父母は「話の要領が悪くなった」と気付いていた。同年 4 月中旬に食欲低下・全身倦怠感・不眠症を主訴として某内科病院で 1 週間の入院治療を受けたが，顕著な改善は得られなかった。

5月25日頃より，問いかけに対しても話をしなくなり，食欲もなく，「ハトポッポ」の歌を独語様に歌うようになったため5月30日に某精神病院に入院した。

入院時には問いかけに返答なく，緘黙的・拒絶的・不安の亜昏迷状態であり，連合弛緩や妄想気分が強いものと考えられた。

解説1：内的興奮にあり幻覚妄想が多彩に存在する状態と考え propericiazine の少量に haloperidol を併用投与した。Haloperidol を漸増したところ，2週間後には問いかけに少し返答できる状態となったが，なお殆ど口を聞かず横臥して過ごす院内生活であった。

解説2：反響言語症・幻聴・作為体験を小声で話し，また自閉・横臥の生活であるため，妄想と活動性低下に有効とされる haloperidol と clocapramine に変更し，clocapramine を漸増した。錐体外路症状の発症を危惧して trihexyphenidyl を加えていたが，同処方の3日目より akathisia が発症した。Biperiden や diazepam を追加投与したが akathisia は消失しなかった。

解説3：抗 parkinson 薬の治療効果が得られず，かつ幻覚が持続するため，選択的 dopamine D_2 受容体拮抗作用を持つ sulpiride と dopamine D_2 受容体拮抗作用が haloperidol よりも弱い moperone に変更したところ，幻聴が増加し不安・緘黙状態が増悪した。

解説4：Dopamine D_2 受容体拮抗作用と serotonin $5HT_2$ 受容体拮抗作用を持ち，幻覚妄想に有効であり，精神賦活作用が強く錐体外路症状の発症が少ない薬剤として mosapramine を選択した。錐体外路症状の発症に気をつけながら mosapramine を増量したところ，1週間後には急速に幻聴・反響言語症・不安・緘黙症は改善され，かつ akathisia も消失した。

その後，軽度の活動性低下・人格低下・幼児的な態度が見られるが，陽性症状はみられず8月末に退院した。

（医療法人恵風会 高岡病院 長尾卓夫先生の御好意により症例呈示した）

文　献

1) 浅野　裕, 伊藤耕三, 伊藤公一ら：精神分裂病における Y-516 の長期投与試験. 臨床医薬, 5; 1735-1753, 1989.
2) 福田武美, 瀬戸口通英, 森本保人ら：Y-516 の中枢ドーパミン受容体遮断作用—Iminodibenzyl 系化合物 Y-516 の行動薬理学的研究. 日薬理誌, 86; 197-208, 1985.
3) 葉田　裕, 高桑光俊, 河本和行ら：Y-516, Clocapramine, Haloperidol の臨床効果—血漿 HVA および血漿 MHPG との関連について—. 基礎と臨床, 23; 4749-4763, 1989.
4) 原田俊樹：精神分裂病. 3. 合理的薬物療法の開発. 大月三郎編, 精神医学の進歩と動向. P.43-52, 文光堂, 東京, 1992.
5) 加藤伸勝, 髙橋　良, 八木剛平ら：精神分裂病に対するイミノジベンジル誘導体 Y-516 とクロカプラミン対照二重盲検比較試験. 臨床評価, 17; 177-196, 1989.
6) 金野　滋, 髙橋　良, 加藤伸勝ら：新たな iminodibenzyl 系抗精神病薬（Y-516）の精神分裂病に対する臨床効果. 臨床精神医学, 19; 137-150, 1990.
7) 工藤義雄, 西村　健, 斎藤正己ら：精神分裂病に対する Y-516 と haloperidol の二重盲検による薬効比較. 医学のあゆみ, 152; 529-543, 1990.
8) 大月三郎：合理的抗精神病薬の選択. 精神科治療, 8; 3-10, 1993.
9) 大月三郎：非定型抗精神病薬. Clin Neurosci, 12; 916-918, 1994.
10) Setoguchi M, Takehara S, Sakamori M, et al: Biochemical properties of Y-516, a new antipsychotic drug. Jpn J Pharmacol, 33 (Suppl.); 232, 1983.
11) Setoguchi M, Sakamori M, Takehara S, et al: Effect of iminodibenzyl antipsychotic drug on cerebral dopamine and α-adrenergic receptors. Eur J Pharmacol, 112; 313-322, 1985.
12) 融　道男：精神科治療の解説. 薬物療法, 抗精神病薬. 臨床精神医学, 8月増刊号; 60-64, 1995.

各論

10. ゾテピン
zotepine

　図21の化学構造をもつthiepin系抗精神病薬であり，藤沢製薬で開発され1982年から市販されている。

　受容体結合研究による中枢薬理作用では，haloperidol＞chlorpromazine＞zotepine＞thioridazineの順位での強いdopamine D_1 受容体拮抗作用も持っている[6,13,14]。一方，抗serotonin作用も強く[9,15]，とりわけ情動安定作用に関連するとされているserotonin $5HT_2$ 受容体拮抗作用はchlorpromazineと同等でありhaloperidolより強く[4,5]，感情調整作用および鎮静催眠作用と関連すると考えられているserotonin $5HT_{1B}$ 受容体拮抗作用はclozapineと同等であり抗精神病薬の中で最も強い[6]。加えて α_1-norepinephrine受容体拮抗作用は，chlorpromazineおよびlevomepromazineと同程度の強さであり，haloperidolよりも強い[4,5,6,9]。それゆえ臨床的には，dopamine D_1 および D_2 受容体拮抗作用・serotonin $5HT_2$ および $5HT_{1B}$ 受容体拮抗作用・α_1-norepinephrine受容体拮抗作用の組合せは，他の抗精神病薬には見られない速効的な鎮静催眠作用と情動安定作用を示し，非定型抗精神病薬に分類されている[6,11,12]。なおzotepineは，身体精神的活動性と相関して上昇し中枢尿素サイクル代謝とも関連の深い血中尿酸値を減少させる作用があるが[10,20]，その臨床的意義は未解決である。

　適応疾患は精神分裂病・分裂感情障害・躁病などである。精神分裂病に対する臨床効果については，日本での非比較試験症例の集計で478例中172例

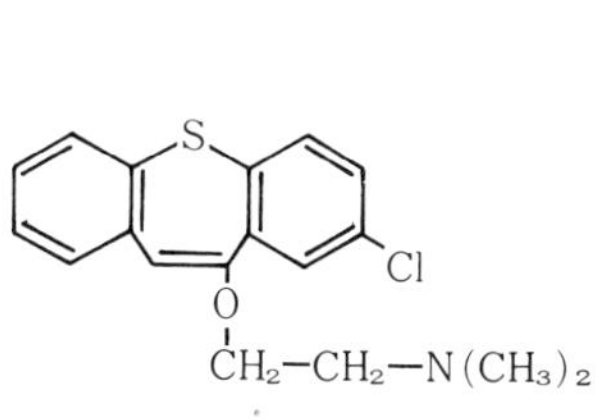

図21. zotepineの化学構造

（36.0％）で中等度以上の改善が認められている[3]。これらの症例には各種抗精神病薬の治療効果が乏しかった難治性症例が多く含まれていることを考えると，有効率が低いとは言い切れない。精神症状別有効性については，300 mg/日前後の大量投与では緊張・興奮・衝動性・感情易変性・幻覚妄想・自我漏洩体験などに有効であり，100 mg/日前後以下の少量投与では精神賦活作用が認められている[3]。

Serotonin $5HT_2$ および $5HT_{1B}$ 受容体拮抗作用の強い薬理学的特徴は情動障害への有効性を推測させ，分裂感情障害や躁病の興奮状態への治療効果に期待が持たれる[11,14,17]。非比較試験ではあるが，躁病に対するきわめて速効的な治療効果が報告されている[10,13,18,19,20]。すなわち，躁病治療の目的で zotepine を投与したその日から就眠障害が改善され，levomepromazine や haloperidol の注射治療や拘束的入院治療を必要としない速効的鎮静効果である。ただし双極性気分障害においては，うつ転頻度が高いために躁病性興奮が軽症化すると lithium carbonate や carbamazepine への速やかな変薬が必要である。難治性経過をとる精神分裂病の一部の症例は，妄想構築や分裂病性思考障害よりも情動障害・支離滅裂・緊張病症候群などが目立ち haloperidol への反応性欠如や血清 HVA 濃度高値などの薬理学的特徴から "non-dopamine psychosis"[1,2] と呼ばれているが，かかる精神障害への zotepine の有用性に期待されている[7]。

副作用では，錐体外路症状の発症頻度は chlorpromazine や haloperidol よりも少ないが[3]，けいれん誘発作用が haloperidol や chlorpromazine より強い。特に，非定型精神病・頻回な電気ショック療法の既往歴のある症例・けいれん発作の既往歴のある症例・抗精神病薬の多剤併用や大量投与の症例に zotepine を添加した場合にけいれんが発症しやすい[8,16]。それゆえ，症例の選択と経時的な脳波観察が必要であると共に，carbamazepine などの抗けいれん薬の併用投与が必要な症例もある。また，抗躁作用と鎮静作用が強いと同時に postpsychotic depression や drug-induced depression を誘発する頻度も高く，zotepine 治療症例には脱力・無気力・活動性低下・抑うつ思考が認められる場合がある[3,10]。

【症例15】23歳，女性，分裂感情障害

症例 15

年月日		抗精神病薬		解説
X + 8.10.15	Rp)	levomepromazine	200 mg	
		haloperidol	9 mg	解説 1
		promethazine	75 mg	
11. 3	Rp)	levomepromazine	450 mg	
		haloperidol	15 mg	
		promethazine	100 mg	
		trihexyphenidyl	6 mg	
	inj)	timiperone	16 mg	
10	Rp)	levomepromazine	500 mg	
		haloperidol	20 mg	
		zotepine	150 mg	解説 2
		promethazine	75 mg	
		trihexyphenidyl	6 mg	
17	Rp)	levomepromazine	500 mg	
		haloperidol	10 mg	
		zotepine	450 mg	
		promethazine	75 mg	
		trihexyphenidyl	6 mg	
30	Rp)	levomepromazine	200 mg	
		zotepine	350 mg	
		promethazine	100 mg	解説 3
		trihexyphenidyl	6 mg	
		sodium valproate	600 mg	
X + 9. 1.12	Rp)	zotepine	300 mg	
		sodium valproate	400 mg	
		promethazine	70 mg	
		trihexyphenidyl	6 mg	
2.11	Rp)	zotepine	200 mg	
		sodium valproate	400 mg	
		promethazine	50 mg	

[生活歴と現病歴] 手のかからない子，勉強のできる子として中学時代を送ってきた。高校1年生のとき，身体の不調感を訴え学校へ行かなくなると相前後して，食欲が低下し57 kgあった体重が1ヵ月間で37 kgまで低下したため精神科治療を受けている。その後某大学に入学したが，2学期より自室に閉居し「身体や顔が醜い。身体じゅう調子が悪い。」と心気不安状態となり，美容形成外科・婦人科・内科などを受診した後，X＋5年10月（21歳時）某大学病院精神科へ入院している。

退院後に大学を退学し短大へ再入学したが，不眠・家出・浪費・不節操な異性関係・易怒的な感情障害などの行動異常をきたし，X＋7年6月に再入院となっている。抗精神病薬治療により完全寛解となり外来通院を続けていたが，X＋8年10月頃，独語をしケラケラと場所をわきまえずに笑ったり，父母に反抗的となり暴力行為を示すため，10月15日に3回目の入院となった。

解説1：入院時「福山，ペケ，コピー，スルメ，恥じらい，スルメ……」の如き言葉のサラダ様の会話であり，同時に「耳が痛い，鼓膜が破れそう。英語やドイツ語が聞こえて来る。脳ミソの裏側がおかしい。」など支離滅裂思考であり，幻聴の存在も疑わせた。また，感情易変性・被刺激的・易怒性などの情動不安定のために抗精神病薬投与量を漸増した。大量の抗精神病薬の内服投与にtimiperoneの注射投与を1週間併用したが，気分は不安定・易変性・被刺激的・衝動的にあり「リンパ腺が腫れた。白血病じゃないでしょうか。」「大阪のアカが恐ろしい。学校が恐い。」「○○先生にレターを書きます。」などと言いながら支離滅裂の手紙を書いていた。抗精神病薬の大量治療によっても精神症状は改善されなかった。

解説2：Zotepineの併用投与により，易怒性・衝動性・興奮性は急速に改善され，院内で他患との接触性も「おせっかい」程度となった。しかし，連合弛緩と観念奔逸の思考障害が続き，会話中には飛躍や関連づけが見られていた。

11月30日，全身の強直性―間代性けいれんが発症したため抗精神病薬を減量した。この後，情動障害も思考障害も改善され，抗精神病薬減量により精神症状の再燃もなく，翌年3月11日退院となった。

症例 16

年月日	抗精神病薬		解説
X＋15.10.20	Rp) lithium carbomate	600 mg	解説 1
11. 2	Rp) lithium carbomate zotepine	600 mg 100 mg	解説 2
5	Rp) lithium carbomate zotepine	600 mg 150 mg	
9	Rp) lithium carbomate zotepine	600 mg 300 mg	
16	Rp) lithium carbomate zotepine	600 mg 450 mg	解説 3
17	Rp) lithium carbomate zotepine	600 mg 300 mg	
18	Rp) lithium carbomate zotepine	600 mg 350 mg	
26	Rp) lithium carbomate zotepine	600 mg 300 mg	

【症例 16】35 歳，女性，双極性気分障害躁状態

［生活歴と現病歴］高等学校卒業後に就職したが，不眠・食欲低下・活動性亢進・体重減少などの躁状態となり精神科入院治療を受けている．その後同様の躁状態にて 2 回目の精神科入院．27 歳で結婚，29 歳で長男を出産した後 8 回目の躁状態となっている．

X＋15 年 9 月（35 歳），不眠不休で家事などをするようになり，自我感情も亢進し易怒的となったため，某大学病院精神科を受診している．

解説 1：Lithium carbonate による外来治療中であったが躁状態は増悪し，浪費・乱筆・易刺激性が強くなり，lithium carbonate の内服も不規則で，母親の注意に全く耳を貸さなくなったため入院治療とした．

解説 2：入院時，多弁に今までの生活状況や今後の生活のことを，特に，女手

一つで子供を育てている苦労を喋り続け自慢する状態であり，同時に注察念慮や易疲労感も訴えていた．しかし，気分は高揚しており，病棟内で誰彼なく話しかけ不眠状態であった．

　Zotepine の追加投与により，その日より就眠は良好となった．Zotepine を増量し 300 mg/日となった1日目より行動過多は改善されて自室で本が読めるようになったが，なお喋り出すと止まらない状態であった．

解説3：Zotepine 450 mg に増量した当日，行動抑制・抑うつ気分・将来への不安などの抑うつ状態となったため，翌日に 300 mg/日に減量したところ午後には躁転した．Zotepine 350 mg/日を続けることにより寛解状態が続き，1週間後に減量したが経過良好であった．退院後に lithium carbonate 単独で治療を受けている．なお，zotepine 450 mg 治療中には眠気や口渇の副作用が一時見られたが，けいれんは発症しなかった．

文　献

1) Carver CL, Zemlan F, Hirschowitz J, et al : Dopamine and non-dopamine psychoses. Psychopharmacol, 84 ; 138-140, 1984.
2) Bowers MB Jr, Swingar ME, Jatlow PI, et al : Plasma catecholamine metabolites and early response to haloperidol. J Clin Psychiatry, 45 ; 248-251, 1984.
3) 藤沢製薬（株）：ロドピン文献集〈臨床編〉．1982.
4) Harada T, Ebara T, Otsuki S : Possible relationship between antimanic effect and activity of zotepine to $5HT_1$ receptor. Folia Psychiatr. Neurol Jpn, 38 ; 473-480, 1984.
5) Harada T, Sato M, Otsuki S : Neuroleptic drugs and $5HT_1$ receptor ; Different potencies of various neuroleptic drugs on $5HT_1$ receptors in discrete regions of the rat brain. Folia Psychiatr Neurol Jpn, 39 ; 551-558, 1985.
6) 原田俊樹：精神分裂病．3．合理的薬物療法の開発．大月三郎編，精神医学の動向．P.43-52, 文光堂，東京，1992.
7) 原田俊樹，大月三郎，佐藤光源ら：Zotepine が有効であった難治性精神病状態―non-dopamine psychosis との関連から．新薬と臨床，34 ; 1352-1359, 1985.

8) 堀　正士，鈴木利人，佐々木恵美ら：Zotepine 投与中てんかん性痙攣発作をみた症例．臨床精神医学，20；1523-1529, 1991.
9) Lai H, Carino MA, Horita A : Chronic treatment with zotepine, thioridazine, and haloperidol affect apomorphine elicited stereotypic behavior and striatal ^{3}H-spiroperidol binding sites in the rat. Psychopharmacol, 75 ; 388-390, 1981.
10) 西園昌久，福井　敏：Thiepin 系抗精神病剤 Zotepine の作用の新しい側面―鎮静・抗躁効果と血清尿酸値低下作用について―．精神医学，25；295-309, 1983.
11) 大月三郎：合理的抗精神病薬の選択．精神科治療，8；3-10, 1993.
12) 大月三郎：非定型抗精神病薬．Clin Neurosci, 12 ; 916-918, 1994.
13) 大月三郎，原田俊樹：Zotepine の抗躁作用について．臨床精神医学，14；309-321, 1985
14) 大月三郎，原田俊樹：精神分裂病の臨床．新興医学出版社，東京，1986.
15) Simomura K, Satoh H, Hirai O, et al : The central antiserotonin activity of zotepine, a new neuroleptic, in rats. Jpn J Pharmacol, 32 ; 405-412, 1982.
16) 寺井克幸，和田有司，小林克治ら：ゾテピンを含む抗精神病薬療法中に光過敏性を呈した精神分裂病の1例．精神医学，35；83-86, 1993.
17) 融　道男：精神科治療の解説．薬物療法，抗精神病薬．臨床精神医学，8月増刊号；60-64, 1995.
18) 氏家　寛，堀井茂男，江原　嵩ら：躁病に対する zotepine 治療の有効性．臨床精神医学，12；1575-1586, 1983.
19) 渡辺昌祐，江原　嵩：躁病の診断と治療．新興医学出版社，東京，1986.
20) 吉田弘道，貝谷壽宣，近藤俊英ら：精神病院入院中患者の血清尿酸値と抗精神病薬 Zotepine の影響．薬物・精神・行動，2；69-76, 1982.

各論

11. スルピリド
sulpiride

　Phenothiazine 系および butyrophenone 系抗精神病薬とは全く異なる化学構造の benzamide 系抗精神病薬であり（図22），胃微小循環を改善させる抗胃潰瘍薬として開発されたが，精神分裂病の dopamine 仮説との関連において抗精神病薬および抗うつ薬として使用されるようになり，最近では精神分裂病外来患者の 21.6 ％ に繁用されている[11]。すなわち，選択的 dopamine D_2 受容体拮抗作用をもつ butaclamol と類似の化学構造にあるため，sulpiride も dopamine D_2 受容体拮抗作用をもち抗精神病作用があるものと考えられた。臨床治験の結果，butaclamol には抗精神病作用が無いのに対し sulpiride は 1969 年に抗精神病薬および抗うつ薬としての臨床効果が確認された。

　中枢薬理作用は，①synapse 前膜の dopamine D_2 受容体を選択的に刺激する apomorphine による行動異常に拮抗する作用[3]，②受容体結合研究で haloperidol 受容体への親和性が強く ^{3}H-haloperidol 結合を強く阻害することより，dopamine D_2 受容体と serotonin $5HT_2$ 受容体への拮抗作用[10,15]，③前頭葉皮質≧中脳辺縁系（側坐核）＞線条体の部位差のある抗 dopamine 作用[3,15,18]，④血中プロラクチン濃度上昇よりの視床下部隆起-漏斗での dopamine D_4 受容体拮抗作用などが知られている[6]。また haloperidol 投与ラットでは，線条体 HVA 濃度が顕著に上昇しグルコース利用率が全脳的に低下するが，sulpiride 投与ラットおよび慢性分裂病者では辺縁系（側坐核）での HVA 濃度上昇が強く，側坐核と基底核（尾状核・被殻）での血流量増加とグルコース利用率増加が認められている[9,26]。すなわち，定型抗精神病薬は辺縁系 dopamine D_2 受容体拮抗作用により抗精神病作用を発揮すると共に黒質線条体 dopamine D_2 および D_3 受容体にも拮抗作用を及ぼして錐体外路系副作用を惹起するのに対し，sulpiride は定型抗精神病薬と同様に辺縁系 dopamine D_2 受容体に拮抗作用を示すが黒質線条体への拮抗作用はきわめて弱いと考えられる[6,15,26]。それゆえ，辺縁系 dopamine D_2 受容体に選択的な

Sulpiride

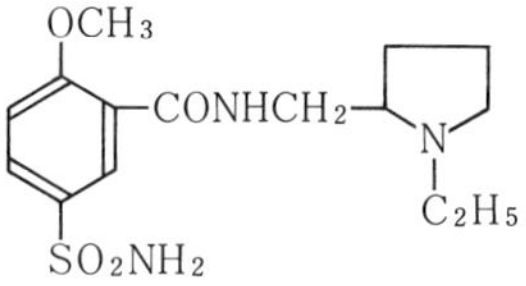

Sultopride

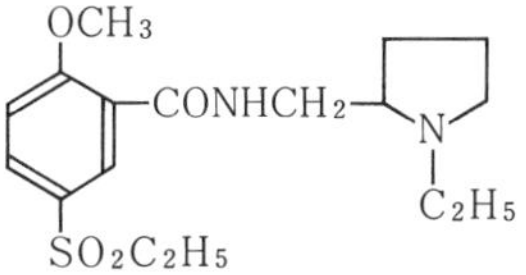

Nemonapride

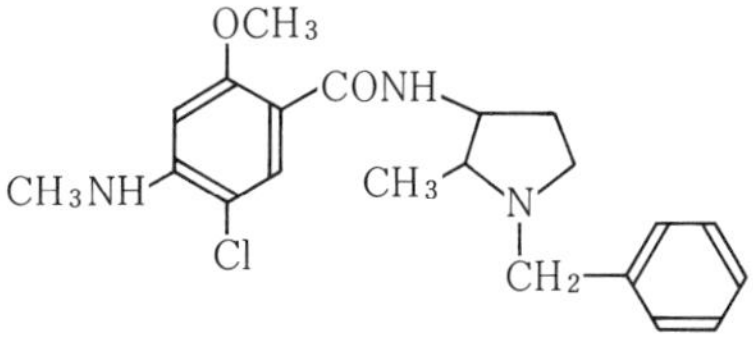

図 22. sulpiride, sultopride, nemonapride の化学構造

拮抗作用をもつ sulpiride は非定型抗精神病薬に分類されている[26)]。

一方，sulpiride の dopamine D_2 受容体拮抗作用は chlorpromazine の 0.58 倍と低く，低濃度の sulpiride は synapse 前膜の dopamine 自己受容体を優先的に遮断し，synapse 間隙内への dopamine 放出を増加させると考えられている[8)]。それゆえ，sulpiride の少量投与では抗うつ作用が認めれら，sulpiride 大量投与では抗幻覚妄想作用（抗精神病作用）が発揮されると推測される[21)]。なお，sulpiride は抗 dopamine D_1 作用・抗 α_1-norepinephrine 作用・抗 serotonin $5HT_{1B}$ 作用・抗 choline 作用が極めて弱いために，鎮静催眠作用は殆ど無いとされている[6)]。それゆえ臨床的には，精神運動興奮を伴わない妄想

型分裂病・妄想性障害・妄想を伴う初老期および老年期うつ病・抑制症状の強いうつ病が適応症例となる[6,17]。

臨床脳波研究では、速波の増加・α波の減少・α波の振幅減少などが見られるが[20]、この脳波所見は精神賦活剤に類似する所見であることより抗うつ作用も期待されていた。けいれん誘発作用は見られない。

細粒・錠剤・カプセル剤・注射用液剤が市販されており、注射用液剤は精神分裂病への応用が認められている。適応症と投与量は、大量投与（1000〜2000 mg/日）では興奮性症状の少ない妄想型精神分裂病などに有効であり、少量（300 mg/日以下）ではうつ病や各種抑うつ状態の抑制症状や食欲低下に奏効する[4,19,21,25]。精神分裂病に対する haloperidol 0.5〜1.5 mg/日と sulpiride 1000〜2300 mg/日の二重盲検比較試験では、最終全般改善率は同等であるが、sulpiride には速効的な効果発現が認められている[2]。Perphenazine 12〜48 mg/日および chlorpromazine 150〜600 mg/日を対照薬とした慢性分裂病での二重盲検比較試験では、sulpiride 300〜1200 mg/日の治療効果が優っている[1,7,22]。うつ病に対する amitriptyline[13] および imipramine[27] との二重盲検比較試験では、同程度の最終全般改善率を示し、特に sulpiride は精神運動抑制に有効である。

Sulpiride は抗 choline 作用が殆どなく錐体外路系副作用と過鎮静の発症頻度が低いために、高齢者のせん妄に対し sulpiride 100〜600 mg を生理食塩水 200〜500 ml に希釈溶解して点滴静脈内投与する治療法がある[23]。

副作用には振戦・流涎・筋強剛・運動緩徐・dystonia などの錐体外路症状が認められるものの[5]、chlorpromazine や haloperidol に比較するとその発症頻度は著しく低く、5年以上の長期服用症例においても顕著な副作用は見られていない[16]。プロラクチン分泌作用が強く無月経や乳汁分泌が生殖期年齢にある女性に見られる場合が多い[24]。なお sulpiride は投与量の 90 % 以上を腎排泄に頼っているために、高齢者・慢性腎不全者・腎透析患者では過量蓄積による錐体外路系副作用や抑うつ状態の発症頻度が高く、投与量の減量が必要である[12,14]。

【症例17】33歳、女性、妄想型精神分裂病

症例 17

年月日	抗精神病薬		解説
X＋9. 5.10	Rp） chlorpromazine trihexyphenidyl	100 mg 6 mg	解説 1
6. 1	Rp） sulpiride chlorpromazine trihexyphenidyl	300 mg 150 mg 6 mg	解説 2
6. 7	Rp） sulpiride chlorpromazine trihexyphenidyl	1200 mg 150 mg 6 mg	
7.24	Rp） sulpiride chlorpromazine trihexyphenidyl	1200 mg 150 mg 6 mg	

［生活歴と現病歴］生来健康で明朗な性格であり，大学卒業後に会社勤めをしていたが，X年（24歳）頃から家に閉じ籠りがちとなり親に相談せず会社をやめている。「他人が自分の噂をしている。声となって聞こえる。誰かわからないが尾行している。」などの幻聴と被害追跡関係妄想が出現し，某精神病院で6ヵ月間の入院治療を受けている。

X＋2年に結婚，外来治療は途絶えがちながらも続いていたが，作為体験・被害関係妄想が時に発症する程度であり，服薬継続により直ちに消失するため入院することなく過ごしていた。

解説 1：X＋9年5月頃より，抗精神病薬の内服後に眼球上転固定のdystoniaが発症するようになり，抗精神病薬に対する不安不信が強くなり服薬が不規則となっている。その頃より「自分の考えが他人に伝わっている。他人が自分の考えを知って，先回りの動作や態度を示す。」などの思考伝播・作為体験・被害関係妄想が出現するようになった。

解説 2：精神症状の治療と抗精神病薬副作用の解消を目的として6月1日入院となったが，入院時には注察妄想・被害関係妄想・嫉妬妄想・思考伝播・思考

吹入・血統妄想・誇大妄想などの多彩な妄想が見られ，「主人と離婚せねばならない。」と訴えていた。易怒性・興奮性・被刺激性などの情動障害は見られなかった。

　Sulpiride 投与量を増量したところ，2週目には新しい妄想の発症はなくなり幻聴も消失したが，妄想構築が強く病識はみられなかった。Sulpiride 治療の4週目には，活動性が増加し表情も豊になり他患との交わりも多くなった。時に不安症状を示すが，新しい妄想もなく病識も見られるようになり，妄想に支配されていたことを肯定するようになった。この後退院となったが，外来通院時に「近所の人々の優しさ・暖かみがやっとわかりました。この10年間こんな経験はありませんでした。」と話していた。sulpiride と抗 choline 性抗 parkinson 薬の規則的な内服により dystonia や錐体外路系副作用は全く出現せず，chlorpromazine も減量できたため眠気も少なく，服薬も確実となった。

【症例18】45 歳，女性，初老期妄想状態（うつ病）
　［生活歴と現病歴］33 歳時に子宮筋腫のために子宮全摘術を受けているが，卵巣欠落症候群は発症していない。主人と子供2人と共に過不足のない生活を

症例 18

年月日	抗精神病薬		解説
X+1. 1. 7	Rp) sulpiride	100 mg	解説 1
	bromazepam	4 mg	
	estazolam	2 mg	
1.14	Rp) sulpiride	200 mg	解説 2
	bromazepam	4 mg	
	estazolam	2 mg	
1.21	Rp) sulpiride	300 mg	解説 3
	bromazepam	4 mg	
	estazolam	2 mg	
2.18	Rp) sulpiride	200 mg	
	bromazepam	4 mg	

送っていたが，X 年 10 月頃より「入眠障害。なんとなく楽しみが湧いてこない。主人との性的交渉を避けたくなった。」となり，某精神科クリニックを受診し三環系抗うつ薬の投与を受けている。しかし病状の改善はなく，同年 12 月後半には「近所の人々が自分を避ける。隣家の人が自分を嘲笑したり，噂話をしている。12 月中旬に同窓会に行って以来，浮気をしたと同窓生が言いふらす。その時に初めてカラオケを歌ったが，同窓生が途中で止めてしまったのは私を恥ずかしめるためだ。電話をかけてきてイヤミを言う。」などと被害関係妄想を話すようになり，感情不安定・易刺激性・短気となったために X+1 年 1 月 7 日に某総合病院精神科を初診している。

解説 1：分裂病様の幻聴・被害関係妄想・過去の出来事への妄想的意味付などの妄想状態にあり，主婦としての日常行動はできているが相当な努力を要する活動性低下を認め，とりわけ性的な異常解釈が多い状態であった。そこで，45 歳の年齢を考慮し，子宮全摘術と加齢による性的機能の減退などによるコンプレックスが発症に強く関与した「妄想を伴う初老期うつ病」と診断し，sulpiride 100 mg と bromazepam 4 mg を投与した。

解説 2：「薬剤の副作用が心配。自分の気持ちで治したい。」と強く訴え，精神科薬物治療を拒否していたが，薬剤と病気の説明および主人の努力もあって内服を続けていた。しかし，内服が不規則であった 1 週後には病状の変化はなく，また副作用も認められないために sulpiride 200 mg に増量した。内服が規則的となった次の 1 週後には，「隣人の声は聞こえなくなった。冬なので窓戸を閉めているのでしょう。同窓生からの電話もかからなくなった。他人の態度は気になるが買物に行っています。でも同窓生がどうしてあんな噂を流すのかはっきりさせたいのです。」と幻聴や被害関係妄想の新たな発症は減少し感情も安定していたが，妄想的解釈は持続していた。

解説 3：さらに sulpiride 300 mg に増量した 1 週後には，「考えすぎていたのです。外出がいやになっていた時に気が晴れるかと思って同窓会に出席したところ，女学校の同窓会なので皆さんが性的な話をズケズケとなさるし，私が子

宮の手術で劣等感を持っていたし……」と精神症状発症の経過を話し,「気が変わりました。しばらくこのままの薬を続けてみます。今はとても気が楽になりました。」と寛解状態となった。

文　献

1) 天草大陸, 向島竹三郎：二重盲検法による FK 880 (Sulpiride) と Perphenazine の精神分裂病に対する薬効比較. 順天堂医学, 19; 239-249, 1973.
2) Cassano GB, Castrogiovanni P, Conti L : Sulpiride versus haloperidol in schizophrenia ; A double-blind comparative trial. Curr Ther Res, 17 ; 189-201, 1975.
3) DiChiara G, Porceddu ML, Vargin L, et al : Evidence for dopamine receptors mediating sedation in the mouse brain. Nature, 264 ; 564-567, 1976.
4) 江原　嵩：うつ病の診断と治療. 新興医学出版社, 東京, 1987.
5) 舩阪和彦, 川村純一郎, 江原　嵩：臨床医のための精神医学, 薬剤起因性精神障害・神経障害. 新興医学出版社, 東京, 1996.
6) 原田俊樹：精神分裂病. 3. 合理的薬物療法の開発. 大月三郎編, 精神医学の進歩と動向. P.43-52, 文光堂, 東京, 1992.
7) 石丸寅之助, 久保摂二, 石川博也ら：二重盲検試験による向精神薬 sulpiride の精神分裂病に対する薬効比較. 広大医誌, 19 ; 131-152, 1971.
8) Jenner P, Marsden CD : Possble neuronal mechanisms involved in the production of sulpiride. Adv Biol Psychiat, 7 ; 100-112, 1981.
9) 倉知正佳, 鈴木道雄, 柴田良子ら：精神分裂病の治療, 定型的抗精神病薬. 精神医学, 36 ; 6-10, 1994.
10) Meltzer HY, Matubara S, Lee JC : Classification of typical and atypical antipsychotic drugs on the basis of dopamine D_1, D_2 and serotonin 2 pKi values. J Pharmacol Exp Ther, 251 ; 238-251, 1989.
11) 松野敏行, 福田　明, 正化　孝ら：精神分裂病外来患者における向精神薬併用の要因と副作用. 臨床精神医学, 25 ; 971-978, 1996.
12) 美川郁夫：高度腎機能障害例におけるスルピリドの吸収排泄動態と泌尿器科領域における使用例について. 新薬と臨床, 31 ; 691-695, 1982.
13) Niskanen P, Tamminen T, Virukari M : Sulpiride versus amitriptyline in the treatment of depression. Curr Ther Res, 17 ; 281-284, 1975.

14) 中澤了市，蓮沼弘司，館野純生ら：透析におけるsulpiride使用と錐体外路症状について．透析，16; 128-131, 1984.
15) 小川紀雄：中枢神経系のドパミン受容体．世界保健通信社，大阪，1981.
16) 大沢修司，小田　昇，切池信夫ら：Sulpiride長期投与例の検討―作用特徴と安全性について―．臨床精神医学，11; 1309-1320, 1982.
17) 大月三郎：合理的抗精神病薬の選択．精神科治療，8; 3-10, 1993.
18) Scatton B : Differential regional development of tolerance to increase in dopamine turnover upon repeated neuroleptic administration. Eur J Pharmacol, 46; 363-369, 1977.
19) Standish-Barry HMAS, Bouras N, Bridges PK, et al : Sulpiride in affective disorder. in "Clinical and pharmacological studies in psychiatric disorders" ed Burrows GD, Norman TR, Dennerstein L, P.73-82, John Libbey, London, 1985.
20) 斎藤正己：向精神薬と脳波．神経精神薬理，3; 323-348, 1981.
21) Tamminga CA, Gerlach J : New neuroleptics and experimental antipsychotics in schizophrenia. in "Psychopharmacology, The third generation of progress" ed Meltzer HY, P.1129-1140, Reven Press, New York, 1987.
22) 谷向　弘，乾　　正，高橋尚武ら：二重盲検法によるSulpirideの精神分裂病に対する薬効比較．精神医学，15; 197-207, 1973.
23) 内山　真，一瀬邦弘，田中邦明ら：高齢者に対する向精神薬使用上の問題点．精神科治療学，6; 159-167, 1991.
24) 渡辺昌祐，江原　嵩：精神神経科臨床検査マニュアル．金原出版，東京，1989.
25) 渡辺昌祐，横山茂生：抗うつ薬の選び方と用い方（改訂版）．新興医学出版社，東京，1993.
26) 八木剛平，神庭重信，稲田俊也：定型および非定型抗精神病薬，分裂病治療薬の新しい動向．精神医学，35; 690-701, 1993.
27) 由良了三，加藤誉呈子，芝原　尭ら：二重盲検法によるSulpirideとImipramineのうつ病に対する薬効比較．精神医学，18; 549-562, 1976.

12. スルトプリド
sultopride

　Sultoprideは，sulipride類似の化学構造を持つbenzamide系抗精神病薬であり（図22 ☞ p.229），フランスで開発され本邦では精神分裂病と躁病の治療薬として1989年より市販されている。

　中枢薬理作用はsulpirideと共通点が多いが，dopamine sensitive adenylate cyclase阻害作用がないことより，また受容体結合研究よりdopamine D_2 受容体に選択的に拮抗する薬剤と考えられている[1,2,3]。すなわち，sultoprideの抗serotonin作用・抗norepinephrine作用・抗choline作用はsulpirideのそれよりも極めて弱く，定型抗精神病薬の中枢薬理作用と著しく異なっているために非定型抗精神病薬に分類されている。なおsultoprideはhaloperidolよりも弱くsulpirideよりも強いσ受容体拮抗作用をもつために[1,12]，sulprideよりもdystoniaの発症頻度が高くhaloperidolよりも低いと考えられる。

　Sultoprideとsulpirideは酷似した化学構造を持っているがsultoprideの臨床効果はsulpirideと著しく異なっている。すなわち，sulpirideは鎮静催眠作用がきわめて弱く抗幻覚妄想作用が強い抗精神病薬であるのに対し，sultoprideは極めて強い鎮静催眠作用と抗幻覚妄想作用を持っている。それゆえ，情動および活動性が極度に亢進した重症躁病や精神運動興奮の強い精神分裂病を対称として，鎮静効果を目的として使用する場合が多い[4,6,10]。急性期の精神分裂病に対しては600〜1200 mg/日の大量投与で鎮静作用と抗幻覚妄想作用が期待でき[6,7,9]，100〜300 mg/日の少量投与では慢性分裂病の陰性症状に対して精神賦活作用が期待できる[8]。慢性分裂病に対する1200 mg/日まで最高121週間の長期投与では，重篤な副作用は認められていない[6]。

　躁病に対する300〜600 mg/日投与では90％以上の症例に速効的な鎮静効果が見られている[5,7,11]。ただし，うつ転する症例が比較的多いためにzotepineと同様に短期間の投与にとどめ，躁病性興奮が軽減すると速急にcarbamazepineやlithium carbonateに変薬すべきである[11]。

副作用は，錐体外路症状の発症頻度が比較的高く，傾眠・過鎮静・うつ転などの精神症状も見られる。

文　献

1) 原田俊樹：精神分裂病．3. 合理的薬物療法の開発．大月三郎編，精神医学の進歩と動向．P.43-52, 文光堂，東京，1992.
2) Jenner P, Clow A, Reavill C, et al : A behavioral and biochemical comparison of dopamine receptor blockade produced by haloperidol with that produced by substituted benzamide drugs. Life Sci, 23 ; 545-550, 1978.
3) Mizuchi A, Kitagawa N, Saruta S, et al : Characteristics of [^{3}H]sultopride binding to rat brain. Eurp J Pharmacol, 84 ; 51-59, 1982.
4) 森　温理，三浦貞則，上島国利ら：Sultopride（MS-5024）の精神分裂病に対する臨床効果．精神医学，27 ; 341-351, 1985.
5) 森　温理，三浦貞則，上島国利ら：Sultopride（MS-5024）の躁病に対する臨床効果．精神医学，27 ; 445-453, 1985.
6) 森　温理，高橋祥友，中野嘉樹ら：精神分裂病および躁病に対する新しいbenzamide系抗精神病薬Sultopride の長期投与における有効性と安全性の検討．臨床精神医学，18 ; 141-148, 1989.
7) 中川一広，浅田成也，石井知行ら：いわゆる内因性精神病に対するスルトプリドの使用経験．薬理と治療，12 ; 4847-4870, 1984.
8) 南部知幸，有賀やよい，井瓜　尚ら：慢性精神分裂病者に対するSultopride（MS-5024）の使用経験．薬理と治療，13 ; 4287-4293, 1985.
9) 工藤義雄，市丸精一，乾　正ら：塩酸Sultopride（MS-5024）の精神分裂病，非定型精神病および躁病に対する臨床効果について．薬理と治療，13 ; 5251-5270, 1985.
10) 融　道男：精神科治療の解説．薬物療法，抗精神病薬．臨床精神医学，8月増刊号 ; 60-64, 1995.
11) 渡辺昌祐，江原　嵩：躁病の診断と治療．新興医学出版社，東京，1986.
12) 図子義文，原田俊樹，奥村一哉ら：σ（シグマ）受容体の結合特性と各種抗精神病薬の作用．精神医学，33 ; 125-131, 1991.

13. ネモナプリド nemonapride

選択的 dopamine D_2 受容体拮抗作用をもつ sulpiride と同属の benzamide 系抗精神病薬であり，山之内製薬の研究室で開発され 1991 年より市販されている新しい抗精神病薬である。すなわち，sulpiride および sultopride と類似の化学構造をもち（図22 ☞ p.229），抗幻覚妄想作用・精神賦活作用・情動安定作用が期待できる。

受容体結合研究による中枢薬理作用は sulpiride よりも sultopride にやや似ており，dopamine D_2 受容体拮抗作用は haloperidol および sulpiride よりも強く，dopamine D_1 受容体拮抗作用は haloperidol や chlorpromazine と同等で sulpiride よりも強く，dopamine D_4 受容体拮抗作用は haloperidol・chlorpromazine・sulpiride よりも強い[1,2,10,11]。また，serotonin $5HT_2$ 受容体拮抗作用は chlorpromazine＞nemonapride＝haloperidol＞sulpiride の順位で強く（図23）[10,11]，serotonin $5HT_{1A}$ 受容体拮抗作用は chlorpromazine・haloperidol・sulpiride よりも強い。一方，α_1-norepinephrine 受容体拮抗作用は，haloperidol および chlorpromazine よりもやや弱いが sulpiride よりも強い[2,11]。それゆえ，極めて強い dopamine D_2 および D_4 受容体拮抗作用とやや強い serotonin $5HT_2$ 受容体拮抗作用をもつために非定型抗精神病薬に分類されている[8]。

Nemonapride の臨床効果発現はやや遅いが，精神分裂病の自発性欠如や疎通性障害などの陰性症状に奏効すると共に，情動安定作用や抗幻覚妄想作用も期待できるが鎮静催眠作用は弱いと考えられる[1]。

精神分裂病 393 人に対する 9～36 mg/日投与による非比較試験では，中等度以上改善が 30.3％ に認められている[3,6]。Nemonapride 9～36 mg/日 と haloperidol 6～24 mg/日の二重盲検比較試験では，最終全般改善率では中等度以上改善の症例が nemonapride で有意に多く，安全度を含めた有用性では同等の結果が得られている[4]。臨床症状別改善度では，緊張病型では haloperi-

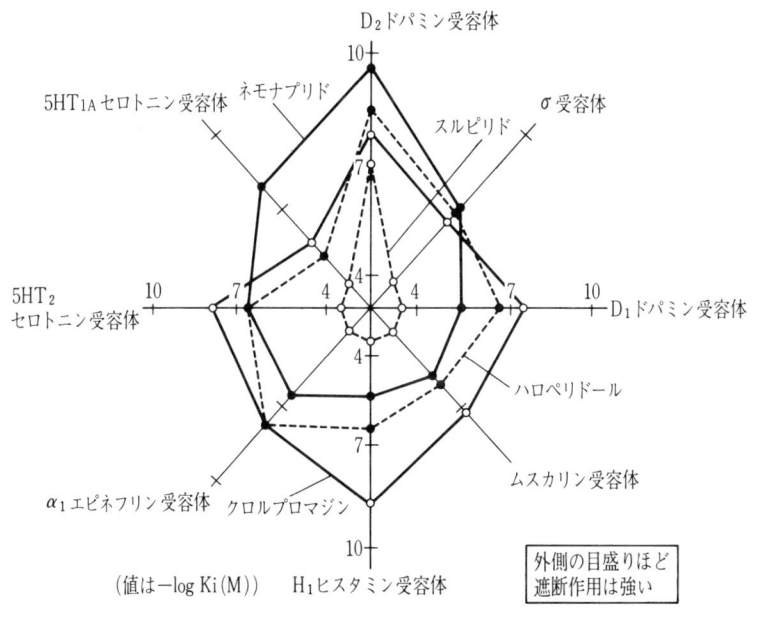

図 23. nemonapride の中枢神経への作用
(Terai et al[11] より図形化して引用)

dol が優っており，破瓜型では nemonapride が優っていた．また，不安・思考の貧困・意欲発動性欠如では nemonapride が優っていた．多くの症例報告や非盲検試験をまとめると，鎮静催眠作用は haloperidol および chlorpromazine よりも弱く，抗幻覚妄想作用が haloperidol と同等であり，加えて意欲発動性欠如・行動量減少・感情鈍麻などの陰性症状にも有効である．長期投与の安全性と有効性は nemonapride 3〜36 mg/日 1 年間投与で調べられているが，有効以上の症例は 22.6 % であり，概括安全度で安全と言えない症例は 8.6 % と少なく，有用以上の有用性の症例は 23.7 % であった[5,9]．なお，経口投与による生物学的半減期は 2.3〜4.5 時間と短いために[7]，1 日 2〜4 回の分割内服が必要である．

錐体外路系副作用の発症頻度は butyrophenone 系および phenothiazine 系抗精神病薬よりも低く（33.9 %），nemonapride 治療を中断せねばならないほ

どに重篤な症例は殆どない。消化器症状（10.4 %）と自律神経症状（9.0 %）は少ない。

文　献

1) 原田俊樹：精神分裂病．3. 合理的薬物療法の開発．大月三郎編，精神医学の進歩と動向．P.43-52, 文光堂，東京，1992.
2) 小林利雄，清水浩光，融　道男：ヒト被殻のドパミン D_1，D_2 受容体結合に対する抗精神病薬の阻害作用．薬物・精神・行動，10；331-334, 1990.
3) 工藤義雄，井川玄朗，川北幸男ら：Benzamide 系抗精神病薬 YM-09151 の精神分裂病に対する臨床効果について．臨床医薬，5：1813-1840, 1989.
4) 森　温理，風祭　元，金野　滋ら：精神分裂病に対する新しい benzamide 系抗精神病薬 YM-09151 とハロペリドールの二重盲検群間比較試験．臨床評価，17；349-377, 1989.
5) 村崎光邦：長期投与における YM-09151 の精神分裂病に対する効果および安全性の検討．医学と薬学，22；733-746, 1989.
6) 村崎光邦，森　温理，高橋　良ら：新しい benzamide 系抗精神病薬 YM-09151 の精神分裂病に対する第II相試験．薬理と治療，17；4347-4365, 1989.
7) 岡島詳泰，木下利彦，斎藤朱実ら：新しい benzamide 系抗精神病薬 YM-09151 の定量薬物脳波学的研究．神経精神薬理，11；555-562, 1989.
8) 大月三郎：非定型抗精神病薬．Clin Neurosci, 12；916-918, 1994.
9) 大月三郎，原田俊樹，更井啓介ら：Benzamide 系抗精神病薬（YM-09151）長期投与例に検討―有効性と安全性について―．診療と新薬，26；1317-1332, 1989.
10) Shibanoki S, Kubo T, Imamura Y, et al : Effect of YM-09151-2, a putative D_2 dopamine receptor antagonist, on dopamine metabolism in the striatum of rats. Pharmacol Biochem Behavior, 34；355-360, 1989.
11) Terai M, Hidaka K, Nakamura Y : Comparison of [^{3}H]YM-09151-2 with [^{3}H] spiperone and [^{3}H]raclopride for dopamine D-2 receptor binding to rat striatum. Eur J Pharmacol, 173；177-182, 1989.

各論
14. オキシペルチン
oxypertine

　Indole 誘導体に属する抗精神病薬であり，serotonin と類似の化学構造にあることより（図 24），薬理学的にも臨床的にも非定型抗精神病薬に分類され，定型抗精神病薬とは異なった精神賦活作用を主とした臨床効果が期待できる。

　中枢薬理作用については，oxypertine 治療中の精神分裂病では norepinephrine の代謝産物である MHPG の髄液内濃度が上昇していた結果より[6,10]，oxypertine は前 synapse からの norepinephrine 放出を促進し，最終的には枯渇させるために norepinephrine 系神経伝達が抑制され臨床効果が惹起されると考えられている。さらに，受容体結合研究では，dopamine D_2 受容体拮抗作用・α_1-norepinephrine 受容体拮抗作用・serotonin $5HT_2$ 受容体拮抗作用・σ 受容体拮抗作用が知られているが（図 7 ☞ p.36），その薬理作用はいずれも phenothiazine および butyrophenone 系抗精神病薬よりもきわめて弱く[5]，dopamine D_2 受容体拮抗作用は chlorpromazine の 1/2 以下である。それゆえ oxypertine は，dopamine D_2 受容体拮抗作用による治療効果（抗幻覚妄想作

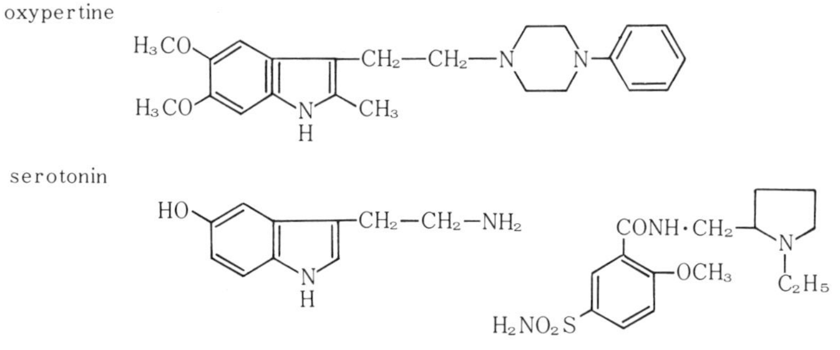

図 24. oxypertine の化学構造

用）は弱く，前synapseに作用しnorepinephrine系神経伝達を軽度に抑制するために感情調整作用や精神賦活作用の臨床効果を招くと推測できる[9]。

精神分裂病における臨床効果は，open study[7,8]やchlorpromazine[11]およびtrifluoperazine[2,4]との二重盲検比較試験より，自発性欠如の改善に優れた治療効果を示し，かつ錐体外路系副作用の発症頻度も低いとまとめることができる。そこで，精神賦活作用を期待して無為・自閉・発動性低下・疎通性障害などの陰性症状を主症状とし幻覚妄想が極めて少ない慢性分裂病が適応症例となり，一般的には100 mg～200 mg/日を経口投与する。なお，300 mg/日の大量投与では幻覚妄想にも有効と言われている[8]。なおoxypertineは精神活動を賦活をするために幻覚妄想を誘発増悪し行動異常を増強する場合があるため，症例の選択と厳重な観察が必要である。

抑うつ状態を示す精神分裂病や難治性うつ病への有効性も知られている[3]。

抗精神病薬による遅発性dyskinesiaは黒質線条体のsynapse後膜dopamine受容体の機能亢進が病態と考えられているが，oxypertineはnorepinephrineの放出を促進しdopamine系神経伝達を軽度に抑制するために，加えてσ受容体拮抗作用を持つために遅発性dyskinesiaに奏効すると言われている[1,6,12]。

文　献

1) Akiyama K, Nagao T, Yamamoto M, et al : CSF monoamine metabolism in patients with tardive dyskinesia ; Effect of oxypertine and hydroxyzine pamoate. Folia Psychiat Neurol Jpn, 37 ; 129-136, 1983.
2) Calwell WP, Jacobsen M, Skarbek A : A comparative study of oxypertine and trifluoperazine in chronic schizophrenia. A new application of the Wing ratimg scale. Brit J Psychiatry, 110 ; 520-530, 1964.
3) Hollister LE, Overall JE, Katz G, et al : Oxypertine and thiothixene in newly admitted schizophrenic patients. A further search for specific indications of antipsychotic drugs. Clin Pharmacol Ther, 12 ; 631-538, 1971.
4) Hunt PV : A comparison of the effects of oxypertine and trifluoperazine in withdrawn schizophrenics. Brit J Psychiatry, 113 ; 1419-1424, 1967.

5) 原田俊樹：精神分裂病．3. 合理的薬物療法の開発．大月三郎編，精神医学の進歩と動向．P.43-52, 文光堂，東京，1992.
6) 長尾卓夫：遅発性ジスキネジア患者のアミン代謝―Oxpertine及びHydroxyzine Pamoateの効果より―．岡山医誌，92；567-573, 1980.
7) Skarbek A, Hill GB : An extended trial of oxypertine in five selected cases of chronic schizophrenia. Brit J Psychiatry, 113 ; 1107-1112, 1967.
8) Skarbek A, Jacobsen M : Oxypertine ; A review of clinical experiences. Brit J Psychiatry, 111 ; 1173-1179, 1965.
9) 融　道男：精神科治療の解説．薬物療法，抗精神病薬．臨床精神医学，8月増刊号，60-64, 1995.
10) Van Praag HM, Korf J : Neuroleptics, catecholamines, and psychoses ; A study of their interrelations. Am J Psychiatry, 132 ; 593-597, 1975.
11) Van Praag HM, Korf J : Biochemical research into psychosis―Results of a new research strategy. Acta Psychiatr Scand, 51 ; 268-284, 1975.
12) 渡辺昌祐，江原　嵩 編著：遅発性ジスキネジアの臨床．新興医学出版社，東京，1990.

各論

15. リスペリドン
risperidone

　Haloperidol や chlorpromazine などの定型（古典的）抗精神病薬および sulpiride は，主に dopamine D_2 受容体拮抗作用により幻覚妄想や思路障害などの分裂病性陽性症状に奏効するが，自閉・精神活動減退・感情鈍麻・疎通性欠如などの陰性症状には治療効果が乏しく，錐体外路系副作用の発症頻度が高い特性を共通して持っている。一方，精神分裂病の陰性症状の中枢生化学的病態には serotonin の関与が知られており[22]，陰性症状の改善を目的とした serotonin 受容体拮抗作用をもつ抗精神病薬の開発に期待されていた。その結果，1984 年にベルギーの Janssen 社により dopamine D_2 受容体拮抗作用と serotonin $5HT_2$ 受容体拮抗作用を併せ持つ risperidone が開発され（図 25），本邦では 1996 年より市販されるようになった。Risperidone と同様の中枢薬理作用をもつ抗精神病薬は serotonin-dopamine antagonist（SDA）と呼ばれ[5,11]，ziprasidone などが開発の途上にある（表 38）。

　受容体結合研究による中枢薬理作用においては，dopamine D_2 受容体拮抗作用は haloperidol や mosaparamine の 1/2 程度に弱く，一方 serotonin $5HT_2$ 受容体拮抗作用は haloperidol の 100 倍，mosaparamine の 10 倍以上に強い。それゆえ，risperidone の dopamine と serotonin 受容体拮抗作用の比率 $D_2/5HT_2$ 比（Ki 値比）は，haloperidol の 300 倍以上，mosaparamine の 30 倍である[12]（表 12 ☞ p.35）。このような薬理作用の特徴から risperidone は非定型抗精神病薬に分類され[17]，dopamine D_2 受容体拮抗作用は陽性症状に奏効し serotonin $5HT_2$ 受容体拮抗作用は陰性症状を改善すると推測され[4,5,11,15,16,21]，解放的な精神科医療に貢献するものと期待されている。なお，risperidone は serotonin $5HT_1$ 受容体拮抗作用を殆ど持たないために鎮静作用は期待できない[5]。「serotonin-dopamine antagonist は前頭葉前野における serotonin 系神経伝達を抑制し dopamine 放出を促進して前頭葉機能低下を活性化し，精神賦活作用を発揮する」との仮説がたてられているが，臨床的には

risperidone

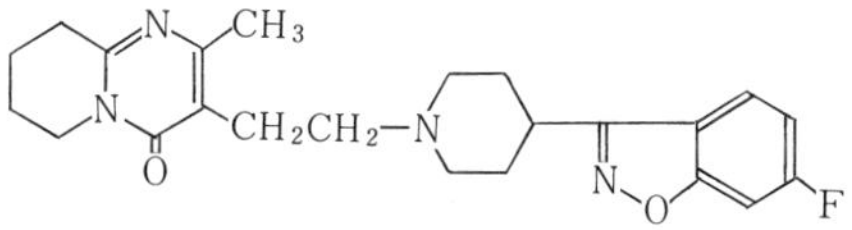

ziprasidone

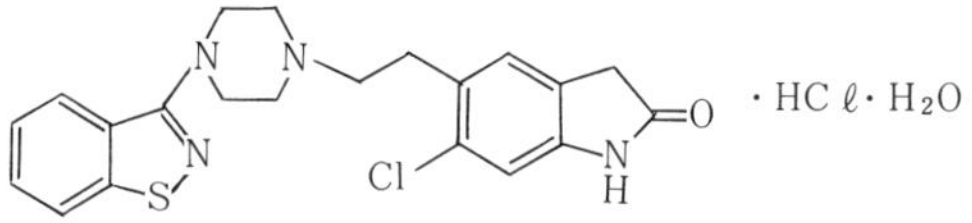

quetiapine

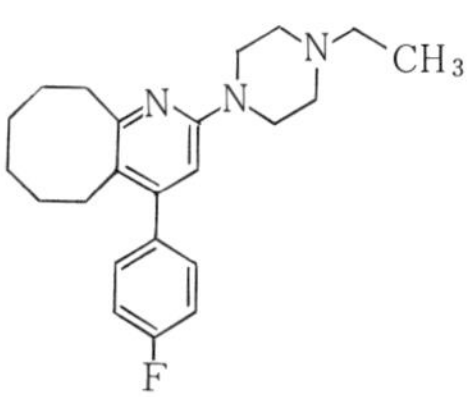

図 25. risperidone，ziprasidone の化学構造

前頭葉における dopamine D_2 受容体の活性変化や dopamine 濃度の測定がなされていないために，今後の精神分裂病の病態生化学的研究に期待される[7]。

一般薬理作用においては，経口内服された risperidone の血中濃度は 1 時間後に最高濃度に達し，生物学的半減期は 3.6 時間であるが薬理作用をもつ水酸化代謝産物の半減期は 22 時間と長い[2]。内服された risperidone の 70 % は尿中に排泄される[2]。

細粒と錠剤が市販されており，経口的に投与する。精神分裂病における haloperidol を対照薬とした二重盲検比較試験では，最終全般改善率は haloperidol では 45 % であり risperidone では 36 % とやや低いが，risperidone は心気的訴え・感情的引きこもり・情動鈍麻などで改善率が高い[14]。また，非定型抗精神病薬であり精神賦活作用の期待できる clocapramine を対照薬とした二重盲検比較試験では，最終全般改善率は clocapramine は 36 % であり risperidone は 48 % とやや高く，陰性症状の改善率には両薬剤で差異は

表 38. serotonin-dopamine antagonists

薬剤名	化学構造	開発会社	状　況
risperidone	benzisoxazole 誘導体	Janssen 社 アメリカ	日本を含む 諸外国で使用中
SM-9018	benzisothiazol 誘導体	住友製薬 日本	日本で治験中
S-1991 sertindole	indole 誘導体	Lundbeck 社 デンマーク	日本を含む諸外国で 承認申請中もしくは治験中
ICI-204636	dibenzothiazepine 誘導体	Zeneca 社 イギリス	日本を含む諸外国で 承認申請中もしくは治験中
quetiapine	hexahydro-cycloocta pyride	大日本製薬 日本	日本で治験中
ziprasidone	benzisothiazolyl piperazine 誘導体	Pfeizer 社 アメリカ	日本を含む諸外国で 承認申請中もしくは治験中
LY-170053 olanzapine	thienobenzodiazepine 誘導体	Eli Lilly 社 アメリカ	日本を含む諸外国で 承認申請中もしくは治験中
clozapine	dibenzodiazepine 誘導体	Sandoz 社 スイス	北米など多数の国で使用中 日本では治験中

認められていないが，敵意・疑惑・幻覚・思考内容の異常では risperidone は 40％以上の改善率が認められている[10]。なお，敵意と興奮の項目では増悪する症例がわずかにみられている[10]。一方，risperidone の錐体外路系副作用発症頻度は haloperidol および clocapramine よりも低いが[10,14]，risperidone 16 mg/日以上の投与では錐体外路系副作用の発症頻度が増加し，かつ分裂病陽性症状の改善率も上昇しない。それゆえ，risperidone の 6〜16 mg/日投与は haloperidol 20 mg に匹敵する抗精神病作用を示し，6 mg/日では陰性症状を改善すると考えられる[21]。

　急性精神病エピソードでは定型抗精神病薬あるいは risperidone を第 1 選択薬とし，定型抗精神病薬に反応しない症例には risperidone を第 2 選択薬とした 3〜8 週間の治療法が提唱されている[3]。さらに，慢性分裂病に対する精神賦活系抗精神病薬の中では risperidone の使用頻度が最も高いように[6]，

risperidone 治療の機会は増加しつつある。また，抗精神病薬の治療効果が一般的に乏しいとされている遅発性パラフレニアに対する有効性や[20]，精神病像を合併うつ病に対する amitriptyline と haloperidol の併用療法に優る有効性も報告されている[13]。ただし，躁状態の誘発[8,18]。遅発性 dyskinesia[1] や遅発性 dystonia[19] を発症する症例もあるために，臨床症状の詳細な観察が必要である。なお，初老期に幻覚・妄想・記銘障害・失見当識などを発症するび漫性レビー小体病においては，抗精神病薬による parkinsonism の発症頻度が高く非可逆性経過をとる症例が多いために，risperidone 治療がすすめられている[9]。

【症例 19】昭和 28 年生，42 歳，主婦，破瓜型精神分裂病

［生活歴］高等学校卒業後一時期就職していたが，22 歳時に結婚し，商店主の主人と娘 2 人と同居。無口・頑固・非積極的な性格であったが，家事や商品販売などには差障りはなく平凡な主婦としての責務を果たしていた。いつの頃からか頑固・一方的・感情不安定が目立つようになったが，精神障害と気付かず医療を受けていなかった。X 年の阪神大震災により自宅兼店舗が全壊し避難所で共同生活をするようになった頃から「他人の視線が気になる。噂をされている。」と言うようになり，自宅再建後には「高価な洋服を買いたい。外国旅行に行きたい。」など分不相応な要求をし，家事や店舗の手伝いもせず活動性の乏しい生活態度が目立つようになっている。主人や娘との争いが絶えないために同年 7 月に故郷に帰り，某精神病院で治療を受けていた。

解説 1：X 年 10 月初診。顔貌は無表情で，だらしない厚化粧をしており，「私のしたいようにさせてくれない。買物をするお金を渡してくれない。」と主人との不仲を訴えていた。被害関係妄想や顕著な作為体験は認められないが，感情鈍麻・自己中心的思考・活動性減退・自閉症などの分裂病陰性症状が顕著であった。前の精神病院で投薬されていた抗うつ薬を中止し，精神賦活作用を持つ phenothiazine 系抗精神病薬を投与したが治療効果は殆どなく，遠方の実家より母親が薬を取りに来る医療であったために診察回数も少なく充分な治療が出来ていなかった。

症例 19

年月日	抗精神病薬		解説
X. 8	Rp) maprotiline 　　 bromazepam 　　 Vegetamin A	45 mg 4 mg 1T	解説 1
10. 4	Rp) perphenazine 　　 Vegetamin A	8 mg 1T	
X+1. 1.24	Rp) perphenazine 　　 trihexyphenidyl 　　 Vegetamin A	8 mg 4 mg 1T	解説 2
6.26	Rp) chlorpromazine 　　 haloperidol 　　 trihexyphenidyl	60 mg 4 mg 4 mg	
10.13	Rp) chlorpromazine 　　 haloperidol	60 mg 4 mg	
11. 3	Rp) chlorpromazine 　　 haloperidol 　　 trihexyphenidyl	40 mg 2 mg 4 mg	解説 3
11. 3	Rp) chlorpromazine 　　 haloperidol 　　 trihexyphenidyl 　　 tiapride	40 mg 2 mg 4 mg 100 mg	
X+2. 4. 2	Rp) risperidone 　　 trihexyphenidyl 　　　　　朝 Rp) chlorpromazine 　　 nitrazepam 　　 trihexyphenidyl 　　　　就寝前	20 mg 2 mg 40 mg 5 mg 4 mg	解説 4
4.30	Rp) risperidone 　　　　　朝 Rp) chlorpromazine 　　 nitrazepam 　　 trihexyphenidyl 　　　　就寝前	20 mg 40 mg 5 mg 2 mg	

解説2:無表情・活動性低下・感情鈍麻に加え,手関節筋強剛と開口障害を認めたために抗choline性抗parkinson薬を追加投与した。6ヵ月後には活動性減退は軽度に改善されていたが,一方的な考え方・自閉症・無為・だらしない生活態度には改善が認められなかった。8ヵ月後には口周囲dyskinesiaが発症したためにtrihexyphenidylを中止した。

解説3:3週間後に焦燥感を強く訴え,ソワソワと無目的に屋内を歩く・立ったり座ったりの動作が多いakathisiaとなったためにtrihexyphenidylを再投与した。そのあと,口周囲dyskinesiaが増悪したためにhaloperidolの減量やtiapride追加投与など試みたが,精神症状と不随意運動の顕著な改善は得られなかった。

解説4:陰性症状の改善と不随意運動の改善を目的にrisperidoneを朝に投与し,感情不安定・一方的な思考・不眠の改善を目的にchlorpromazineを睡眠前に投与した。1ヵ月後には口周囲dyskinesiaは誘発試験で見られる程度に軽減し,錐体外路系副作用も認められなかった。また表情も豊かになり,活動性も改善された。しかし,一方的な考え方と我儘な自己主張の顕著な改善はなく,また病識も欠如したままであった。

文　　献

1) Addington DE, Tows JA, Addington JM: Risperidon and tardive dyskinesia: A case report. J Clin psychiatry, 56 ; 484-485, 1995.
2) Ayd FR: Risperidone: Lessons learned 1984-1995. Int Drug Ther Newsletter, 30 ; 5-12, 1995.
3) Frances A, Docherty JP. Kahn DA(大野　裕訳):エキスパート　コンセサンスガイドライン．精神分裂病と双極性障害の治療．P.25-31, P.41-58, ライフサイエンス,東京,1997．
4) Huttunen M: The evolution of the serotonin-dopamine antagonist concept. J Clin Psychopharmacol, 15 (Suppl. 1) ; 4S-10S, 1995.
5) 原田俊樹:精神分裂病．3. 合理的薬物療法の開発．大月三郎編,精神医学の進

歩と動向．P.43-52, 文光堂，東京，1992.
6) 石塚雄太，黒崎　毅，戸松良孝ら：慢性分裂病患者に対する薬物療法の現状．宮崎県内の多施設における調査．精神医学，41；1347-1353, 1999.
7) Kapur S, Remington G : Serotonin-dopamine interaction and its relevance to schizophrenia. Am J Psychiatry, 153；466-476, 1996.
8) 小林聡幸：Risperidone による軽躁状態．精神医学，41；305-307, 1999.
9) 小阪憲司：レビー小体型痴呆．Dementia, 10；365-371, 1996.
10) 工藤義雄，中嶋照夫，西村　健ら：精神分裂病に対する抗精神病薬 Risperidone の臨床評価―Clocapramine を対照薬とした二重盲検比較試験―．臨床精神医学，23；233-247, 1994.
11) 黒木俊彦，田代信維：セロトニン・ドパミン・アンタゴニスト．抗精神病薬の臨床的課題，精神医学，40；692-702, 1998.
12) Leysen JE, Janssen PMF, Megens AAHP, et al : Risperidone : a novel antipsychotics with balanced serotonin-dopamine antagonism, receptor occupancy profile, and pharmacological profile. J Clin Psychiatry, 55（Suppl. 5）；5-12, 1994.
13) Müller-Siecheneder F, Müller MJ, Hillert A, et al : Risperidone versus haloperidol and amitriptyline in the treatment of patients with combined psychotic and depressive syndrome. J Clin Psychopharmacol, 18；111-120, 1998.
14) 村崎光邦，山下　格，町田幸輝ら：精神分裂病に対する新規抗精神病薬 Risperidone の臨床評価―Haloperidol を対照薬とした第Ⅲ相試験―．臨床評価，21；221-259, 1993.
15) 村崎光邦：SDA 系抗精神病薬への期待．精神経誌，101；169-177. 1999,
16) 大月三郎：合理的抗精神病薬の選択．精神科治療，8；3-10, 1993.
17) 大月三郎：非定型抗精神病薬．Clin Neurosci, 12；916-918, 1994.
18) Schnierow BJ, Graeber DA : Manic syndrome associated with initiation of risperidone. Am J Psychiatry, 153；1235-1236, 1996.
19) 佐々木幸哉，田中千賀，小林淳子ら：Risperidone 服用中に生じた遅発性ジストニアの1症例．精神医学，41；991-993, 1999.
20) 高橋　恵，桂城俊夫，小野瀬雅也ら：リスペリドンが奏効した遅発性パラフレニアの3例．精神医学，42；71-74, 2000.
21) 八木剛平，神庭重信，稲田俊也：精神分裂病の陽性症状と陰性症状．薬物療法

の視点から．臨床精神医学，23；1305-1310, 1994.
22) 山脇成人，早川 浩：セロトニンの中枢薬理．薬物・精神・行動，12；43-54, 1992.

各論

16. クロザピン
clozapine

　三環系抗うつ薬の imipramine 類似の化学構造（図26）を持つ clozapine は，スイスの Sandoz 社で合成され 1960〜1970 年代に日本を含む欧米で臨床試験がなされた。その結果，従来の抗精神病薬とは異なった臨床効果が認められ，スエーデンなどの数ヵ国で臨床使用がなされたが，死亡者を含む造血系副作用のために使用中止となった経緯を持つ抗精神病薬である。しかし近年，北米などで厳重な観察のもとでの使用が認可され，新しい精神科薬物療法を展開すると共に，精神分裂病の生化学的病態の解明に大きく貢献している。なお，本邦では市販されていない現状であるが，速やかな限定的認可に期待されている。

　受容体結合研究による中枢薬理作用では，定型抗精神病薬である haloperi-

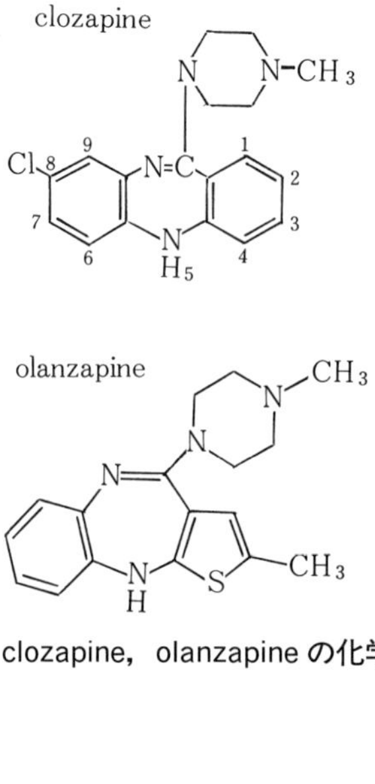

図 26. clozapine, olanzapine の化学構造

dol や chlorpromazine は dopamine D_2 受容体拮抗作用が抗精神病作用の主薬理作用であるのに対し，clozapine の dopamine D_2 受容体拮抗作用は定型抗精神病薬の 1/2～1/3 以下であり dopamine D_1 受容体拮抗作用は定型抗精神病薬と概ね同等である。一方，定型抗精神病薬の多くが殆ど持っていない serotonin $5HT_{1B}$・serotonin $5HT_{2A}$・dopamine D_4 受容体への拮抗作用が zotepine と同様に極めて強く，加えて抗精神病薬の中で最も強い histamine および muscarinic acetylcholine 受容体拮抗作用を持っている[5,8,12,14,17]。さらに臨床生化学研究でも，clozapine 治療中の精神分裂病者の [123I] IBZM (benzamide) SPECT において，錐体外路系副作用と関係する線条体 dopamine D_2 受容体への親和性（拮抗作用）が弱い所見も認められている[11,15]。なお，弱い α_1-norepinephrine 受容体拮抗作用が認められるが，α_2-norepinephrine 受容体拮抗作用は殆どない。

　難治性精神分裂病における clozapine 900 mg と chlorpromazine 1800 mg の二重盲検比較試験では，最終全般改善率は各々30％と4％と clozapine で有意に高く，とりわけ陰性症状に高い改善率が認められている[9]。すなわち，定型抗精神病薬である haloperidol および chlorpromazine は dopamine D_2 受容体拮抗作用を主作用とし，また mosaparamine や risperidone などの非定型抗精神病薬は dopamine D_2 受容体拮抗作用および serotonin $5HT_2$ 受容体拮抗作用によって陽性症状および陰性症状を改善するのに対し，clozapine は dopamine D_2 受容体拮抗作用がきわめて弱く dopamine D_1 および serotonin $5HT_{1B}$ 受容体拮抗作用が強いために，感情鈍麻・自発性減退・疎通性障害などの陰性症状に奏効し，感情調整作用が強く，かつ dopamine D_2 および D_3 受容体拮抗作用がきわめて弱いために錐体外路系副作用の発症頻度が低いとまとめることができる[12,14,20]。また clozapine の中等量～大量治療では，易刺激性・攻撃性・衝動行為・感情不安定などの情動障害の改善も認められている。とりわけ，5～25％に存在する定型抗精神病薬が奏効しない難治性精神分裂病に対しては，60％の症例が clozapine に反応するとされている[6,10,13]。この特異な中枢薬理作用と臨床効果より clozapine は非定型抗精神病薬の代表に位置づけられており[8,17]，haloperidol が奏効する "dopamine psychosis" と clozapine に反応する "non-dopamine psychosis"[7] への臨床的分類が可能で

あるならば，精神科薬物療法は飛躍的に発展するであろう。大脳辺縁系のdopamine受容体を選択的に遮断し線条体dopamine受容体にほとんど作用しないclozapineの小量投与は，錐体外路系副作用を惹起する頻度がきわめて低いために，Parkinson病における抗parkinson薬起因性精神病的症状に有効であり，かつparkinsonismを悪化させなかった結果が報告されている[19]。

Clozapine治療中には無顆粒球症agranulocytosisおよび顆粒球減少症granulocytopeniaの発症頻度が1～2％と極めて高いために，白血球数3500以下の症例への投与禁止とcarbamazepineとの併用禁止，およびclozapine治療初期の18週間は毎週1回，その後は月1回の血液検査が義務づけられている[1,4]。なお，定型抗精神病薬による治療中には（多飲性）多尿症が発症する頻度が高いが，clozapine治療では多尿症や低ナトリウム血症の発症頻度は極めて低い[18]。

なおclozapineと類似の化学構造をもち造血系副作用の少ないolanzapineがEli Lilly社で開発の途中にある[12,14]（図26）。受容体結合研究によるolanzapineの中枢薬理作用はclozapineと極めて類似している。すなわちdopamine D_1・D_2・D_4受容体，serotonin $5HT_{2A}$受容体，α_1-norepinephrine受容体，histamine H_1受容体およびmuscarine受容体に強い拮抗作用を示し，clozapineとは異なってα_2-norepinephrine受容体拮抗作用が欠如している[3,16]。それゆえ臨床効果においては，olanzapine 5±2.5 mg/日，10±2.5 mg/日，15±2.5 mg/日とhaloperidol 15±5 mg/日の二重盲検比較試験では，急性期精神分裂病の陽性症状に対してはhaloperidolと同等の治療効果であり，陰性症状に対してはhaloperidolに優る治療効果が認められている[2]。

文　献

1) Alvir JMJ, Lieberman JA, Safferman AZ, et al : Clozapine-induced agranulocytosis. Incidence and risk factors in the United States. New Engl J Med, 329 ; 162-167, 1993.
2) Beasley CM, Tollefson G, Tran P, et al : Olanzapine versus placebo and haloperidol. Acute phase results of the North American double-blind trial. Neuropsychopharmacol, 14 ; 111-123, 1996.

3) Bymaster FP, Calligaro DO, Falcone JF, et al : Radioreceptor binding profile of the atypical antipsychotic olanzapine. Neuropsychopharmacol, 14 ; 87-96, 1996.
4) Dev VD, Krupp D : Adverse event profile and safty of clozapine. Rev Contemp Pharmacother, 6 ; 197-208, 1995.
5) 出村信隆, 深谷公昭, 妹尾直樹 : Clozapine の前臨床薬理. 神経精神薬理, 17 ; 665-672, 1995.
6) Frances A, Docherty JP, Kahn DA (大野　裕訳) : エキスパート コンセンサス ガイドライン. 精神分裂病と双極性障害の治療. P.25-31, P.41-58, ライフサイエンス, 東京, 1997.
7) Garver DL, Zemlan F, Hirschowitz J, et al : Dopamine and non-dopamine psychosis. Psychocharmacol, 84 ; 138-140, 1984.
8) 原田俊樹 : 精神分裂病. 3. 合理的薬物療法の開発. 大月三郎編, 精神医学の進歩と動向. P.43-52, 文光堂, 東京, 1992.
9) Kane J, Honigfeld G, Singer J, et al : Clozapine for the treatment-resistant schizophrenia. A double-blind comparison with chlorpromazine. Arch Gen Psychiatry, 45 ; 789-796, 1988.
10) Kane JM : Treatment-resistant schizophrenic patients. J Clin Psychiatry, 57 ; 35-40, 1996.
11) Klemm E, Grünwald F, Kasper S, et al : [^{123}I] IBZM SPECT for imaging of striatal D_2 dopamine receptors in 56 schizophrenic patients taking various neuroleptics. Am J Psychiatry, 153 ; 183-190, 1996.
12) 黒木俊秀, 田代信維 : セロトニン・ドパミン・アンタゴニスト. 抗精神病薬の臨床的課題. 精神医学, 40 ; 692-702, 1998.
13) Meltzer HY : Treatment of the neuroleptic-nonresponsive schizophrenic patients. Schizophr Bull, 18 ; 515-542, 1992.
14) 村崎光邦 : SDA 系抗精神病薬への期待. 精神経誌, 10 ; 169-177, 1999.
15) Nordström AL, Frade L, Nyberg S, et al : D_1, D_2, and $5-HT_2$ receptor occupancy in relation to clozapine serum concentration : A PET study of schizophrenic patients. Am J Psychiatry, 152 ; 1444-1449, 1995.
16) 沖村　勉, 野儀裕之 : 新しい精神分裂病治療薬 Olanzapine の前臨床薬理作用について. 神経精神薬理, 17 ; 673-682, 1995.
17) 大月三郎 : 非定型抗精神病薬. Clin Neurosci, 12 ; 916-918, 1994.

18) Spear NM, Leadbetter RA, Shutty MS : Clozapine treatment in polydipsia and intermittent hyponatremia. J Clin Psychiatry, 57 ; 123-128, 1996.
19) The Parkinsonian Study Group : Low-dose clozapine for the treatment of drug-induced psychosis in Parkinson's disease. N Engl J Med, 340 ; 757-763, 1999.
20) Umbricht DSG, Lieberman JA, Kane JM : The clinical efficacy of clozapine in the treatment of schizophrenia. Rev Contemp Pharmacother, 6 ; 165-186, 1995.

まとめ

　中枢 dopamine 系神経伝達の機能亢進を精神分裂病の生化学的病態の一つとしてとり上げ，各種抗精神病薬の抗 dopamine 作用との関連において臨床的有用性を述べてきた。しかし精神分裂病の生化学的病態と抗精神病薬の中枢薬理作用の研究の目ざましい進歩により，dopamine 系機能亢進のみならず norepinephrine 系機能亢進や serotonin・GABA・acetylcholine 系などまだ十分に解明されていない多くの神経伝達系の機能障害の介在が明らかにされつつある。すなわち，抗幻覚妄想作用を発揮する dopamine D_2 受容体拮抗作用を主薬理作用とする phenothiazine 系および butyrophenone 系抗精神病薬を「定型抗精神病薬」，dopamine D_2 受容体拮抗作用以外の薬理作用を持つ zotepine・oxypertine・clocapramine などを「非定型抗精神病薬」と分類し，さらに serotonin 5HT 受容体拮抗作用を持つ risperidone を serotonin-dopamine antagonist と細分類し，精神分裂病の陽性症状と陰性症状に対応して使い分ける治療法も浸透しつつある。加えて dopamine D_2 受容体拮抗作用の強い抗精神病薬に反応する「dopamine psychosis」と反応性の乏しい「non-dopamine psychosis」の概念の導入も，抗精神病薬の神経精神薬理学の研究進歩の結果であり，より合理的かつ科学的な精神科薬物療法の発展を導いた。このように，抗精神病薬による精神分裂病治療の発展は臨床的治療方法の発展に留まるものではなく，治療効果より feed back された神経精神薬理学の発展は精神分裂病の生化学的病態にも迫り，ひいては精神分裂病の原因究明に続く可能性も持っている。

　なお，脳器質性精神障害・症候性精神障害・Alzheimer 病・感情障害に対する抗精神病薬療法は，治療効果は認められているが，中枢神経系副作用の発症頻度が高いために，少量かつ短期間の治療にとどめるべきである。

　このような考え方に基づいて，本書では抗精神病薬の中枢 monoamine への作用を，やや強引ではあるが治療学と関連づけた次第である。しかし，精神分裂病の発症や経過に及ぼす社会学的側面も決して軽率にされるべきではない。特に，精神分裂病者の一部は心的負因を契機として発症し，寛解後の社会適応

障害が再燃をもたらすことを考えるならば，抗精神病薬維持療法と同時に日常生活の指導や精神療法も極めて重要となる。「最良の薬物療法は詳細な精神症状の把握によって遂行される」ことは言うまでもなく，この目的のために如何に多くの時間を割いても多すぎることはない。また，その結果としての精神分裂病者との心の通じ合いは，精神分裂病者の精神的安定を生み出し，精神科薬物療法の有効性を飛躍させる。薬物療法のみに頼った精神科治療では充分な治療効果が得られないことを最後に述べておきたい。

索　引

A

アレルギー性肝炎　145
アルコール離脱症候群　165
悪性症候群　13, 48, 98, 118, 123, 130, 186
akathisia　60, 95, 96, 118, 120, 130
antipsychotics-induced depression　126
antipsychotics-induced psychosis　118

B

分裂感情障害　183, 203, 212, 221
bromperidol　61, 199

C

遅発性 dyskinesia　70, 86, 131
遅発性 dysmentia　70, 96
遅発性 dystonia　138
carpipramine　44, 210
chlorpromazine　2, 52, 55, 59, 156
chlorpromazine 脳濃度　53
clocapramine　4, 33
clozapine　4, 25, 33, 34, 44, 96, 119, 146, 252
cytochrome P450　55, 72

D

デキサメサゾン抑制試験　45

Dolittle 現象　214
dopamine D_2 受容体占拠率　65, 83, 185
dopamine 受容体　28
dopamine 感受性 adenylate cyclase　26
dopamine 系神経伝達機構　23
dopamine psychosis　11, 22, 81
dopamine 代謝産物　24
drug-induced depression　177, 222
dyskinesia　70, 118, 130, 131, 184, 242
dystonia　138

F

服薬コンプライアンス　92
fluphenazine　88, 127, 174

G

激越うつ病　164, 169

H

白血球減少症　99, 146
汎血球減少症　99, 146
非定型抗精神病薬　4, 7, 10, 22, 30, 34, 58, 168, 210, 216, 221, 229, 236, 238, 244, 253
発作性知覚変容症候群　118
haloperidol　2, 54, 59, 63, 78, 88, 127, 182
haloperidol 血中濃度　60
haloperidol 脳濃度　54, 61

I

陰性症状　6, 33, 34, 75, 212, 217, 238, 242, 244, 253
依存的薬物精神療法　165

J

持効性抗精神病薬　63, 88, 177
自己誘導作用　72
腎透析　117
自律神経症状　48

K

けいれん発作　118, 159, 222
けいれん閾値　119
けいれん誘発作用　17
コルチゾール　45
回転ドアー現象　92
過感受性精神病　70
肝障害　99, 144
過量投与　113
顆粒球減少症　99, 146, 254
血中濃度　58, 82, 116
血漿交換療法　117
昏睡　98
古典的抗精神病薬　10, 34
抗D_2/抗$5HT_2$比　34
抗parkinson薬　62, 94
高齢者　97
抗精神病薬起因性抑うつ状態　127
向精神薬　1
急性中毒　113
急性肝炎　144
急速神経遮断療法　83
休薬日　72, 86, 138

L

levomepromazine　55, 163

M

慢性肝炎　145
水中毒　139
methamphetamine　14, 20, 22
mosapramine　33, 34, 78, 216
multi-acting receptor target agent　7

N

難治性精神分裂病　96, 253
難治性うつ病　158
日周期リズム　14, 45
脳波変化　14
脳器質性疾患　97
尿中排泄率　52
nemonapride　238
non-dopamine psychosis　11, 22, 30, 37, 81
norepinephrine 受容体　34, 48

O

横紋筋融解症　98, 126
olanzapine　254
oxypertine　137, 241

P

パラフレニア　247

プロラクチン　29, 42, 71, 121, 230
paradox 反応　118
postpsychotic depression　126, 169, 177, 186, 222
promethazine　138

R

レビー小体病　247
離脱症候群　117, 130
老年期うつ病　157, 230
緑内障　99
radioreceptor assay 法　26, 58
restless legs 症候群　121, 130
risperidone　4, 33, 34, 55, 78, 96, 135, 244

S

せん妄　97, 183
サーカディアンリズム　14, 45
再燃予防　89
再生不良性貧血　99, 146
生物学的半減期　52
静止不能　120
制吐作用　13
心伝導障害　98
心電図変化　48, 140, 170
振戦せん妄　165, 183
思春期適応障害　165
初老期うつ病　157
症候性精神障害　97, 159, 184, 188
躁病　158, 183, 200, 203, 221, 236
睡眠脳波　17
錐体外路系副作用　43
serotonin-dopamine-antagonist　7, 34, 244

serotonin 受容体　33
serotonin 作動性神経伝導路　33
serotonin 症候群　125
sulpiride　29, 44, 55, 78, 228
sultopride　127, 236

T

てんかん性精神障害　184
多飲症　139
体温調節　13
多受容体作用物質　34
多尿症　139, 254
多剤併用　92, 123
定型抗精神病薬　4, 10, 34
低血圧　98
突然死　48, 141, 170
等価表　86
thioridazine　55, 141
thiotixene　26
timiperone　203

U

うつ病　169, 212, 230, 247
うつ転　222, 236

V

vasopressin　139

Y

陽性症状　6, 75

Z

zotepine 34, 78, 119, 127, 221

附表　本邦で市販されている抗精神病薬の一覧

（日本医薬品集 2000（第 23 版），じほう社より一部改編して引用）

1. クロルプロマジン	11. クロチアピン	21. カルピプラミン
2. レボメプロマジン	12. ゾテピン	22. クロカプラミン
3. チオリダジン	13. レセルピン	23. モサプラミン
4. プロペリシアジン	14. ハロペリドール	24. オキシペルチン
5. ペラジン	15. ピパンペロン	25. スルピリド
6. プロクロルペラジン	16. スピペロン	26. スルトプリド
7. トリフロペラジン	17. モペロン	27. ネモナプリド
8. ペルフェナジン	18. チミペロン	28. リスペリドン
9. フルフェナジン	19. ブロムペリドール	
10. チオチキセン	20. ピモジド	

（10. チオチキセン，11. クロチアピンは本年度より製造中止）

一般的注意：眠気，注意力・集中力・反射運動能力等の低下が起こることがあるので，投与中の患者には自動車の運転等危険を伴う機械の操作に従事させないよう注意する。

禁　　忌：a. 昏睡状態，循環虚脱状態の患者又はバルビツール酸誘導体・麻酔剤等の中枢神経抑制剤の強い影響下にある患者，b. フェノチアジン系化合物・ブチロフェノン系化合物及び類似化合物に過敏症の患者。

妊婦・授乳婦・妊婦又は妊娠している可能性のある婦人：動物実験で催奇性が見られている薬剤が多いため，投与しないことが望ましいが，治療が優先される場合は慎重に投与する。

附表　本邦で市販されている抗精神病薬の一覧

1. phenothiazine 誘導体

一般名・商品名	構造式・薬理作用	適応症・用量
クロルプロマジン chlorpromazine コントミン（吉富） ウインタミン（塩野義） 塩酸クロルプロマジン 　（小林化工，模範薬品， 　　鶴原など） 散・細粒・顆粒：10%，50% 錠：12.5 mg，25 mg， 　　50 mg，100 mg 注：10 mg/2 ml， 　　25 mg/5 ml， 　　50 mg/5 ml シロップ：2 mg/ml	［薬理作用］ 抗アポモルヒネ作用，自発運動抑制作用，条件回避反応抑制作用，睡眠増強作用，鎮痛作用，体温降下作用が動物研究で認められている。 中枢神経ドパミン・ノルアドレナリン・セロトニン受容体を遮断し，精神症状を改善すると考えられている。	精神分裂病，躁病，神経症における不安・緊張，麻酔前投薬，催眠・鎮静・鎮痛剤の効力増強。 経口：50〜450 mg 筋注・静注：10〜50 mg
レボメプロマジン levomepromazine レボトミン（吉富） ヒルナミン（塩野義） ソフミン（大日本） レバル（模範薬品） レボホテル（鶴原）など 散・細粒・顆粒：10%，50% 錠：5 mg，25 mg，50 mg 注：25 mg/1 ml	［薬理作用］ 抗アポモルヒネ作用はクロルプロマジンと同等，自発運動抑制作用と条件回避反応抑制作用は約2倍，麻酔強化作用と鎮痛増強作用は約4倍。 中枢神経ドパミン・ノルアドレナリン・セロトニン受容体を遮断し精神症状を改善すると考えられている。	精神分裂病，躁病，うつ病における不安・緊張。 経口：25〜200 mg 筋注：25 mg
チオリダジン thioridazine メレリル（ノバルティス） 散：10% 錠：10 mg，25 mg， 　　50 mg，100 mg	［薬理作用］ 感情興奮抑制作用が運動抑制作用に先行。自発運動抑制作用と条件回避反応抑制作用は弱い。 ［薬物動態］ 最高血中濃度：3.3時間後。	精神分裂病，うつ病・精神薄弱・神経症，老年精神病における不安・焦燥・興奮・多動。 経口：30〜400 mg

附表　本邦で市販されている抗精神病薬の一覧　　**265**

副作用・注意事項	臨床的特徴
［禁忌］昏睡状態，循環虚脱状態，中枢神経抑制剤の強い影響下。フェノチアジン系化合物の過敏症。 ［慎重］皮質下部の脳障害，肝障害，血液障害，褐色細胞腫，動脈硬化症，心疾患，重症喘息，肺気腫，呼吸器感染症，てんかん及びその既往歴，幼少児，高齢者。 ［副作用］血圧降下，頻脈，不整脈，心疾患悪化，心電図異常，突然死，再生不良性貧血，白血球減少，顆粒球減少，血小板減少，紫斑病，腸管麻痺，麻痺性イレウス，食欲亢進，	広範囲の精神障害・精神症状に有効であり，精神科薬物療法の基本薬。新薬開発時の比較基準薬とされる。抗幻覚妄想作用もあるが，鎮静催眠作用・情動安定作用が強い。陳旧性分裂病にはハロペリドールより有効な場合が多い。
食欲不振，舌苔，悪心嘔吐，便秘，肝障害，Syndrome malin，パーキンソン症候群，ジスキネジア，アカシジア，口周囲部不随意運動，縮瞳，眼内圧亢進，白内障，網膜色素沈着，体重増加，女性型乳房，月経異常，乳汁分泌，射精不能，糖尿，抗利尿ホルモン不適応反応，錯乱，不眠，眩暈，頭痛，不安，興奮，易刺激，皮膚過敏症，口渇，鼻閉，倦怠感，発熱，浮腫，尿閉，無尿，頻尿，尿失禁，SLE様症状，皮膚色素沈着。 ［相互作用］中枢神経抑制剤・降圧剤・飲酒により相互に作用増強。交感神経系アミン剤の作用増強。	
［禁忌］［慎重］ ［副作用］［相互作用］ クロルプロマジンと概ね同じ。	クロルプロマジンよりも鎮静催眠作用と情動安定作用が強く，不安・興奮の強い症例にも有効。 抗幻覚妄想作用もあるが，クロルプロマジンに劣る。
［禁忌］［慎重］ ［副作用］［相互作用］ クロルプロマジンと概ね同じ。	神経症から重症精神病まで広範囲の精神障害に用いられる。 焦燥・不安・易刺激性など情動不安定に有効。 鎮静催眠作用はクロルプロマジンより弱い。

附表　本邦で市販されている抗精神病薬の一覧

一般名・商品名	構造式・薬理作用	適応症・用量
プロペリシアジン propericiazine ニューレプチル（塩野義） アパミン（吉富）など 散・細粒・顆粒：1％, 10％ 錠：5 mg, 10 mg, 25 mg 液：10 mg/ml	［薬理作用］ 中枢神経ドパミン・ノルアドレナリン・セロトニン受容体を遮断し精神症状を改善すると考えられている。クロルプロマジンと比較し，抗ドパミン作用と抗ノルアドレナリン作用は強く，抗セロトニン作用は弱い。	精神分裂病。 経口：10～60 mg
ペラジン perazine プシトミン（吉富） 散：10％ 錠：25 mg, 50 mg	［薬理作用］クロルプロマジンと概ね同じ。	精神分裂病。 経口：50～400 mg
プロクロルペラジン prochlorperazine パストミン（吉富） ノバミン（塩野義） 散：1％ 錠：5 mg 注：5 mg/1 ml	［薬理作用］ クロルプロマジンと概ね同じ。クロルプロマジンと比較し，抗ドパミン作用は強く，抗ノルアドレナリン作用は弱く，抗セロトニン作用は同等。	精神分裂病。 経口：15～45 mg 悪心・嘔吐。 筋注：5 mg
トリフロペラジン trifluoperazine トリフロペラジン（吉富） 散：1％ 錠：2.5 mg, 5 mg	［薬理作用］ クロルプロマジンよりも強い抗アポモルヒネ作用，自発運動抑制作用，条件回避反応抑制作用が，抗アンフェタミン作用が動物研究で認められている。	精神分裂病。 経口：5～30 mg
ペルフェナジン perphenazine トリオミン（山之内） トリラホン（シェリング） ピーゼットシー（吉富）など 散：1％ 錠：2 mg, 4 mg, 8 mg 二層錠：8 mg 注：2 mg/1 ml	［薬理作用］ クロルプロマジンよりも強い抗アポモルヒネ作用，条件回避反応抑制作用，抗アンフェタミン作用が，動物研究で認められている。	精神分裂病，悪心・嘔吐，メニエル症候群。 経口：6～48 mg 筋注または静注：2～5 mg

副作用・注意事項	臨床的特徴
［禁忌］［慎重］ ［副作用］［相互作用］ クロルプロマジンと概ね同じ。	衝動性・攻撃性を改善し適応性を増す。 催眠作用が少なく，大量投与でも精神活動の過鎮静が少ない。 錐体外路症状はクロルプロマジンより多いが，ハロペリドールより少ない。
［禁忌］［慎重］ ［副作用］［相互作用］ クロルプロマジンと概ね同じ。	大量投与でも行動性の過鎮静が少ない。 不安・抑うつ・分裂病陰性症状に有効。
［禁忌］［慎重］ ［副作用］［相互作用］ クロルプロマジンと概ね同じ。	錐体外路症状が発症しやすいが，過鎮静は少ない。 鎮静催眠作用が弱く，抑うつ症状・分裂病陰性症状に有効。 幻覚妄想の表面化を招き，分裂病陽性症状を増強する場合がある。
［禁忌］［慎重］ ［副作用］［相互作用］ クロルプロマジンと概ね同じ。	錐体外路症状が発症しやすいが，過鎮静・血圧降下は少ない。 外来患者や分裂病陰性症状に有効。
［禁忌］［慎重］ ［副作用］［相互作用］ クロルプロマジンと概ね同じ。	中等量〜大量では鎮静作用・抗不安作用があるが，過鎮静は少ない。 少量では抑うつ状態や分裂病陰性症状に有効。

一般名・商品名	構造式・薬理作用	適応症・用量
フルフェナジン fluphenazine アナテナジン（昭和薬化工） アナテンゾール 　　（ブリストル） フルメジン（吉富） フルデカシン（吉富） 散：0.2％ 錠：0.25 mg, 0.5 mg, 1 mg デポー注：25 mg/1 ml	［薬理作用］ クロルプロマジンと概ね同じ。 ［薬物動態］ 最高血中濃度：48 時間後 半減期：3.6〜3.7 日	精神分裂病。 経口：1〜10 mg 筋注：12.5〜75 mg を 10〜30 日間隔 神経症における不安・緊張。 経口：0.25〜2 mg

2. thioxanthene 誘導体

一般名・商品名	構造式・薬理作用	適応症・用量
チオチキセン tiotixene ナーベン（ファイザー） 細粒：10％ 錠：5 mg, 10 mg	［薬理作用］ クロルプロマジンと概ね同じ。	精神分裂病。 経口：10〜30 mg 製造中止

3. dibenzothiazepine 誘導体

一般名・商品名	構造式・薬理作用	適応症・用量
クロチアピン clotiapine デリトン（大日本） 散：10％ 錠：20 mg, 40 mg	［薬理作用］ 動物行動薬理では，クロルプロマジンおよびハロペリドールよりも強い自発運動抑制作用がみられる。	精神分裂病。 経口：30〜240 mg 製造中止

4. thiepin 誘導体

一般名・商品名	構造式・薬理作用	適応症・用量
ゾテピン zotepine セトウス（塩野義） ロドピン（藤沢） ロシジピン（吉富）など 細粒：10％, 50％ 錠：25 mg, 50 mg, 100 mg	［薬理作用］ 中枢ドパミン・セロトニン受容体の遮断作用，およびノルアドレナリン・ドパミン・セロトニンの神経終末への取り込み抑制作用を持つ。 ［薬物動態］ 最高血中濃度：1〜4 時間後， 半減期：約 8 時間。	精神分裂病。 経口：75〜450 mg

副作用・注意事項	臨床的特徴
［禁忌］［慎重］ ［副作用］［相互作用］ クロルプロマジンと概ね同じ。	錐体外路症状が発症しやすいが，過鎮静・血圧降下は少ない。 デポー注は幻覚妄想に速効性に有効。 ハロペリドールデポー剤と混筋注可能。 少量では抑うつ状態・分裂病陰性症状に有効。

副作用・注意事項	臨床的特徴
［禁忌］［慎重］ ［副作用］［相互作用］ クロルプロマジンと概ね同じ。	情動安定作用が強く，抑うつ状態・分裂病陰性症状に有効。 過鎮静・血圧降下が少ない。 幻覚妄想の表面化を招き，分裂病陽性症状を増強する場合がある。

副作用・注意事項	臨床的特徴
［禁忌］［慎重］ ［副作用］［相互作用］ クロルプロマジンと概ね同じ。 口周囲不随意運動は見られない。	過鎮静・血圧降下が少ない。 抑うつ状態・分裂病陰性症状に有効。

副作用・注意事項	臨床的特徴
［禁忌］［慎重］ ［副作用］［相互作用］ クロルプロマジンと概ね同じ。	躁病・躁状態・感情障害などに情動安定作用が速効性に認められる。 抗幻覚妄想作用はクロルプロマジンより弱い。 大量投与ではうつ病・けいれん誘発作用がある。

5. reserpine 系化合物

一般名・商品名	構造式・薬理作用	適応症・用量
レセルピン reserpine アポプロン（第一） セルパシル（チバガイギー） レセルピン 　　（岩城, 北陸など） レセルピエム（イセイ）など 散：0.1％ 錠：0.1 mg, 0.25 mg 注：0.3, 0.5, 1 mg/1 ml	［薬理作用］ 中枢アドレナリン・ドパミン・セロトニンなど全てのモノアミンを枯渇させる。	フェノチアジン無効な精神分裂病, 高血圧症。 経口：0.2〜2 mg から始め増減 筋注：0.3〜2.5 mg から始め増減

6. butyrophenone 誘導体

一般名・商品名	構造式・薬理作用	適応症・用量
ハロペリドール haloperidol ケセラン（住友） ハロステン（塩野義） セレネース（大日本） リントン（吉富） ネオペリドール(協和発酵) ハロマンス（大日本）など 散・細粒・顆粒：1％ 錠：0.75 mg, 1 mg 　　1.5 mg, 2 mg, 3 mg シロップ：2 mg/ml 注：5 mg/1 ml デポー注：50, 100 mg/1 ml	［薬理作用］ 抗アポモルヒネ・抗アンフェタミン作用・条件回避反応抑制用・自発運動抑制作用はクロルプロマジンよりも強く, 睡眠増強作用は弱い。中枢ドパミン受容体拮抗作用はクロルプロマジンよりも強い。 ［薬物動態］ 最高血中濃度：経口 5.1 時間後, デポー注 5〜14 日目 (100 mg)。 半減期：経口 24.1 時間, 静注 14.1 時間, デポー注 27.2 日目 (100 mg)。	精神分裂病, 躁病。 経口：0.25〜2.25 mg から始め徐々に増量。 維持量 3〜6 mg 筋注・静注：5〜10 mg/日 デポー注：50〜150 mg/4 週
ピパンペロン pipamperone プロピタン（エーザイ） 散：10％ 錠：50 mg	［薬理作用］ ハロペリドールと概ね同じ。	精神分裂病。 経口：50〜600 mg
スピペロン spiperone スピロピタン（エーザイ） 散：0.3％ 錠：0.25, 1 mg	［薬理作用］ ハロペリドールと概ね同じ。	精神分裂病。 経口：0.45〜4.5 mg

副作用・注意事項	臨床的特徴
[警告] 重篤なうつ病を発症することがある。 [禁忌] うつ病・うつ状態及びその既往歴，消化性潰瘍，潰瘍性大腸炎，虚血性心疾患，心不全，頭蓋内出血急性期，電気ショック療法被治療者。 [慎重] 腎機能障害者および [禁忌] の者。 [副作用] うつ状態，悪夢，錐体外路症状，眠気，めまい，性欲減退，神経過敏，全身振戦，貧血，白血球・顆粒球・血小板減少，紫斑，好酸球増多，黄疸，発疹，発熱，胃潰瘍，口渇，下痢，食欲不振，悪心・嘔吐，軟便，便秘，麻痺性イレウス，心悸亢進，徐脈，うっ血性心不全，狭心症誘発，心電図異常，起立性低血圧，胸内苦悶，浮腫，流涙，排尿困難，糸球体腎炎，SLE様症状，鼻閉，倦怠感，顔面紅潮，筋肉痛，リンパ節炎，肝脾腫，関節痛，体重増加。 [相互作用] ジギタリス，キニジン，交感神経遮断剤，レボドパ，β遮断剤，抗うつ剤，MAO阻害剤との併用で心血管系異常が発生しやすい。	遅効性。鎮静催眠作用が弱く，幻覚妄想状態・躁状態に有効。 うつ病誘発作用がある。

副作用・注意事項	臨床的特徴
[禁忌] [慎重] [副作用] [相互作用] クロルプロマジンと概ね同じ。リチウムとの併用時に重症錐体外路症状，syndrome malin を来す場合がある。	広範囲の精神障害・精神症状に有効で，精神科薬物療法の基本薬。 新薬開発時の比較基準薬とされる。 鎮静・抗幻覚妄想作用は強いが，催眠作用は弱い。 錐体外路症状の発症頻度が高い。 デポー剤はフルフェナジンデポー剤と混筋注可能。
[禁忌] [慎重] [副作用] [相互作用] ハロペリドールと概ね同じ。	抗幻覚妄想作用は強いが，鎮静催眠作用は弱い。 錐体外路症状の発症頻度は低い。
[禁忌] [慎重] [副作用] [相互作用] ハロペリドールと概ね同じ。	抗幻覚妄想作用は強いが，鎮静催眠作用は弱い。 錐体外路症状の発症頻度は低い。

一般名・商品名	構造式・薬理作用	適応症・用量
モペロン moperone ルバトレン（山之内） 散：10％ 錠：5 mg	［薬理作用］ ハロペリドールと概ね同じ。	精神分裂病。 経口：10～30 mg 維持量：10～15 mg
チミペロン timiperone トロペロン（第一，吉富） セルマニル（共和薬品） 細粒：1％ 錠：0.5 mg, 1 mg, 3 mg 注：4 mg/2 ml	［薬理作用］ ハロペリドールと概ね同じ。 ［薬物動態］ 最高血中濃度：経口4時間後（6 mg），筋注 0.5～8 時間（4 mg）。	精神分裂病，躁病。 経口：0.5～12 mg 筋注または静注： 　4～8 mg/日
ブロムペリドール bromperidol インプロメン（吉富） ブロムペリドール 　（井沢）など 細粒：1％ 錠：1 mg, 3 mg, 6 mg	［薬理作用］ ハロペリドールと概ね同じ。 ［薬物動態］ 最高血中濃度：4～6時間後（3 mg），半減期：20.2～31時間後（3 mg）。	精神分裂病。 経口：3～36 mg

7. diphenylbutylpiperidine 誘導体

一般名・商品名	構造式・薬理作用	適応症・用量
ピモジド pimozide オーラップ（藤沢） 細粒：1％ 錠：1 mg, 3 mg	［薬理作用］ 脳内ドパミン受容体を選択的に遮断，ドパミン・ノルアドレナリン代謝回転を促進。 ［薬物動態］ 最高血中濃度：約8時間後（24 mg） 半減期：53 時間。	精神分裂病。 経口：1～9 mg 維持量：6 mg 以下 小児自閉症。 経口：1～6 mg

附表 本邦で市販されている抗精神病薬の一覧　273

副　作　用・注　意　事　項	臨床的特徴
［禁忌］［慎重］ ［副作用］［相互作用］ ハロペリドールと概ね同じ。	抗幻覚妄想作用は強いが，鎮静催眠作用は弱い。 錐体外路症状の発症頻度は低い。
［禁忌］［慎重］ ［副作用］［相互作用］ ハロペリドールと概ね同じ。	鎮静・抗幻覚妄想作用はハロペリドールと同等であるが，鎮静催眠作用は強い。 錐体外路症状はハロペリドールと同等の発症頻度。 躁病の鎮静には注射投与が有効。
［禁忌］［慎重］ ［副作用］［相互作用］ ハロペリドールと概ね同じ。	鎮静・抗躁・抗幻覚妄想作用は強いが，催眠作用は弱い。 錐体外路症状はハロペリドールと同等の発症頻度。

副　作　用・注　意　事　項	臨床的特徴
［禁忌］先天性 QT 間隔延長，うつ病，パーキンソン症候群，てんかん ［慎重］高齢者，肝・腎・心疾患。 ［副作用］心電図異常，突然死，syndrome malin，パーキンソン症候群，アカシジア，ジスキネジア，不眠，不穏，興奮，幻覚妄想の顕性化，肝障害，視調節障害，発疹，掻痒感，悪心嘔吐，食欲不振，便秘，下痢，排尿障害，頻尿，口渇，発汗，性欲亢進，頭痛，倦怠感，高プロラクチン血症。	抗幻覚妄想・鎮静作用は殆どない。 抑うつ状態・分裂病陰性症状・感情不安定に有効。

8. iminodibenzyl 系化合物

一般名・商品名	構造式・薬理作用	適応症・用量
カルピプラミン carpipramine デフェクトン（吉富） 散：10% 錠：25 mg, 50 mg	［薬理作用］ 抗アポモルヒネ作用・脳ハロペリドール受容体親和性はクロルプロマジンと同等。ドパミン感受性アデニレートシクラーゼを阻害。脳イミプラミン受容体に親和性を持つ。	意欲減退，抑うつ，心気を主症状とする慢性精神分裂病。 経口：75〜225 mg
クロカプラミン clocapramine クロフェクトン（吉富） クロペラジン 　（共和薬品）など 顆粒：10% 錠：10 mg, 25 mg, 50 mg	［薬理作用］ カルピプラミンと概ね同じ。	精神分裂病。 経口：30〜150 mg
モサプラミン mosapramine クレミン（吉富） 顆粒：10% 錠：10 mg, 25 mg, 50 mg	［薬理作用］ カルピプラミンと概ね同じ。中枢ドパミン受容体にハロペリドールよりも強い親和性を持つ。中枢セロトニン受容体に親和性を持つ。	精神分裂病。 経口：30〜300 mg

9. indol 誘導体

一般名・商品名	構造式・薬理作用	適応症・用量
オキシペルチン oxypertine ホーリット（第一） 散：10% 錠：20 mg, 40 mg	［薬理作用］ 動物行動薬理作用はクロルプロマジンと類似。神経終末ノルアドレナリン低下，ドパミン受容体遮断作用。 ［薬物動態］ 最高血中濃度：0.5〜4 時間後（50〜70 mg）。	精神分裂病。 経口：30〜300 mg

附表　本邦で市販されている抗精神病薬の一覧　　275

副作用・注意事項	臨床的特徴
［禁忌］［慎重］ ［副作用］［相互作用］ クロルプロマジンと概ね同じ。	抗幻覚妄想・催眠作用は殆どないが，情動安定作用・精神賦活作用が強い。抑うつ状態・分裂病陰性症状・感情不安定に有効。 幻覚妄想の表面化を招き，分裂病陽性症状を増強する場合がある。 他の抗精神病薬の効果が不十分な場合に付加して使用する場合が多い。 錐体外路症状の発症頻度は低い。
［禁忌］［慎重］ ［副作用］［相互作用］ カルピプラミンと概ね同じ。	抗幻覚妄想に加え，抑うつ・分裂病陰性症状・感情不安定に有効。
［禁忌］［慎重］ ［副作用］［相互作用］ カルピプラミンと概ね同じ。	クロカプラミンより強い抗幻覚妄想作用に加え，精神賦活作用が強い。抑うつ状態・分裂病陰性症状・感情不安定に有効。 錐体外路症状の発症頻度は低い。

副作用・注意事項	臨床的特徴
［慎重］低血圧，肝障害，血液障害，脱水，栄養障害 ［副作用］起立性低血圧，心悸亢進，syndrome malin，白血球異常，肝障害，手指振戦，アカシジア，筋強剛，眼球挙上，腸管麻痺，食欲不振，悪心，便秘，下痢，発疹，眠気，倦怠感，流涎，口渇，鼻閉，めまい。 ［相互作用］MAO阻害剤で過剰反応。	抗幻覚妄想作用・鎮静作用は殆どなく，抑うつ状態・分裂病陰性症状・感情不安定に有効。 錐体外路症状の発症頻度は極めて低く，遅発性ジスキネジアにも有効。

10. benzamide 系化合物

一般名・商品名	構造式・薬理作用	適応症・用量
スルピリド sulpiride ドグマチール（藤沢） アビリット（住友） ミラドール（三井）など 細粒：5％, 10％, 50％ 錠：50 mg, 100 mg, 200 mg カプセル：50 mg 注：50 mg/2 ml, 　　 100 mg/2 ml	［薬理作用］ 選択的ドパミン D_2 受容体拮抗作用をもつ。 ［薬物動態］ 最高血中濃度：経口約2時間後， 半減期：6.7 時間。	精神分裂病。 経口：300〜1200 mg 筋注：600 mg/日 うつ病，うつ状態。 経口：150〜600 mg 胃・十二指腸潰瘍。150 mg
スルトプリド sultopride スタドルフ（共和薬品） バルネチール（三井） 細粒：50％ 錠：50 mg, 100 mg, 200 mg	［薬理作用］ 抗ドパミン作用はスルピリド・ハロペリドールより強い。ドパミン代謝回転を亢進させるが，ドパミン感受性アデニールシクラーゼに作用しない。 ［薬物動態］ 最高血中濃度：1.4〜1.7 時間後， 半減期：3.6 時間。	躁病。精神分裂病の興奮・幻覚・妄想状態。 経口：300〜1800 mg
ネモナプリド nemonapride エミレース（山之内） 細粒：2％ 錠：3 mg, 10 mg	［薬理作用］ ドパミン作動薬に拮抗する作用は，ハロペリドールと同等，クロルプロマジンより強い。 ［薬物動態］ 最高血中濃度：2〜3 時間後， 半減期：2.3〜4.5 時間。	精神分裂病。 経口：9〜60 mg

附表　本邦で市販されている抗精神病薬の一覧　　**277**

副作用・注意事項	臨床的特徴
［禁忌］褐色細胞腫 ［慎重］心血管疾患，低血圧，腎障害 ［副作用］心電図変化，血圧下降・上昇，胸内苦悶，頻脈，syndrome malin，パーキンソン症候群，ジスキネジア，アカシジア，口周囲部不随意運動，間脳内分泌異常，乳汁分泌，女性型乳房，月経異常，射精不能，睡眠障害，不穏，焦燥，眠気，興奮，物忘れ，徘徊，多動，けいれん，脱力，倦怠感，口渇，頭痛，めまい，排尿困難，悪心，嘔吐，便秘，発疹，視力障害，性欲減退，頻尿。 ［相互作用］他のベンザミド系薬剤の併用で錐体外路症状・内分泌機能調節異常が発生しやすい。	少量〜中等量では抗うつ作用，中等量〜大量では抗幻覚妄想作用がある。 鎮静催眠作用は殆どない。 妄想型精神分裂病・うつ病・妄想を伴ううつ病に有用。 高齢者では錐体外路症状の発症頻度が比較的高い。
［禁忌］［慎重］ ［副作用］［相互作用］ スルピリドと概ね同じ。	抗幻覚妄想作用・鎮静作用が強い。 興奮性・情動不安定・躁状態の精神分裂病および躁病に有効。 うつ病誘発作用がある。
［禁忌］［慎重］ ［副作用］［相互作用］ スルピリドと概ね同じ。	抗幻覚妄想作用が強く，妄想型精神分裂病に有用。 錐体外路症状の発症頻度はハロペリドールと同等。

11. Benzisoxazole系化合物

一般名・商品名	構造式・薬理作用	適応症・用量
リスペリドン risperidone リスパダール （ヤンセン） 細粒：1% 錠：1 mg, 2 mg	[薬理作用] ドパミン及びセロトニン受容体拮抗作用を示す。抗ドパミン作用はハロペリドール・クロルプロマジンより弱く，抗セロトニン作用は強い。 [薬物動態] 最高血中濃度：4～10時間後，半減期：14～16時間。	精神分裂病。 経口：1～12 mg

12. 複合剤

一般名・商品名	構造式・薬理作用	適応症・用量
ベゲタミン	1錠中成分含有量 　　　　　　　A錠　　B錠 クロルプロマジン　25 mg　12.5 mg プロメタジン　12.5 mg　12.5 mg フェノバルビタール　40 mg　30 mg	精神分裂病，老年精神病，躁病，うつ病，うつ状態，神経症の鎮静催眠。 経口：3～4錠/日 催眠には1～2錠

附表 本邦で市販されている抗精神病薬の一覧　**279**

副作用・注意事項	臨床的特徴
［禁忌］［慎重］ ［副作用］［相互作用］ スルピリドと概ね同じ。 精神活動を賦活し，不眠・妄想・幻覚・奇異な行動・衝動性を増強する場合がある。	精神賦活作用と抗幻覚妄想作用が強く，破瓜型分裂病や分裂病末期状態の自発性欠如など陰性症状に有効。幻覚妄想の表面化を招き，分裂病陽性症状を増強する場合がある。錐体外路症状の発症頻度は低い。

副作用・注意事項	臨床的特徴
［禁忌］［慎重］ ［副作用］［相互作用］ クロルプロマジンと概ね同じ。	

著者略歴

渡辺 昌祐（ワタナベ ショウスケ）

昭和31年	岡山大学医学部卒
昭和40年	医学博士
昭和48年	川崎医科大学助教授
昭和50年	川崎医科大学教授（精神医学）
平成9年	川崎医学福祉大学臨床心理学科教授

著書

「症例から学ぶ精神科リチウム療法」, 医歯薬出版(共著), 1999.「老年期精神障害―病態と薬物療法」, 新興医学出版社(共著), 1999.「抗不安薬の選び方と用い方」, 金原出版(共著), 1997.「プライマリケアのためのうつ病診療Q＆A」, 金原出版(共著), 1994.「抗うつ薬の選び方と用い方」, 新興医学出版社(共著), 1993.「抗精神病薬の選び方と用い方(改訂版)」, 新興医学出版社(共著), 1993.「躁うつ病」, 世界保健通信社(共著), 1993.「遅発性ジスキネジアの臨床」, 新興医学出版社(共著), 1991.「リチウム療法の実際」, 医歯薬出版(共著), 1990.「精神神経科臨床検査マニュアル」, 金原出版(共著), 1989.「精神科・治療の発見」, 星和書店(共著), 1988.「躁病の診断と治療」, 新興医学出版社(共著), 1986.「リチウム―基礎と臨床」, 医歯薬出版, 1983.「神経・精神疾患の薬物療法」, 医歯薬出版(共著), 1983.「抗不安薬・抗うつ薬の基礎と臨床」, 医歯薬出版(共著), 1981.「Handbook of Lithium Therapy」, MTP(共著). 1980.

訳書

「思春期やせ症」, 医歯薬出版(共訳), 1984.

江原 嵩（エバラ タカシ）

昭和41年	鳥取大学医学部卒
昭和51年	医学博士
昭和55年	岡山大学医学部神経精神医学教室講師
昭和59年	神戸市立西市民病院医長
平成7年	神戸市立中央市民病院参事
平成12年	大村病院院長

著書

「老年期精神障害―病態と薬物療法」, 新興医学出版社(共著), 1999.「臨床医のための精神神経医学―薬剤起因性精神障害・神経障害」, 新興医学出版社(共著)1996.「躁うつ病」, 世界保健通信社(共著), 1993.「糖尿病と神経症状・精神症状」, 新興医学出版社, (共著), 1993.「抗精神病薬の選び方と用い方(改訂版)」, 新興医学出版社(共著), 1993.「精神医学の進歩と動向」, 文光堂(共著), 1992.「躁うつ病」, 世界保健通信社(共著), 1993.「遅発性ジスキネジアの臨床」, 新興医学出版社(共著), 1991.「リチウム療法の実際」, 医歯薬出版(共著), 1990.「精神神経科臨床検査マニュアル」, 金原出版(共著), 1989.「うつ病の診断と治療」, 新興医学出版社(共著), 1987.「躁病の診断と治療」, 新興医学出版社(共著), 1986.

改訂第三版	平成12年9月20日
改訂第二版	平成5年6月20日
第一版	昭和59年11月25日

©2000

抗精神病薬の選び方と用い方（改訂3版）

定価(本体4,800円+税)

著　者　渡　辺　昌　祐
　　　　江　原　昌　嵩

発行者　服　部　秀　夫
発行所　株式会社 新興医学出版社
　　　　〒113-0033 東京都文京区本郷6-26-8
　　　　電　話　03（3816）2853

〈検印廃止〉

印刷　明和印刷株式会社

郵便振替　00120-8-191625

ISBN4-88002-430-9